基层医师眼科手册

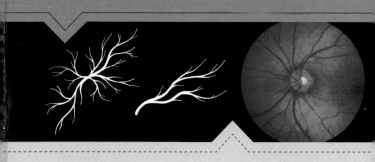

主编　陈伟蓉　丁小燕

编委（按姓氏笔画排序）

丁小燕　王忠浩　王海照　左成果　卢　蓉
曲　博　刘　杏　刘　艳　刘文彦　苏焜仪
李　涛　李春梅　杨　宇　杨　晖　连瑞玲
张新愉　陈荣新　陈伟蓉　邵裕粟　苑玉鑫
范舒欣　林凤彬　林明楷　胡　洁　柯洪敏
袁　进　袁敏而　黄小波　黄远州　黄晶晶
梁轩伟　梁凌毅　赖丽珠

人民卫生出版社

图书在版编目（CIP）数据

基层医师眼科手册/陈伟蓉，丁小燕主编.—北京：人民卫生出版社，2018

ISBN 978-7-117-26735-9

Ⅰ.①基… Ⅱ.①陈… ②丁… Ⅲ.①眼科学－手册 Ⅳ.①R77-62

中国版本图书馆 CIP 数据核字（2018）第 098555 号

人卫智网	**www.ipmph.com**	医学教育、学术、考试、健康，购书智慧智能综合服务平台
人卫官网	**www.pmph.com**	人卫官方资讯发布平台

基层医师眼科手册

主　　编：陈伟蓉　丁小燕
出版发行：人民卫生出版社（中继线 010-59780011）
地　　址：北京市朝阳区潘家园南里 19 号
邮　　编：100021
E - mail：pmph @ pmph.com
购书热线：010-59787592　010-59787584　010-65264830
印　　刷：北京盛通印刷股份有限公司
经　　销：新华书店
开　　本：889×1194　1/32　印张：18
字　　数：363 千字
版　　次：2018 年 7 月第 1 版　2018 年 7 月第 1 版第 1 次印刷
标准书号：ISBN 978-7-117-26735-9
定　　价：150.00 元

打击盗版举报电话：010-59787491　E-mail：WQ @ pmph.com
（凡属印装质量问题请与本社市场营销中心联系退换）

序

眼睛是人类感知外界信息的主要窗口,眼健康对人们身体和精神健康起着关键作用,也是保证人类生存质量的不可或缺的因素。

我国是人口大国,也是世界上盲人和低视力人群最多的国家,眼病防治任务艰巨。近年来,我国眼科虽已有长足进步,形成了一批高水平引领性的大型医疗机构,但由于资源分布不均,不同地区眼病防治水平仍存在相当大的差距,无法满足全国人民日益增长的眼病防治需求。为响应党中央"健康中国"战略要求,面对这一结构性难题,政府提出了"强基创优"的解决思路,明确了提高基层医疗水平是医疗改革能否成功的关键因素。因此,加强基层医疗卫生机构和县级医院能力建设,加强基层医药卫生人才队伍建设,加强适宜技术的推广,打造"基层首诊、双向转诊、急慢分治、上下联动"的三级医疗体系,是推动当下医疗改革的核心任务。

中山大学中山眼科中心一直致力于基层医院

眼科能力建设。近年来,我们采用"走出去,请进来"的方法,一方面定期开展眼科诊疗技术继续教育培训班,进行眼科诊疗技能培训;另一方面与基层医院建立长期合作关系,将适宜技术直接送到基层医生手中,全力帮助基层医院开展新诊疗项目。陈伟蓉教授领衔开展的"广东省基层眼科能力建设项目"和"广东省眼科基层学科带头人培养计划"已经成为广东省的示范项目,受到广大眼科医生的支持与欢迎。在工作实践中,我们深深感受到基层医生对眼科新知识、新技术的渴求与向往。故此,陈教授邀请了中山眼科中心专家学者,针对基层眼科需求,将各类眼病疾病的基木诊疗思路、常用治疗方法和最新诊疗进展,结合长期实践经验,凝结撰写了此书。相信本书的出版,一定能为基层眼科医师的工作带来巨大帮助,为推动我国眼科分级诊疗做出贡献。

刘奕志
2018 年 3 月

前言

基层眼科医师是老百姓身边的眼健康"守护人",他们的技能和老百姓的健康息息相关。因此,加强基层眼科医生队伍建设、规范基层眼科医生的医疗行为、提升其对眼科常见病和多发病的医疗技能,是提升基层眼科诊疗水平的前提和基础,对促进公共卫生服务均等化和提高人民的健康水平,具有重要意义。

随着我国眼科水平的整体发展,各类眼科学术著作百花齐放。然而,我国基层医生受教育程度、诊疗水平参差不齐,国内目前专门针对基层眼科医生诊疗规范的专著较为欠缺。因此,迫切需要撰写一部基层医师临床指导手册,规范基层眼科医生的临床诊疗技能,使他们在医疗工作中有章可循。缘此,我们编写了《基层医生眼科手册》一书。本书参考了 2014 年国家卫生和计划生育委员会修订的《眼科专科医生培养标准》,结合了基层眼科常见病种及其特点,内容全面,重点突出,对基层医院常见眼科症状及体征的诊疗思路、常用检查、常见病及多发病的诊断原则和用药方案均做了详尽描述,主要供基层眼科医师、住院医师、专科医师和低年资主治医师参考阅读。

此书在编撰过程中,编者力图做到内容深入浅出、言简意赅、图文并茂,以便读者更好地理解和应用。编订过程中得到中山大学中山眼科中心广大同仁的大力协作,他们兢兢业业,在繁重的临床一线工作中牺牲个人休息时间,反复润色修改,没有他们的辛勤付出就没有本书的出版。在此向所有关心、支持本书修订工作的专家同事们表示真诚的谢意。

诚然,本书的编写过程虽力求完美,但纰漏与瑕疵在所难免,冀望各位眼科同道不吝赐教,以便本书能够与时俱进、不断完善。

陈伟蓉
2018 年 3 月

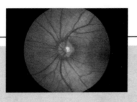

目录

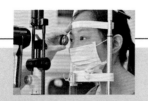

第一章
眼科病史采集及常用检查法

第一节　病史采集

【概述】

病史采集应按主诉、现病史、既往史、个人史、家族史等顺序系统地进行,其中门诊病史应简明扼要,住院病史应系统详尽。

【病史采集】

1. 主诉　患者就诊的主要症状及持续时间。若两眼均异常,应先着重近期发病之眼,再问另一眼。视功能障碍(包括视力下降、眼前黑影、视野缺损、色觉异常、视物变形、夜盲、闪光感、复视等)、眼部感觉异常(包括眼痛、眼痒、异物感、畏光、流泪等)和眼外观异常(包括眼红、眼部分泌物增多、突眼、白瞳征等)是重点询问内容。

2. 现病史　主要症状的发生发展过程、伴随症状及诊治过程。说明起病的诱因及具体时间、发病缓急、病情变化、诊断与治疗经过以及治疗效果，同时应询问发病以来患者的全身情况，包括睡眠、体重、大小便、精神等是否存在异常。

若两眼均异常，应分别记录，近期发病眼在先，早期发病眼在后。

3. 既往史　既往眼病史、全身病史的诊疗情况，有无眼外伤及手术史、传染病史及药物过敏史等。

4. 个人史　个人生活史，有无吸烟嗜酒或其他特殊嗜好，有无高原地区或寄生虫疫区居住史。

5. 家族史　直系家属健康状况、家族中有无类似情况者以及是否存在近亲结婚。

第二节　视力检查

【概述】

视力是指视觉系统所能分辨外界物体两点间最小距离的能力。视力检查可分为远视力检查和近视力检查。婴幼儿检查不合作，视力检查需与行为判断相结合，本节将同时简要介绍。

【远视力检查】

远视力检查采用的视力表有国际标准视力表、Snellen 视力表、对数视力表、LogMar 视力表、ETDRS 视力表、C 字视力表等（图 1-1），此处以国际标准视力表为例说明。

检查方法

1. 调整室内光线，清洁受检者眼部分泌物、泪水及眼膏。受检者距视力表 5m，双眼高

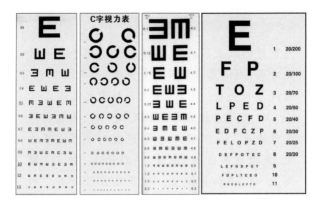

图 1-1 常见远视力表类型

从左到右分别为国际标准视力表、C字视力表、对数视力表及 Snellen 视力表

度与 1.0 行视标高度一致,遮盖一眼。

2. 自上而下逐行阅读,受检者指出视标的缺口方向。

3. 当裸眼最佳视力≥1.0:记录视力检查结果。

4. 当裸眼最佳视力 <1.0:进行针孔镜/戴镜检查并记录结果。

5. 若受检者在 5m 处不能识别最大视标,嘱其逐步走近视标,直至看清最大视标为止。此时视力 = 距视力表实际距离(m)/5(m)×0.1。

6. 若移至 1m 处仍不能识别最大视标,嘱受检者背光,检查者伸出不同数目的手指,距离从 1m 处开始,逐渐移近至能辨认为止,此时视力 = 指数/距离(cm)。

7. 若指数在眼前 5cm 处仍不能识别,则检查者在受检眼前轻轻摆手,距离从远到近,如患者能看到手动,则视力 = 手动/距离(cm)。

8. 若眼前手动不能识别,关闭室内光线,遮盖对侧眼至不透光,在受检者前用手电光时亮时灭,测试患者能否感觉光亮,如判断正确,则视力 = 光感 / 距离(cm),否则为无光感。

9. 当患者视力为指数及以下时,需进行光定位检查。关闭室内光线,遮盖对侧眼至不透光,光源在被检眼1m处,分别于上、中、下,颞侧上、中、下和鼻侧上、中、下九方位检查。用"+""−"记录光定位的准确与否。

10. 重复上述步骤检查对侧眼。

【近视力检查】

我国近视力检查多采用标准近视力表和对数近视力表(图 1-2),此处以标准近视力表为例。

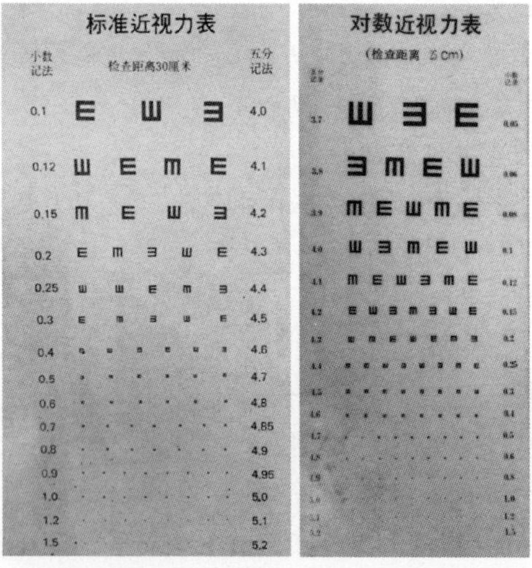

图 1-2　常见近视力表类型
从左到右分别为标准近视力表和对数近视力表

检查方法

1. 调整室内光线,清洁受检者眼部分泌物、泪水及眼膏。

2. 遮盖一眼,将近视力表放在正前方30cm,辨认视力表上E字开口方向,由上而下,至看不清为止。

3. 以30cm处能看清的最小一行字母作为测量结果。能看到1.0,记录为1.0,此时为正常近视力。

4. 30cm处不能辨认1.0,手持视力表前后移动,找出能看清的最小视标,并记录下实际距离。

【婴幼儿视力检查】

婴幼儿难以合作,视力检查需与行为判断相结合。将手电光或色泽鲜艳的物体置于受检者的前方,观察在目标移动时,其眼球或头部是否随之移动。还可观察交替反应,遮盖一眼时,受检者表现如常,而遮盖另一眼时不配合或拒绝,则表明拒绝遮盖眼的视力较对侧好。

【注意事项】

1. 室内光线明亮,检查时光线不能直射被检者眼睛。

2. 严格遮挡对侧眼避免偷看,遮盖时勿加压于眼球。

3. 检查一般先右眼后左眼。

4. 被检者不能眯眼看视标。

5. 对检查结果有怀疑时,需复查。

6. 屈光不正的被检者要改变检查距离才能测

得最好近视力。如将近视力表向被检眼移近时视力逐渐增加,该眼可能为近视眼或假性近视眼。如将近视力表向受检眼移远时视力逐渐增加,该眼可能为远视眼或老视眼。

第三节　眼压测量

【概述】

　　眼压是评价眼球生理状态的重要参数指标。临床实践表明眼压增高是最有可能预测发生青光眼性视神经损害的指标,眼压升高的持续时间和程度与视神经受损有着密切联系,因此长期以来都把测量眼压作为诊断青光眼的重要依据。目前基层医院临床上常用眼压测量方法包括:压陷式眼压计测量法及非接触式眼压计测量法。所有眼压测量均不适用于眼球开放性损伤者。

【压陷式眼压计】

　　压陷式眼压计测量法(图 1-3)是以一定重量的砝码放在角膜的底板中轴压迫角膜中央,根据角

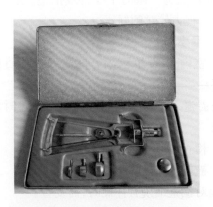

图 1-3　压陷式眼压计

膜被压迫的深度间接反映眼压,巩膜厚度对测量结果影响较大。对于无法配合体位及因眼位情况无法接受检查者、结膜或角膜急性传染性或活动性炎症者、严重角膜上皮水肿或损伤者或眼球开放性损伤者禁止使用。

检查方法

1. 清洁及消毒眼压计,包括轴心、足板及试盘,将眼压计足板垂直置于试盘,校正眼压计至读数为"0"。

2. 受检者取仰卧位,低枕,松解过紧衣领,并行双眼表面麻醉。

3. 嘱受检者下颌稍抬高,避免面部倾斜,指导受检者抬高右手至适当高度,并伸出示指作为固视点调节眼位,使角膜位于水平正中位。

4. 检查者一手拇指及示指分开被检眼上、下睑,固定在眶缘,充分暴露但不压迫角膜。

5. 另一手持眼压计,将足板垂直轻轻放置于角膜正中,并使眼压计其他部件悬空,避免向角膜加压。

6. 先使用5.5g固定砝码,观察读数;若读数小于3,换用7.5g砝码;若读数仍小于3,换用10g砝码;操作时,不得遮挡注视眼视线,以免影响固视。

7. 先右后左;不宜连续反复多次测量,以免损伤角膜上皮。

8. 测量后被检眼点抗生素滴眼液,告知受检者24小时内避免揉眼等注意事项。

9. 查换算表,记录眼压结果(图 1-4)。

10. 眼压计清洁、消毒备用。

刻度读数	5.5g	7.5g	10g
0.0	41.4mmHg	59.1mmHg	81.7mmHg
0.5	37.8mmHg	54.2mmHg	75.1mmHg
1	34.5mmHg	49.8mmHg	69.3mmHg
1.5	31.6mmHg	45.8mmHg	64.0mmHg
2	29.0mmHg	42.1mmHg	59.1mmHg
2.5	26.6mmHg	38.8mmHg	54.7mmHg
3	24.4mmHg	35.8mmHg	50.6mmHg
3.5	22.4mmHg	33.0mmHg	46.9mmHg
4	20.6mmHg	30.4mmHg	43.4mmHg
4.5	18.9mmHg	28.0mmHg	40.2mmHg
5	17.3mmHg	25.8mmHg	37.2mmHg
5.5	15.9mmHg	23.8mmHg	34.4mmHg
6	14.6mmHg	21.9mmHg	31.8mmHg
6.5	13.4mmHg	20.1mmHg	29.4mmHg
7	12.2mmHg	18.5mmHg	27.2mmHg
7.5	11.2mmHg	17.0mmHg	25.1mmHg
8	10.2mmHg	15.6mmHg	23.3mmHg
8.5	9.4mmHg	14.3mmHg	21.3mmHg
9	8.5mmHg	13.1mmHg	19.6mmHg

刻度读数	5.5g	7.5g	10g
9.5	7.8mmHg	12.0mmHg	18.0mmHg
10	7.1mmHg	11.0mmHg	16.5mmHg
10.5	6.5mmHg	10.0mmHg	15.1mmHg
11	5.9mmHg	9.1mmHg	13.8mmHg
11.5	5.3mmHg	8.3mmHg	12.6mmHg
12	4.9mmHg	7.5mmHg	11.5mmHg
12.5	4.4mmHg	6.8mmHg	10.5mmHg
13	4mmHg	6.2mmHg	9.5mmHg
13.5		5.6mmHg	8.6mmHg
14		5mmHg	7.8mmHg

图 1-4　压陷式眼压计测量结果换算

【非接触式眼压计检查】

非接触式眼压计检查是以气流脉冲压平角膜，根据角膜压平所需的时间转换为眼压。非接触式眼压计检查操作简便，避免了角膜损伤和交叉感染的风险，是临床最常用的眼压检查方法。

检查方法

1. 评估受检者眼部情况、配合程度；拭去分泌物或眼药膏。

2. 告知测量目的，解释会有气体喷出；嘱放松，不要眨眼。

3. 调整受检者体位：嘱受检者将下颌置于下颌托上，前额紧贴于额带。

4. 先右后左,按顺序进行测量。

5. 受检眼注视测压头内的绿色注视灯。

6. 观察指示点,当指示点对准靶环中央时,启动按钮,并读数。

7. 连续测量三次,取平均值。

8. 若受检者被检眼视力差,无法注视绿点,则选择外固视:令对侧眼注视定位灯,确认被检眼角膜位置无误后,启动按钮并读数。

【注意事项】

1. 测量时如出现眼球位置移动、泪液过多、数据相差过大等情况,应重新测量。

2. 对于压陷式眼压计检查时手指勿压迫眼球,测量勿遮挡对侧眼视线。

3. 在非接触眼压计检查时如被检查者不能自行睁开眼睛,暴露角膜或暴露角膜不完全,可辅助固定眼睑于上眉弓处暴露角膜,切忌给眼球施加压力。

第四节　眼外部一般检查法

【概述】

眼外部检查可在明亮自然光或裂隙灯显微镜下进行,检查部位主要包括眼睑、泪器、眼球位置及运动、眼眶、结膜、角膜、巩膜、前房、虹膜、瞳孔、晶状体等内容。本节重点介绍眼睑、泪器、眼肌、眼眶等检查,其余内容均在"裂隙灯显微镜检查"一节中详述。

眼外部检查均应按照先右后左、从外到内的顺序。但若当被检眼患有传染性疾病时,应先检查健眼,再检查患眼。

【眼睑】

1. 眼睑形态 检查皮肤皱襞改变、睑裂高度及宽度、睫毛异常及眼睑缺损、两侧眼睑对称情况。

2. 眼睑运动 瞬目、眼睑痉挛、额肌肌力、提上睑肌肌力等。

3. 眼睑位置 检查睑内翻及睑外翻、上睑位置、是否闭合不全。

4. 眼睑色泽 检查血管瘤、色素痣、色素沉着等。

5. 眼睑肿物 检查位置、大小、边界、颜色、质地、活动度、有无压痛、表面是否光滑等。

6. 睑缘 有无鳞屑、瘢痕。

7. 睫毛 有无倒睫、内卷、秃睫。

【泪器】

泪器可分为泪液分泌部和泪液排出部。前者包括泪腺、副泪腺、结膜杯状细胞等;后者即泪道,包括泪小点、泪小管、泪总管、泪囊和鼻泪管。

1. 检查泪腺区 皮肤有无红肿及 S 外观,皮下有无肿块、压痛。

2. 检查泪点 位置是否正常,有无内外翻、狭小、闭塞及分泌物。

3. 检查泪囊区 有无红肿、压痛、肿块或瘘管,按压泪囊时有无泪液或分泌物溢出,记录其性质及量如何。

4. 泪道冲洗

泪道冲洗:结膜囊滴用丙美卡因表面麻醉,眼膏润滑针头,嘱患者向上注视,操作者一手持棉签向下拉开眼睑,暴露下泪点。另一手持冲洗注射器使针头垂直插入下泪点,深 1.5~2mm,再使针头转向水平方向,沿泪小管缓慢进针 5~6mm。碰到鼻骨壁后,针尖退出 1~2mm,将冲洗液缓慢注入泪道,一边推注一边嘱患者把水咽下,认真观察冲洗液的流向。询问患者有无水流入鼻咽部,同时观察泪点处有无冲洗液或分泌物反流。

5. 泪液分泌试验(Schirmer 试验)　可分为 Schirmer I 和 Schirmer II 试验,又可分为是否使用表面麻醉。较常采用的为不使用表面麻醉时的 Schirmer I 试验,用以检测主泪腺分泌功能,表面麻醉后检测的是副泪腺分泌功能(基础分泌功能)。

Schirmer I 试验(图 1-5):有 / 无表面麻醉后,拭去结膜囊内的液体,取出泪液分泌试纸,在"0"刻度处折弯,嘱患者双眼往上看,置于下睑中外 1/3 处的结膜囊内,计时,5 分钟后拉下眼睑,取出泪液分泌试纸,观察滤纸湿润长度。

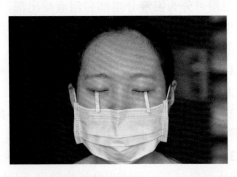

图 1-5　泪液分泌试验

Schirmer II 试验是在 Schirmer I 试验的基础上同时使用棉棒刺激鼻黏膜,5 分钟后拉下眼睑,取出泪液分泌试纸,观察滤纸湿润长度。

无表面麻醉的 Schirmer I 试验正常者为 10~15mm/5min，<10mm/5min 为低分泌，<5mm/5min 为干眼。

【眼球位置及运动】

观察眼球位置、眼球大小、有无眼球突出或内陷。

1. 眼球突出度检查（以 Hertel 突出计为例） 将眼球突出计平放在两眼前，调整两侧金属框间距，使其尖端固定在外眦角眶缘。一眼观察镜面内两条红线，使之重叠，记录反射镜里角膜顶点位置，读数（mm）；记录两金属框间的距离，为眶距。中国人眼球的突出度正常值：11.68~13.93mm，两眼相差<2mm（图 1-6）。

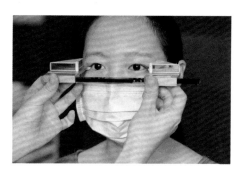

图 1-6　眼球突出度检查

2. 角膜映光法 双眼注视正前方 33cm 处光源，正位：映光点位于瞳孔中央；外斜：映光点偏鼻侧；内斜：映光点偏颞侧；上斜：映光点偏下；下斜：映光点偏上。映光点位于瞳孔缘：眼位偏斜约 15°；位于瞳孔缘和角膜缘间：偏斜约 30°；位于角膜缘：偏斜 45°。

3. 双眼运动检查 双眼向各诊断眼位方向注视,观察两眼运动的协调性。单眼运动检查:遮盖一眼后,另眼向各方向运动,观察眼球运动是否到位。

正常眼球运动:

(1) 内收:瞳孔内缘达到上下泪点连线。

(2) 外展:颞侧角膜缘达到外眦角。

(3) 上转:下角膜缘与内外眦连线相切。

(4) 下转:上角膜缘与内外眦连线相切。

眼球运动超过以上位置者为亢进,达不到的则为不足。

【眼眶】

观察两侧眼眶对称性、形状、大小,触诊检查眶壁与眶缘有无压痛、隆起或缺损。

【注意事项】

应注重双眼对照。检查应细致,避免遗漏。

第五节　裂隙灯显微镜检查

【概述】

裂隙灯显微镜具有 10~50 倍放大率,通过调整裂隙光束的宽窄、长度、入射角度、焦点,并结合不同滤光片、放大倍率,可对结膜、泪膜、角膜、巩膜、前房、虹膜、瞳孔、晶状体、前 1/3 玻璃体等进行检查。

常用的检查方法为弥散光线照明法和直接照明法,此外还有后部反光照射法、镜面反光照明法和角巩膜缘散射照明法等。

检查时同样应按照先右后左、从外往内的顺序,若一眼患有传染病,应先检查健眼,再检查患眼。

【检查方法】

1. 将室内光线调至略暗。

2. 调整裂隙灯座椅和检查台高度。

3. 受检者下颌及前额抵住挡板,调整下颌架高度使参考线至睑裂水平。

4. 对准受检者鼻根部打开裂隙灯光源,调整目镜、瞳距和屈光度。

5. 双手操作,一只手操纵摇杆,一只手操纵裂隙宽窄和光镜臂角。

6. 先右后左、从前往后循序检查。

7. 弥散光照射法　大体初步检查眼睑、结膜、泪膜及角膜浅表病变。

8. 裂隙光照射法　检查角膜厚度、弯曲度、病灶深度、角膜后沉积物(keratic precipitate,KP)、前房深度、虹膜、晶状体,前 1/3 玻璃体。

【弥散光线照明法】

照明系统斜向投射,光阑全开,光臂与镜臂夹角(光镜臂角)30°,低倍放大,对眼睑、结膜、角膜、巩膜等眼表组织进行初步观察,发现病变后再改用其他方法详细检查(图 1-7)。

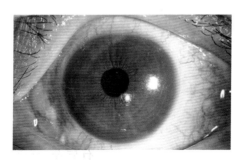

图 1-7　弥散光照射法

【直接照明法】

光源焦点与显微镜焦点合一,将光线投射在眼部,检查时应使用同侧投射以获得良好光学切面,同时灵活调整裂隙高度和宽窄及光镜臂角(一般采用 30°~40°)(图 1-8)。

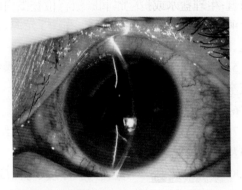

图 1-8　直接照射法

【检查部位】

1. 结膜　依次检查上、下睑结膜,上、下穹隆部结膜以及球结膜。

(1)睑结膜检查:用拇指轻拉下睑中央皮肤,令患者向上看,暴露下睑结膜;用拇指和示指捏转上睑皮肤,暴露上睑结膜。观察是否光滑、血管纹理是否清晰、是否充血,有无结石、异物、滤泡、乳头增生、溃疡、假膜或真膜、瘢痕或肉芽肿、新生肿块等。

(2)穹隆结膜检查:观察穹隆深度,有无睑球粘连、瘢痕、异物等。

(3)球结膜检查:有无充血、水肿、结膜下出血、结节、溃疡、干燥及 Bitot 斑、新生肿块或色素斑等。

2. 泪膜　主要检查泪膜破裂时间,正常值为 10~45 秒,<10 秒为泪膜不稳定,操作简便,适合干

眼初筛。

结膜囊内滴入荧光素钠溶液;裂隙灯调整至弥散光照射配合钴蓝滤光片;嘱患者眨眼 3 次后保持睁眼注视前方;计算受检者最后一次瞬目至泪膜出现第一个荧光素中断的暗区的时间,记录 3 次并取平均值;生理盐水或抗生素滴眼液将检查眼内的荧光素钠冲洗干净(图 1-9)。

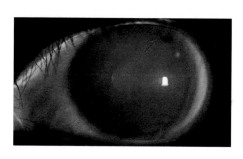

图 1-9　泪膜破裂(红色箭头)

3. 角膜

(1)宽裂隙直接照射扫视角膜全貌,观察角膜性质、大小、曲度、透明度、有无混浊、异物、溃疡、新生血管、感觉异常以及角膜后沉着物等。

(2)调整至光镜臂角 45°,裂隙调至最窄,×16 放大,直接照射做角膜切面,观察各层次及病变处详细情况。

(3)可在角膜荧光素染色后,通过裂隙灯钴蓝光宽光带,检查角膜和结膜染色情况。

4. 巩膜　宽裂隙观察巩膜颜色、有无黄染、充血、色素、结节、葡萄肿等,同时触诊检查有无压痛。

5. 前房

(1)中央前房深度:一般光镜臂角 40°~45°,窄裂隙,尽量取角膜中央径线切面,投射瞳孔区,以所截角膜切面厚度为 1CT,目测估计前房深度。

（2）周边前房深度:光镜臂角 45°~60°,窄裂隙,颞侧投射,观察最周边部角膜内皮与虹膜表面之间的距离,所截角膜切面厚度为 1CT。

（3）房水闪辉:将裂隙宽带和高度调至最小,观察前房段光柱,×10 放大观察,必要时转 ×16 观察。

（4）房水细胞:裂隙高 2.5mm,宽 0.3mm,×16 放大,调整光投射角,使光束恰好衬在瞳孔区。

6. 虹膜 宽裂隙检查虹膜全貌,观察颜色、纹理,有无新生血管、色素、结节、色素萎缩、虹膜前 / 后粘连、虹膜缺损、无虹膜、虹膜震颤等,必要时左右眼对比观察。

7. 瞳孔 通过调整光带大小及明暗程度双眼对比观察瞳孔大小、形状、对光反射灵敏度、直接及间接对光反射、瞳孔边缘整齐程度、有无瞳孔残膜等。正常瞳孔为 2~4mm,双眼对称,两眼差异不超过 0.25mm。

（1）Argyll-Robertson 瞳孔:直接对光反射消失而集合反射存在,为神经梅毒的特有体征。

（2）Marcus-Gunn 瞳孔:即相对性传入性瞳孔阻滞,患眼直接对光反射消失而间接对光反射存在,对侧健眼直接对光反射存在而间接对光反射消失,是神经眼科疾病的重要体征之一。

8. 晶状体 采用光镜臂角 20°~30°,裂隙调至最窄,焦点对准前囊膜,随后逐步将焦点后移,逐一看清晶状体各层次;观察晶状体透明程度、颜色、位置、形态以及有无异物等。瞳孔较大时,宽裂隙分别从鼻侧及颞侧扫视晶状体,并可适当增大光镜臂角,窄裂隙行较厚的晶状体切面,必要时使用眼底反光后照法行白内障分级。

9. 前 1/3 玻璃体　采用光镜臂角 0°~15°,裂隙最窄,焦点对准前 1/3 玻璃体;观察前段玻璃体透明程度、颜色、有无混浊等。

【注意事项】

检查时,应综合裂隙灯显微镜的几种不同使用方法,以免遗漏细微改变。

第六节　房角镜检查

【概述】

前房角结构包括角膜后弹力层末端的 Schwalbe 线、小梁网、巩膜突、睫状体带、虹膜根部,房角镜检查可通过光线折射或反射来观察前房角的结构,对青光眼、眼外伤及其他眼前部疾病的诊断和治疗都有重要作用。目前临床常用间接房角镜。

由于房角镜检查需要裂隙灯辅助且接触角膜,不适用于结膜或角膜急性传染性或活动性炎症者、严重角膜上皮水肿或损伤者、低眼压合并视网膜或脉络膜活动性出血者和眼球开放性损伤者等。

【检查方法】

1. 被检眼结膜囊内表面麻醉,患者端坐于裂隙灯显微镜前,头部固定于托架上。

2. 右手持前房角镜,碟状凹面向上,在其中盛满甲基纤维素或其他黏弹剂。

3. 左手提起受检眼上睑,嘱患者向下注视,将房角镜靠近下眼睑的边缘置入下穹隆部,随后以房角镜边缘为支点,迅速将房角镜向上转动 90°,迅速而平稳地放入结膜囊内。

4. 将镜面紧贴角膜,勿使甲基纤维素过早流失而产生气泡。

5. 条状裂隙光线与角膜成 10°~20° 方向投照。

6. 镜面所反映的房角形态与实际位置相反，如镜面位于 3 点，反映的为 9 点方位房角。

7. 静态房角检查 房角镜旋转一周，整个房角的情况可顺次看清。观察内容包括房角的结构、宽窄度、开与闭，以及有无粘连、新生血管、异物或肿块等。

8. 动态房角检查 通过动态检查技术，确定静态检查发现的房角闭合是接触性或粘连性、粘连的位置与范围。

【结果记录及判读】

1. 各层结构（图 1-10）

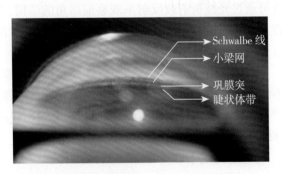

图 1-10 房角各层结构

（1）虹膜：主要观察有无虹膜膨隆，此为闭角型青光眼的解剖因素。

（2）睫状体带：虹膜根部外侧可见较为凹陷的深灰色至褐色的环形条带，正常睫状体带宽度为 0.5mm，虹膜膨隆可遮盖睫状体带使之不可见，眼挫伤可使房角退缩导致睫状体带增宽。

（3）巩膜突：位于睫状体带前方，为一条淡灰色细条带，将小梁网与睫状体带隔开，当巩膜突可见才可保证功能小梁已全暴露。

（4）小梁网：是前房角的重要结构，分为前 1/3 小梁网和后 2/3 小梁网，其中后 2/3 为功能小梁网，是房水流出的所在地，色素较多。

（5）Schwalbe 线：通常为一条细而有光泽的白线，轮廓不清晰，是小梁网的前界。

2. 检查结果判读

（1）静态检查：宽角（W）：为被检查眼处于原位即静态时，能看清房角的全部结果；窄角（N）：分 4 级，窄Ⅰ（N_I）静态下能看到部分（较窄的）睫状体带；窄Ⅱ（N_{II}）静态下能看到巩膜突；窄Ⅲ（N_{III}）静态下能看到前部的小梁；窄Ⅳ（N_{IV}）静态下仅能看到 Schwalbe 线（图 1-11）。

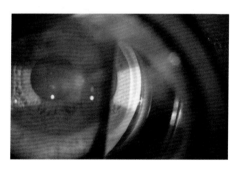

图 1-11 窄Ⅳ房角：未见正常房角结构

（2）动态检查：判断房角有无粘连闭合。此外，还需根据病史，观察前房角是否有异物、新生血管等，房角发育是否异常，小梁网色素情况等。

（3）小梁网色素分级包括 5 级、0 级：小梁网上无色素；Ⅰ级：稀疏色素沉着；Ⅱ级：中等量色素沉着；Ⅲ级：大量色素沉着，但可见间隙；Ⅳ级：后部小梁网被密集色素沉着，无间隙，似被一层黑色物质遮盖。其中青光眼的发病率以Ⅳ级最高。

3. 房角镜检查结果记录（图 1-12）

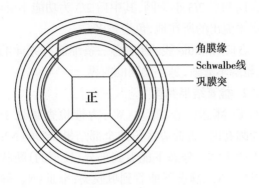

角膜缘
Schwalbe 线
巩膜突

正

图 1-12　房角镜检查动态结果示意图

例：右眼：静态下全周仅见 Schwalbe 线，动态下 11-1 点粘连闭合，余可见睫状体带。

记录：N_{IV}（11-1 点闭）。

【注意事项】

1. 检查前需仔细检查房角镜是否有损坏，若与角膜接触的凹面有破损、裂缝或者不光滑，则需更换房角镜后再检查。

2. 检查需在室内常规光照环境下进行，同时避免裂隙灯光带射入瞳孔而引起瞳孔的收缩，进而引起假性房角增宽。

3. 从患者眼睛上取下房角镜时需一只手扶住房角镜，另一只手的示指轻轻压患者下眼睑的前房角镜边缘处，使房角镜与角膜脱离而取下房角镜，切忌直接用力拔而损伤角膜。

4. 记录房角镜的检查结果时需注明眼别以及相应病灶的钟点数。

第七节　眼底检查

【概述】

眼底检查是观察玻璃体、视网膜、脉络膜和视神经结构以及发现、诊断、监测眼后节疾病的重要手段。详尽仔细的眼底检查法包括直接检眼镜、双目间接检眼镜、前置镜和三面镜等，均需要在充分散大瞳孔的情况下进行。前置镜、三面镜需患者配合坐位，且需配合裂隙灯使用。双目间接检眼镜则可以取坐位或卧位。

【直接检眼镜】

直接检眼镜是临床最常用的眼底检查方法，对眼底的初步评估筛查有重要意义。眼底图像为正立放大的实像，除能观察眼后节结构外，还可用于估计眼底病变隆起的高度，粗略判断患者的注视点；特别适用于非眼科专业医生对患者进行检查时使用。但每次观察范围有限，单眼观察缺乏立体感，且容易受屈光间质混浊的影响（图 1-13）。

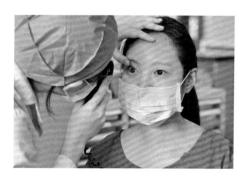

图 1-13　直接检眼镜检查

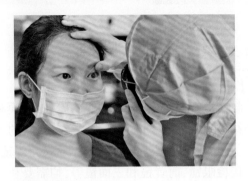

图 1-13(续)

检查方法

1. 指引被检查者去除眼镜并注视远处视标。

2. 检查右眼时,检查者站在被检者右侧,右手持检眼镜,头向右肩倾斜,将检眼镜的观察孔置于被检者右眼前方。用示指转动镜片转盘。

3. 将检眼镜置于被检者眼前 10cm 偏颞侧,与被检者视线成 15° 夹角,用点状光配合 +8~+10 屈光度的镜片,聚焦于受检眼虹膜。嘱被检者各方向转动眼球,观察屈光间质的透明性。

4. 逐渐减少正镜度数并向受检眼移近,直到聚焦于眼底。先检查视盘,再沿视网膜血管走行方向观察血管和视网膜,最后嘱被检者注视光源,检查黄斑情况。

5. 站在被检者左侧,左手持镜,头向左肩倾斜,重复上述步骤,用左眼观察被检者左眼。

【双目间接检眼镜】

双目间接检眼镜照明度强,不受轻度屈光间质混浊的影响,观察眼底视野宽阔、成像清晰,且具有立体视觉,观察物像为全反倒像。检查不受患者体位影响,坐位或卧位均可,是临床上最常用的眼底检查工具。

检查方法(图 1-14)

1. 受检者采取坐位或平卧位。

2. 检查者位于受检者对面(坐位)或受检者头部方位(卧位),戴上双目间接检眼镜,扣上头带,调整瞳孔距离及反射镜位置。

3. 一手拇、示指持物镜,将弧度小的一面向着受检眼;小指或无名指(环指)固定于受检者额部,使镜面距受检眼约 5cm;中指协助提起上睑。

4. 另一手用于完成检查及手术操作。

5. 检查者的视线与目镜、物镜及受检眼的瞳孔、被检查部位在一条线上。

6. 请受检者分别注视上、下、鼻、颞、鼻上、颞上、鼻下、颞下等检查眼位,以便检查全部眼底。

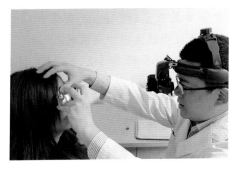

图 1-14　间接检眼镜检查

【前置镜】

前置镜检查是一种不接触患者眼球,在裂隙灯下使用的眼底检查技术,具有方便、快速、观察范围广、放大倍数高和有立体视觉等优点。但前置镜检查需患者配合坐位,与双目间接检眼镜一样,所成物像为全反倒像。此外,熟练掌握前置镜后,可在不散瞳情况下(瞳孔直径 >1mm)观察后极部和周边部眼底(图 1-15)。

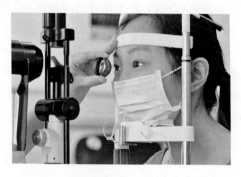

图 1-15　前置镜检查

检查方法

1. 受检查者坐在裂隙灯前,调整裂隙灯光带至中等窄裂隙光(约 1mm),夹角 0°~10°,将裂隙光带于被检眼角膜中央聚焦。

2. 拇指与示指持镜,与角膜相距约 8cm(+78D,+90D 为 7cm,Super field NC 为 4~5cm),小指与无名指放在患者前额上,以确保镜面不与眼睛接触。

3. 先将裂隙灯焦距后撤约 3cm,然后缓缓向前推,当见到清晰的视网膜时,不再移动镜片,仅左右上下移动光带,观察后极部眼底。

4. 分别注视上、下、鼻、颞、鼻上、颞上、鼻下、颞下等检查眼位，以便检查全部眼底，对于病变或可疑病变部位再进行重点检查。

【三面镜】

三面镜眼底检查除了可准确定位视网膜病变如裂孔等，且能通过舌面镜检查前房角。三面镜中央为平凹镜，所成物像为正立实像；周围为斜面镜（包括梯形镜、长方镜、舌面镜），所成物像为倒像，所见眼底像与实际眼底像呈镜面关系，即镜面位于上时，所见为下方眼底，左右关系不变；镜面位于鼻侧时，所见为颞侧眼底，上下关系不变。三面镜检查需患者取坐位、在裂隙灯下使用。此外需接触患者眼表，检查每个患者后需仔细清洁、消毒。不适用于眼表有活动性炎症或开放性伤口的患者；对有接触传播或经体液传播的感染性疾病患者，检查结束后三面镜应严格消毒。

1. 检查方法

（1）检查受检者眼前段，排除眼表急性感染性炎症、异物、开放性伤口等；结膜囊内表面麻醉。

（2）检查三面镜凹面，确认无破损、无分泌物等污染物，用 75% 乙醇溶液擦拭两遍，停留 3 分钟。将 1% 甲基纤维素滴眼液或其他黏弹剂滴入三面镜凹面内。

（3）受检者将下颌置于下颌托上，嘱受检者往下看，提起受检眼上睑；稍微倾斜三面镜使其凹面向上，轻拉受检眼下睑向下；将三面镜靠近下眼睑的边缘置入下穹隆部，并以下穹隆部的三面镜边缘为支点，迅速将三面镜向上转动 90°，使其凹面与角膜接触,嘱受检者向前注视。

(4) 中等窄裂隙光(约 1mm),入射角 0°~10°,焦点对准三面镜前表面,并向前推进,直到看清眼底。通过中心镜、梯形镜、长方镜和舌面镜分别观察后极部及周边部视网膜(图 1-16)。

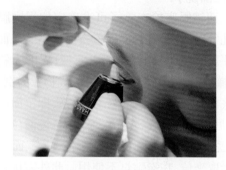

图 1-16　三面镜放置方法

2. 检查结果及判读

(1) 正常眼底:正常视盘成椭圆形、浅红色,边界清晰,中央有生理性凹陷,色泽稍淡,视杯直径与视盘直径之比(杯盘比)一般小于 0.3。视网膜中央动脉颜色鲜红,静脉颜色暗红,动静脉内径比约为2∶3。视网膜平伏,黄斑位于视盘颞侧稍偏下方,距离约 2 个视盘直径,中心凹可见反光点(图 1-17)。

(2) 常见眼底改变包括:杯盘比增大,视盘水肿,樱桃红斑,视网膜浅、深层出血,视网膜黄白色渗出,新生血管形成,视网膜裂孔,视网膜脱离,视网膜变性,玻璃体视网膜牵拉,视网膜前/后增殖,黄斑裂孔,黄斑水肿等,具体详见第十二章。

(3) 三面镜观察范围(表 1-1):中央:平凹镜,后极部30°;梯形镜:斜度75°,后极部至赤道部;长方镜:斜度 67°,周边部;舌面镜:斜度59°极周边部及房角。

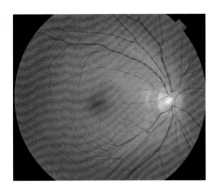

图 1-17　正常眼底图

表 1-1　三面镜检查距角膜缘后的眼底范围

	静态 （正视前方）	动态 （眼球转动或倾斜三面镜）
梯形镜	13~17mm	11~19mm
长方镜	10~15mm	8~17mm
舌面镜	9mm	7~11mm

【注意事项】

1. 眼底检查应在暗室下进行。

2. 在裂隙灯显微镜下检查受检者眼前段,确定无散瞳禁忌(散瞳禁忌:中央前房深度 <3CT,周边前房深度 <1/4CT)后方能给患者散瞳。

3. 进行各种眼底检查时,注意保持镜片清洁,否则影响成像效果。

4. 使用各镜检查时,应尽量减少光线直接照射黄斑的时间,以免造成损伤。

5. 使用和安放三面镜时动作应轻柔,防止擦伤角膜。

（杨宇　范舒欣　丁小燕）

参 考 文 献

1. 葛坚,王宁利.眼科学.第3版.北京:人民卫生出版社,2015.
2. 黎晓新,王宁利.眼科学.北京:人民卫生出版社,2016.
3. 葛坚.临床青光眼.第3版.北京:人民卫生出版社,2016.
4. 刘文.临床眼底病.北京:人民卫生出版社,2014.

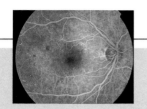

第二章
眼科辅助检查

第一节　角膜曲率检查

【概述】

在临床上角膜曲率检查主要是通过测量角膜曲率半径及角膜屈光力和散光轴位,进行散光分析、圆锥角膜诊断和治疗评判,计算人工晶状体度数,眼前段手术术前评估等,如角膜屈光手术、角膜移植手术及角膜接触镜验配。

角膜曲率测量可采用角膜曲率计、角膜地形图和光学相干生物测量,其中角膜曲率计检查操作简便、快速、无创、价廉,对正常屈光力范围(40~46D)的规则角膜具有较好的准确性和可重复性。

【判读要点】

1. 检查结果　记录水平子午线的屈光度(曲率半径)和方向。在水平子午线所记录的结果后面画一斜线"/",然后记录垂直子午线的屈光度(曲率半径)和方向。例如:41.00D@180/42.00D@90。用屈光度大小记录角膜散光量。如上例:角膜散光为1.00D。

2. 角膜散光的类型

(1) 顺规散光:垂直子午线的屈光度较大。

(2) 逆规散光:水平子午线的屈光度较大。

(3) 斜向散光:主子午线在 45°±15° 和 135°±15°左右各 15°之间。

【注意事项】

检查前受检者应摘掉眼镜或者角膜接触镜。

第二节　IOL Master 光学生物测量仪

【概述】

IOL Master 光学生物测量仪采用相光的原理测量眼轴,即沿着视轴的方向,获得从角膜前表面到视网膜色素上皮层的光学路径距离。它还能测量角膜曲率、前房深度、角膜水平直径,并具备内置公式计算人工晶状体度数,同时数据库资料的储存利于人工晶状体 A 常数的优化。

IOL Master 光学生物测量仪具有非接触、自动判断眼别、准确、高效、操作简单、安全等优点。适用于任何需要测量眼部数据者,如拟行白内障手术、角膜手术或屈光手术的患者。

但对于屈光间质严重混浊的患者,由于干涉光不能穿透,无法进行测量,同时对于存在精神异常或全身其他疾病不能配合者,以及眼球震颤或其他原因导致无法固视的患者,亦不宜进行检查。

【判读要点】

1. IOL Master 报告单分为上、下两部分　上部分表示被测者眼球的状态以及测量参数（AL、K、Cyl、ACD）；下部分为 IOL 类型选择及测量度数（图 2-1）。

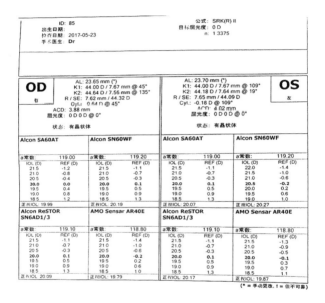

图 2-1　年龄相关性白内障患者 IOL Master 结果

2. 眼轴长度（axial length，AL）　括号里的 SNR 值为可信度，越高越可信，一般要超过 20，国际公认 60。如 SNR 值在 20 以下，常需要 A 型超声进行生物测量复核。

3. K（keratometry，K1，K2）　角膜曲率，括号内是用长度单位表示的角膜曲率，后面的 @ 度数为散光轴位。

4. Cyl（cylinder）　柱镜度，即角膜散光度数，@ 度数为散光轴位。

5. ACD（anterior chamber depth）　前房深度。

6. 眼球测量状态　测量时病人眼睛状态,如有晶状体眼,无晶状体眼等。

7. 人工晶状体的计算结果　附有选择单一公式下的四款人工晶状体测量度数或单一类型 IOL 在四种不同计算公式下度数。REF 为残余屈光度,加粗的数值表示按这个度数植入这款人工晶状体残余屈光度最小。

【注意事项】

1. 在进行每个测量过程之前,指示患者眨眼数次,以维持泪膜稳定。

2. 对于屈光不正超过 5D 患者,宜戴上矫正眼镜测量,以加强固视,提高测量的准确性;避免戴角膜接触镜测量。

3. 测量前房深度时应该消除调节的影响,保持前房深度的稳定性。测量过程中对准焦点(在角膜上形成的聚焦亮点最小),确保亮点位于绿色方块中;避免过于强烈的外部光和室内灯光形成反射;瞳孔内应可见晶状体的前表面,晶状体图像应清楚地显示在屏幕上。

4. 角膜曲率测量最好在其他接触式检查或表面麻醉前进行。

5. 明显角膜不规则的患眼,如角膜白斑或瘢痕,测量结果可能不准确,通过调节升降或左右位移,远离瘢痕区域可能可以获得信号。

第三节　眼科超声波检查

【概述】

用于眼部诊断的超声波主要包括 A 型和 B 型

超声。A 型超声扫描将所探测组织的界面回声以波峰形式显示,按回声返回探头的时间顺序依次排列在基线上,构成与探测方向一致的一维图像。A 型超声轴向分辨力好,常用于眼轴长度测量、角膜厚度、前房深度、晶状体厚度等,其中 A 型超声测量的眼轴长度是角膜顶点到视网膜内界膜的距离,较 IOL Master 光学测量的眼轴长度(角膜顶点到视网膜色素上皮层的距离)略小。

A 型超声波生物测量的方法包括直接接触检查法和间接浸润检查法。直接接触检查法是探头直接置于角膜表面,超声波从角膜顶点射入眼球,经过眼球内部组织到达黄斑中心,由视网膜反射产生回波,从而得到回波信息。间接浸润检查法方法与直接接触检查法基本相同,但探头放置于罩杯中,探头距离角膜 5~10mm。浸润法比直接法对探头的倾斜更敏感,由此使得浸润法的回波信号更接近光轴,结果也更为准确,但间接浸润检查操作复杂,临床上较少使用。

B 型超声是通过扇形或线阵扫描,将组织界面回声转化为不同亮度的回声光点,再由无数回声光点组成二维声学切面图像。B 型超声常用于眼屈光介质混浊时眼内探测、如视网膜脱离、脉络膜脱离、眼外伤、眼内异物等,眶内及眼内占位性病变、眼球萎缩等。

对于眼表急性感染性炎症者、角膜溃疡穿孔者不宜进行超声波检查。超声在气体或硅油内传播速度发生改变,眼球内有气体或硅油等填充物者亦不宜行该项检查。

【判读要点】

1. A 型超声 正常人眼轴平均长度为 22.6mm±

0.74mm，前房深度为 2.60mm±0.33mm，晶状体厚度为 4.15mm±0.50mm（图 2-2）。

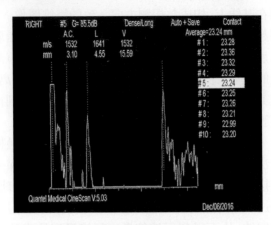

图 2-2 正常人 A 型超声测量结果

2. B 型超声 探查包括玻璃体通透性改变、有无视网膜和（或）脉络膜脱离及范围、眼底有无钙化、有无巩膜增厚、晶状体位置、测量眼轴长度、视神经有无增粗和水肿、眼眶内有无异常回声、眼外肌有无水肿增厚或变薄等。

正常眼部的 B 型超声图始波区为不整齐的宽光带，碟形光斑为晶状体声像图，之后的暗区为玻璃体腔声像图，与玻璃体腔后部紧贴的圆滑弧形光面为眼球后壁前界面声像图，眼球后的强反射区为球后脂肪声像图，其间 V 形暗区为视神经声像图（图 2-3）。

【注意事项】

1. 眼外伤伤口未缝合前，如必须进行超声检查，应注意避免探头对眼球局部的压力，避免因探头对眼球加压造成眼内容脱出。

2. 内眼手术后，眼球内存在气体或硅油等充

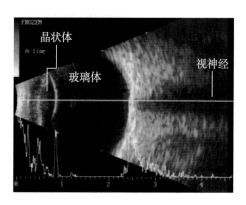

图2-3　正常人B型超声测量结果

填物时,一般不进行生物测量,以避免伪像产生测量误差。

3. 有些病变(如海绵窦瘘)体位不同可有不同的检查结果。

第四节　眼部超声活体显微镜检查

【概述】

眼部超声活体显微镜是一种眼科高频超声波检查设备,可对机体组织进行二维扫描成像。其探头频率高达40~100MHz,分辨率达20~60μm,但穿透力弱,探测深度仅为4~5mm,适合对眼球前段进行细致检查,适用于角膜、房角、前房、后房、晶状体、悬韧带、睫状体、锯齿缘、玻璃体基底部、前部视网膜及脉络膜检查。眼内填充物如气体或硅油不影响成像。

该检查需与患者眼部接触,因此眼部感染性疾病、开放性眼外伤未作一期缝合者、角膜伤口修补术或内眼手术后早期者不适用。受检者需保持平卧位,故因精神状态或其他原因不能配合体位者亦不适合。

【判读要点】

正常眼部图像:在眼部超声活体显微镜图像上,角膜可分为四层,较薄的上皮层、呈高回声的前弹力层、低回声的基质层及高反射、不能分开的后弹力层和内皮层。巩膜因其结构致密,表现为高回声区。前、后房因充满房水呈低回声暗区,与高回声的虹膜明显区分,晶状体前囊致密表现为高回声带,悬韧带表现为线状高回声(图 2-4)。当巩膜突未与虹膜结构接触,即可判断为房角开放(图 2-5)。

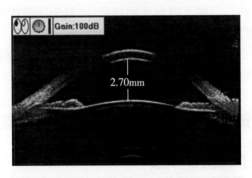

图 2-4　正常人 UBM 检查结果图及中央前房深度测量

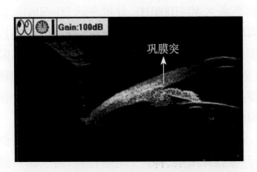

图 2-5　房角开放:巩膜突未与虹膜结构接触

【注意事项】

1. 应在具有屏蔽作用的房间内行 UBM 检查，并使室内照明保持稳定。

2. 应及时去除探头上形成的空气泡，以免影响检查结果。

3. 操作时动作轻巧，勿擦伤角膜。

4. 年幼儿童或过于敏感而不能很好配合的受检者，检查前给予镇静，如口服水合氯醛。

第五节 眼后段光学相干断层扫描检查

【概述】

光学相干断层成像主要利用光的干涉现象，检测不同深度层面的组织对入射弱相干光的后像反射或后像散射能力，生成明暗灰阶变化的图像。具有无创、分辨率高、扫描速度快、信噪比高、采集数据量大等优点。临床上最常用于眼底疾病的检测，此外也可应用于角膜、前房、晶状体等眼前节结构的生物测量和疾病研究。随着分辨率的不断提高，眼后段疾病适用范围越来越广，包括：黄斑部病变、视神经病变、视网膜病变（包括内层和外层视网膜）、视网膜色素上皮性疾病、脉络膜厚度、视网膜神经纤维层厚度分析及动态监测以及对视盘杯盘比动态监测。但对于屈光间质不清的患者，光容易被散射和吸收，成像清晰度及采集的信息量受限。

【判读要点】

1. 正常眼底图像 视网膜神经上皮层可见内界膜、神经纤维层、神经节细胞层、内丛状层、内核层、外丛状层、外核层、外界膜、肌样体带、椭圆体带、光感受器外节和嵌合体带，由于各层结构对光反射能力的不同，其中内界膜、神经纤维层、内丛状层、外丛状层、外界膜、椭圆体带、嵌合体带为高反射。视网膜色素上皮层/Bruch膜复合体为高反射，其下可见脉络膜毛细血管层、中血管层以及大血管层（图2-6）。

2. 定性分析　明确病灶的位置（如中心凹下、中心凹旁、中心凹外、视盘等）、层次（如 RPE 层、光感受器细胞层、外界膜层等）、性质（反射增强、反射

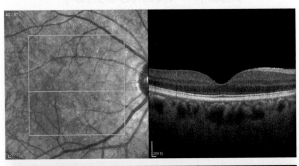

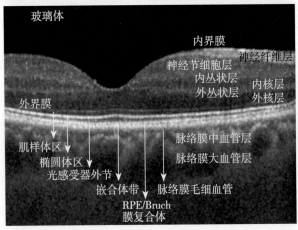

图 2-6　正常人黄斑区光学相干断层成像结果及各层结构名称

减弱)、视网膜厚度、脉络膜厚度等。主要的异常改变包括反射增强或减弱、厚度增厚或变薄、神经上皮层或 RPE 层脱离、神经上皮层劈裂等(图 2-7)。

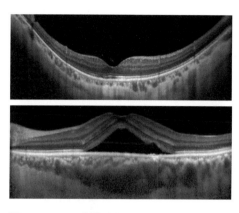

图 2-7　OCT 定性分析示例

上图为高度近视患者:可见脉络膜厚度较薄;下图为中心性浆液性脉络膜视网膜病变:可见中心凹下视网膜神经上皮层脱离,伴有脉络膜厚度显著增厚

3. 定量测量　还可根据扫描部位和拟分析的组织层次选择相应的分析工具,如分析黄斑部的神经视网膜厚度时,可用"retinal thickness";分析视盘周围神经纤维层厚度或地形图时,则选用"RNFL map"等。

【注意事项】

1. 了解受检者的屈光状态,并根据屈光状态适当调节扫描轴深。

2. 开始扫描前,前后移动裂隙灯显微镜,调节调焦旋钮和背景照明灯亮度,以获得清晰的眼底图像。

3. 由于 OCT 为断层扫描,扫描深度为 2mm,对于隆起较高的视网膜脱离或眼底肿瘤等疾病不推荐使用。

第六节　眼底荧光造影检查

【概述】

眼底荧光造影是将荧光素钠造影剂静脉注射经血液循环进入眼循环系统,在蓝紫色光激发下,产生黄绿色荧光,通过眼底造影仪记录下来。眼底荧光造影可动态地观察眼底视网膜血流的变化、RPE 的功能和脉络膜情况,是眼底病诊断、鉴别诊断以及对治疗效果评估的重要手段之一。但不适用于严重心血管和肝、肾功能损害者,对荧光素钠过敏者,不宜散大瞳孔疾病者以及全身情况不允许取坐位接受检查者。

【判读要点】

正常眼底表现:荧光造影可分为动脉前期、动脉期、动静脉期、静脉期及静脉后期、静脉晚期。黄斑区无血管,因此背景荧光暗淡。视盘在动脉前期出现深层朦胧荧光和浅层葡萄状荧光,动脉期出现表层放射状荧光,晚期沿视盘边缘呈环形晕状着色。脉络膜在动脉前期脉络膜毛细血管很快充盈并融合成弥漫性荧光(图 2-8)。

荧光素钠不能透过视网膜毛细血管内皮细胞紧密连接构成的内屏障和视网膜色素上皮复合体紧密连接构成的外屏障,正常情况下,没有荧光素钠从血管渗入视网膜组织内。任何内外屏障受损时都会产生异常的荧光像。异常眼底改变主要包括强荧光和弱荧光,其中强荧光主要原因为荧光素

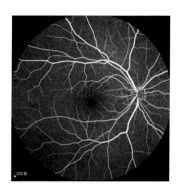

图 2-8　正常人眼底荧光造影图片（动静脉期）

渗漏、染料积存、组织着染和透见荧光,而弱荧光主要原因为荧光遮蔽和充盈缺损(图2-9)。

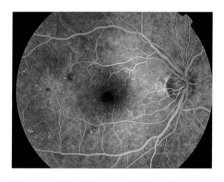

图 2-9　异常眼底 FFA 结果示例
颞侧可见大量微血管瘤所致点状强荧光,以及出血导致的遮蔽荧光(红色箭头)

【注意事项】

1. 摄影室应备有常规抢救的设备和药物。

2. 造影过程中应随时观察受检者反应,如果发生恶心,应嘱患者保持平静,进行深呼吸,恶心感多数在 1~2 分钟后即可消失,然后即可继续造影;如果发生呕吐,应当准备容器接纳呕吐物,让患者平静,不要紧张,休息 1~2 分钟后可再继续拍摄。如果受检者晕倒、昏迷、休克,应立即停止造影,即刻进行抢救,必要时请麻醉复苏科医生或内科医生进行会诊,共同抢救。

3. 造影完毕后嘱受检者多喝水,并告之不必介意 24 小时内皮肤和尿色发黄。

4. 无法配合完成的婴幼儿可在全麻下行 Retcam-FFA 检查,荧光素钠剂量为 0.01g/kg(5ml:0.5g,10%)。

第七节　眼眶 CT 和 MRI 检查

【概述】

电子计算机 X 射线断层扫描(CT)可清晰显示眼部骨性结构,可显示外伤性眼眶损伤形态并重建眼眶,对显示眼内或眶内异物或肿物的大小、位置和毗邻关系具有优势,因此在眼眶疾病中应用广泛。磁共振成像(MRI)对软组织病变优于 CT,并可选择不同显示序列如脂肪抑制序列以达到最佳显示效果,在视神经、眼外肌病变和肿瘤侵袭范围等方面具有明显优势。CT 扫描主要包括横断位(水平位、轴位)和冠状位扫描,还有应用含碘增强造影剂的扫描。MRI 检查主要包括 T_1 加权像、T_2 加权像和脂肪抑制技术。

【判读要点】

1. 正常眼部 CT　眶骨影像密度高,视神经呈条状中等密度影,眼动脉、静脉与眼肌密度相当,注射造影剂后明显增强。球后眶脂肪为低密度区,泪腺为中等密度。眼球壁呈环形,称为眼环,玻璃体密度低于晶状体。

2. 正常眼部 MRI　眼眶壁 T_1 和 T_2 加权像均为中等信号,血管 T_1 和 T_2 加权像均表现出管状低信号,眼外肌 T_1 和 T_2 加权像呈中等信号,脂肪 T_1 和 T_2 加权像均呈高信号。房水和玻璃体信号一致,在 T_1 加权像上表现为低信号,在 T_2 加权像上表现为高信号(图 2-10)。

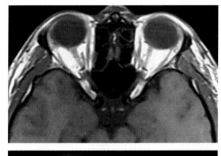
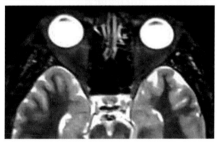

图 2-10　MRI 右眼检查结果
上图为 T_1 加权像,玻璃体为低信号;下图为 T_2 加权像,玻璃体为高信号

3. 病变主要评估指标　病变在眼眶或眼球的位置、病变形状、病变边界是否清晰、内密度 / 信号情况、内密度 / 信号是否均匀、有无骨破坏,有无钙化、有无骨增生、缺失,有无骨折、眶内结构(如眼外

肌、视神经、眼上静脉、球后脂肪)有无变化、是否伴其他继发性改变。

【注意事项】

当体内有磁性电子植入物、磁铁性金属异物时禁做 MRI 检查。

第八节　视野检查

【概述】

视野是当眼球向正前方固视不动时所见的空间范围。注视点30°以内的视野范围称为中心视野，30°以外的范围称为周边视野。视野检查在疾病诊断中具有重要意义，许多眼病及神经系统疾病可引起特征性视野改变，临床上常用于普查、特殊职业人员体检、青光眼的筛查和随诊、神经科疾病、视路疾病以及黄斑部疾病的诊断和随访。

视野检查法包括对比法、弧形视野计法、平面视野计法、Amsler 方格表法、Goldmann 视野计法和自动视野计法。最佳矫正视力低于 0.05 的患者不能明确看清视标及时作出判断，故不建议行视野检查。

目前最常见的自动视野计是 Humphrey 视野计，采用静止光标检查视野，即通过调整刺激光标的强度，判断受检者可见的阈值强度。下面主要以 Humphrey 视野计为例做简要介绍。

【判读要点】

1. 正常视野　正常人动态视野的平均值约为上方 56°，下方 74°，鼻侧 65°、颞侧 90°，生理盲点在中心注视点颞侧 15.5°（图 2-11）。

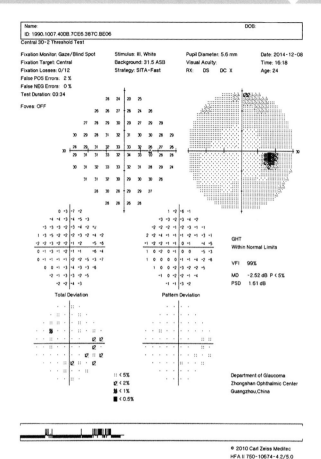

图 2-11 正常人视野检查结果

2. 视野检查结果常见参数

（1）平均敏感度：为所有检查点敏感度的平均值。它可反映弥漫性视野缺损情况。

（2）平均损害：是各个检查点测定的敏感度与其正常值差值的平均数。此值增加反映弥漫性视野缺损。

（3）缺失变异：判断有无局限性视野缺损的敏

感指标。

(4) 矫正缺失变异:为视野缺失变异的短期波动校正值。由于 LV 没有排除测量误差,采用短期波动值对 LV 进行校正获得的 CLV 更能代表视野损害的不一致性。CLV 增大,代表有局限缺损存在(短期波动:指光敏感度阈值被重复测量时的离散趋势)。

(5) 可靠性因子:为多次检查时回答控制及固视控制的结果,正常时此因素应在 0.7~1.0。

(6) 假阳性:无光刺激时,患者回答看见。

(7) 假阴性:已测量的部位用超阈值刺激,患者无应答。

3. 视野中央部分正常变异小,周边部分正常变异大,所以中央 20° 以内的暗点多为病理性的,视野 25°~30° 上下方的暗点常为眼睑遮盖所致,30°~60° 视野的正常变异大,临床诊断视野缺损时需谨慎。

4. 孤立一点的阈值改变意义不大,相邻几个点的阈值改变才有诊断意义。

5. 初次自动视野检查异常可能是受试者未掌握测试要领,应该复查视野,如视野暗点能重复出来才能确诊缺损;有的视野计报告结果时有视野缺损的概率图,此图可辅助诊断(图 2-12,图 2-13)。

【注意事项】

1. 检查前应详细了解受检者全身及眼部情况。

2. 检查应在暗室进行,检查室应保持安静。

3. 受检者若有屈光不正,应配戴矫正镜片检查。年龄大的受检者应配戴近用镜后进行检查。需注意镜框会影响周边视野的检查。

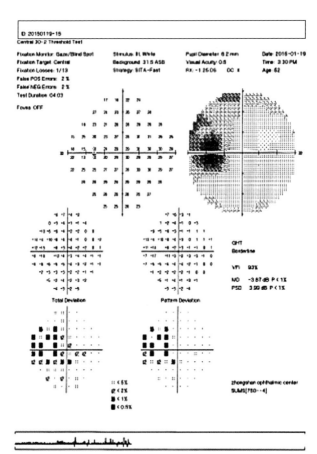

图 2-12　生理盲点扩大

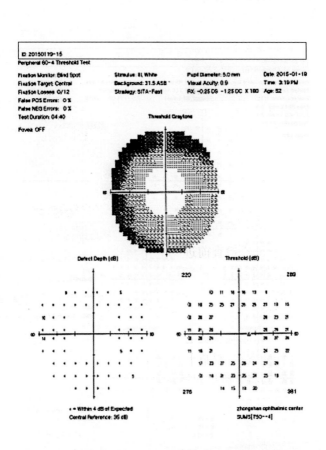

图 2-13　管状视野

4. 根据检查目的选择适当模式:如中心视野 30-2 程序测量中心 30° 视野,常用于青光眼、视神经疾病、视网膜疾病(表 2-1)。

表 2-1 Humphrey 视野计模式及适应证

测试程序	测试的可视区域的范围 / 测试点的数量	应用
10-2	10°/68 点	黄斑,视网膜,神经,晚期青光眼
24-2	24°/54 点	青光眼,普通,神经
30-2	30°/76 点	青光眼,普通,神经,视网膜
周边 60-4	30° 到 60°/60 点	视网膜疾病,青光眼

5. 正式检查前进入 DEMO 演示状态,让受检者熟悉视野检查的过程,适应应答器使用。强调固视视标的重要性,让受检者保证固视,如果数次注视跟踪测试均失败,应考虑是否有以下情况:瞳孔大小异常,眼睑或睫毛遮挡,眼球多动或眨眼过多,屈光间质混浊,眼睛干燥,眼球凹陷。如上睑遮挡,可用胶布将上睑提起加以固定。

6. 屈光不正、屈光间质混浊、瞳孔大小、患者身体状况以及患者对视野检查的认识等均会影响视野检查结果。

第九节 视网膜电图检查

【概述】

临床上,视网膜电图(ERG)包括闪光 ERG、图形 ERG 及局部 ERG。ERG 检查需散瞳,且接触角膜,因此有散瞳禁忌者及眼表有感染者无法进行检查。闪光 ERG 应用最广,可客观反映整个视网膜的生理功能。

【判读要点】

ERG 图形主要由一个负相的 a 波和一个正相的 b 波以及震荡电位(OPs)组成。其中 a 波代表视网膜外层光感受器细胞的反应,b 波代表内层 Müller 细胞和双极细胞的反应,OPs 代表视网膜内层的综合反应。

ERG 的两个重要参数为振幅和潜伏期。a 波振幅由基线至其波谷,b 波振幅由 a 波波谷至 b 波波峰;a 波的潜伏期由刺激开始至 a 波波谷时间,b 波的潜伏期由刺激开始至 b 波波峰时间。由于不同实验室记录条件略有不同,正常值范围亦略有差异(图 2-14)。

ERG 的记录需遵循国际临床视觉电生理协会(ISCEV)制定的标准。标准 ERG 结果包括以下 5 种反应:

1. 视杆反应(暗适应 0.01ERG)　患者暗适应至少 20 分钟后,用低于视锥细胞反应阈值的暗白光进行刺激,记录的为视杆细胞的反应。

2. 最大混合反应(暗适应 3.0ERG)　在暗适应条件下,增加白光的刺激强度,产生最大视锥、视杆混合反应。

3. 震荡电位(暗适应 3.0 震荡电位)　来自视杆、视锥细胞的混合反应。OPs 波来源于视网膜内层各细胞的综合反应,在视网膜内层缺血及先天性静止性夜盲时,波幅下降。

4. 视锥反应(明适应 3.ERG)　在明适应条件下,视杆细胞反应被抑制。用明亮的白光进行刺激,记录的为视锥细胞的反应。

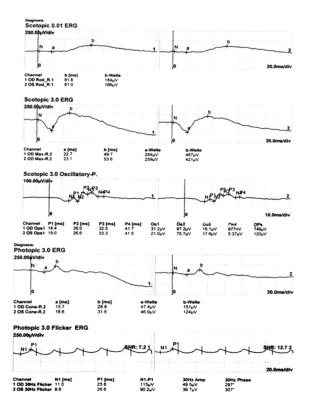

图 2-14　闪光 ERG 结果示例

左侧为右眼结果：视杆、视锥反应均正常；右侧为左眼结果：视杆反应轻度异常（视杆反应 b 波振幅轻度降低），视锥反应正常

5. 30Hz 闪烁光反应（明适应 3.0 闪烁光 ERG）

在相同的明适应条件下，以每秒 30 次的频率进行刺激；由于视杆细胞反应比视锥细胞慢，此反应选择性地反映视锥细胞的功能。

【注意事项】

1. 在全视野 ERG 记录过程中，有时因各种干扰、眨眼或注视偏离（如斜视眼）等会影响波形，需排除这些影响因素。

2. 瞳孔必须充分散大（≥8mm），对不能散瞳者或瞳孔散不大者，如果必须做 ERG 检查，则结果仅作参考，并注明瞳孔大小和瞳孔位置。

3. 如果之前做过荧光造影或眼底照相，则需暗适应 1 小时。

4. 小儿、情绪异常或存在智力障碍等患者难以配合，应予镇静或全麻下进行检查。

第十节　视觉诱发电位检查

【概述】

视觉诱发电位（VEP）是在视网膜受闪光或图形刺激后，在枕叶视觉中枢诱发出来的反应。反映视网膜、视路、视觉中枢的功能状态。可分为闪光视觉诱发电位（flash-VEP）和图形视觉诱发电位（pattern-VEP）。视皮层对图形刺激较为敏感，可用于黄斑病变、视路病变、青光眼、视中枢病变诊断及客观视功能测定。

【判读要点】

1. PVEP 及 FVEP 都是双眼对称，凡不对称者均提示视路异常。

2. PVEP 的一个主要特征是一个大正波，称 P100，指大正波的波峰潜伏期在 100ms 左右，潜伏期延长是视神经疾病的典型表现。波幅大小与视力成正比（图 2-15）。

3. FVEP 有两个正波和一个负波，波幅大小与视力无关，主要反映视神经和视路的传导，潜伏期延长、波消失、波形改变及幅度降低多见于弱视、视神经炎和多发性硬化。

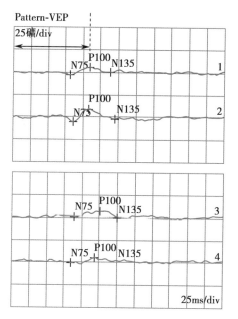

图 2-15　PVEP 检查结果示例

P100 潜伏期（黑色箭头）可见轻度延长

【注意事项】

1. 每次检测最低 64 次，最少两次检测结果做对比，增加结果重复可靠性。对于婴幼儿，每次检测平均次数可适当减少，次数过多患儿不耐受。

2. 每个实验室或临床检查室应根据自己的刺激和记录参数自行制订正常值。正常值需分不同年龄，性别，及双眼差值。VEP 正常值不是正态分布，应根据中位数和 95% 可信区间制订。

3. 图形视觉诱发电位（PVEP）检查患者不应散瞳或缩瞳，闪光视觉诱发电位（FVEP）患者不需散瞳。

4. PVEP 检查应记录患者视力，并在检查距离矫正视力。标准检查方式为单眼逐个检查，婴幼儿或特殊不配合患者可同时进行双眼检查以观察双眼视路情况。FVEP 检查时对侧眼需严密遮蔽。

5. 根据患者视力情况选择相应程序,最佳矫正视力≥0.1 者首选 PVEP,最佳矫正视力 <0.1 者首选 FVEP。

（范舒欣　杨宇）

参 考 文 献

1. 施殿雄.实用眼科诊断.上海:上海科学技术出版社,2005.
2. 葛坚,王宁.眼科学(8 年制).第 3 版.北京:人民卫生出版社,2015.
3. 黎晓新,王宁利.眼科学.北京:人民卫生出版社,2016.

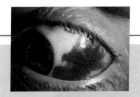

第三章
眼科常见症状及鉴别诊断

第一节　眼红

【概述】

眼红是眼科最常见的临床表现之一,狭义指以巩膜白色为背景的结膜血管扩张、充血的眼部体征。

【眼部体征】

1. 睑结膜网状充血　睑结膜见扩张血管纵横交叉成网状,充血结膜仍透明,透过充血结膜见到Meibomian 腺,单纯充血无组织变化,提示炎症较轻或病程较短(图 3-1)。

2. 睑结膜弥漫性充血　睑结膜均匀一致发红,血管模糊不清,结膜增厚并有肥大乳头。结膜变厚致无法观察 Meibomian 腺。乳头肥大致结膜表面粗糙不平。此类充血表示炎症较严重或持续时间持久,可能伴组织浸润、水肿、增殖或变性(图 3-2)。

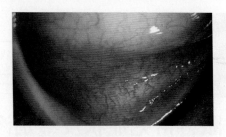

图 3-1　睑结膜网状充血

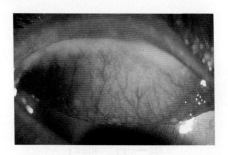

图 3-2　睑结膜弥漫性充血

3. 结膜充血　结膜后动脉（及静脉）充血，特征为近穹隆部球结膜充血明显，越近角膜缘越轻，血管鲜红如树枝状，推动结膜时血管随之移动，球结膜充血常见于急性或慢性结膜炎（图 3-3）。

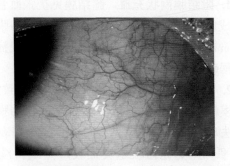

图 3-3　球结膜充血

4. 睫状充血　结膜前动脉（及静脉）充血，特征为充血带围绕角膜，为 3~4mm，充血带外缘渐消逝，呈正常巩膜色泽。血管分深浅两层对应两种不同外观。浅层血管充血呈鲜红色，可随结膜移动，提示角膜浅层病变（图 3-4）。深层血管充血呈玫瑰红色，不随结膜移动，提示角膜深层病变、虹膜睫状体病变、青光眼（图 3-5）。重症者可呈两层同时充血。

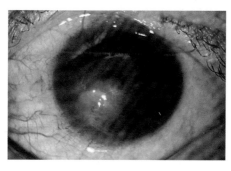

图 3-4　浅层充血

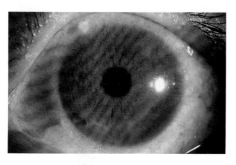

图 3-5　深层充血

5. 混合充血　结膜充血及睫状充血同时存在，严重结膜炎充血可扩展至角膜缘呈轻度睫状充血。重度虹膜睫状体炎或角膜基质炎等除明显睫状充血外可伴结膜充血（图 3-6）。

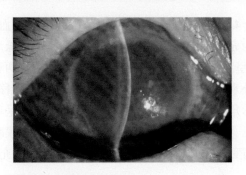

图 3-6　结膜混合充血

6. 结膜下出血　结膜下血管破裂或球旁、球后出血流入结膜囊,呈现片状均一红色,看不到血管纹路。见于急性结膜炎、全身血管性疾病、全身血液病、眼外伤、眶壁或颅底骨折、头部静脉回流受阻、局部血管异常、急性热病引起的斑点状出血及月经期等(图 3-7)。

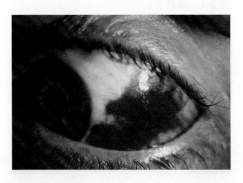

图 3-7　结膜下出血

【常见病因】

1. 眼表疾病

(1) 附属器:倒睫、双行睫、眼睑松弛症、睑内翻、睑外翻、眼闭合不全(兔眼)、睑缘炎、睑板腺炎、酒渣鼻、泪腺炎、泪小管炎等。

(2) 结膜:感染性结膜炎(病毒性、细菌性)、非感染性结膜炎(过敏性、药物毒性、化学伤性)、干眼、结膜下出血、充血性睑裂斑、结膜异物、瘢痕性类天疱疮、Stevens-Johnson 综合征、结膜瘤样病变等。

(3) 角膜:感染性角膜炎、免疫性角膜炎、复发性角膜糜烂、翼状胬肉、神经麻痹性角膜病变、接触镜相关性病变、角膜异物、紫外线灼伤等。

(4) 巩膜炎:浅层巩膜炎、巩膜炎等。

2. 内眼及眼眶疾病　前葡萄膜炎、闭角型青光眼、眼穿通伤、眼内异物、眼内炎、急性视网膜坏死、急性视神经炎、炎性假瘤等。

3. 其他　眼科术后,全身病:如急性高血压、糖尿病、风湿热、慢性非特异性呼吸疾病、血管性疾病、血液病、头部静脉回流受阻、甲状腺功能异常(亢进/减退)、痛风、急性红斑狼疮、内分泌不足、维生素 A 缺乏症、Fabry 病、酗酒、全身性药物中毒等。

【常见分型】

1. 感染性眼红

(1) 细菌性:细菌性结膜炎、角膜炎。

(2) 病毒性:病毒性结膜炎、角膜炎。

(3) 真菌性:真菌性结膜炎。

(4) 衣原体性:沙眼。

2. 非感染性眼红

(1) 过敏性结膜炎:季节性/常年性/春季卡他性/特应性/巨乳头性。

(2) 干眼:蒸发过强/泪液不足。

(3) 眼用制剂:药物毒性角结膜病变,防腐剂毒副作用。

(4) 视疲劳:视屏终端综合征。

（5）空气污染：烟雾、灰尘、PM$_{2.5}$。

（6）外伤性：眼部异物、眼球穿孔。

（7）其他：青光眼、葡萄膜炎。

【诊断及鉴别诊断】

根据病史：眼红起病（急性、慢性），持续时间、发病规律（季节性、迁延、反复）、有无合并全身感染或疾病，有无眼睑结痂、过敏、外伤、异物等，以及既往使用的非处方药物或处方药物，结合患者年龄及伴随症状和眼部体征进行鉴别诊断。

1. 外伤史　有外伤史：外伤性眼红。

2. 视力下降

（1）有视力下降：角膜或眼内病变。

（2）无视力下降：眼表或巩膜病变。

3. 压痛

（1）有眼球压痛：巩膜炎。

（2）无眼球压痛：眼表或浅层巩膜病变。

4. 充血类型

（1）局限性眼红：浅层巩膜炎。

（2）弥漫性眼红：眼表病变。

5. 分泌物

（1）有分泌物：感染性结膜炎、过敏性结膜炎、睑缘炎或睑板腺功能障碍。

（2）无分泌物：干眼、药物毒性眼表疾病。

（3）水样或浆液性分泌物：病毒性结膜炎、衣原体性结膜炎。

（4）脓性分泌物：细菌性结膜炎。

（5）黏性分泌物：过敏性结膜炎、睑缘炎或睑板腺功能障碍。

6. 结膜反应和耳前淋巴结肿大

（1）滤泡性结膜反应、耳前淋巴结肿大：病毒性结膜炎、衣原体性结膜炎。

（2）乳头性结膜反应、耳前淋巴结无肿大：细菌性结膜炎、过敏性结膜炎、睑缘炎或睑板腺功能障碍。

（3）混合性结膜反应：衣原体性结膜炎。

7. 病程长短（对有滤泡性结膜反应、耳前淋巴结肿大者）

（1）病程迁延：衣原体性结膜炎。

（2）病程短有自限性：病毒性结膜炎。

8. 有无眼痒（对黏性分泌物）

（1）明显眼痒：过敏性结膜炎。

（2）无或轻度眼痒：睑缘炎或睑板腺功能障碍。

第二节 异物感

【概述】

异物感为眼科常见主观眼表症状，表述为类似异物残留眼表的不适感，是多种眼部疾病最常见的眼表症状之一。

【常见病因】

1. 眼睑病变 睑缘炎、睑内翻、倒睫，睑板腺炎等。

2. 结膜病变 感染性结膜炎（病毒性、细菌性）、非感染性结膜炎（过敏性、药物毒性、化学伤性）、结膜异物、结膜结石、干眼、瘢痕性类天疱疮、Stevens-Johnson 综合征等。

3. 角膜病变 角膜炎、角膜异物、角膜上皮擦伤、电光性眼炎、复发性角膜糜烂、翼状胬肉、接触镜相关性病变等。

4. 其他 眼科术后、眼外伤、配戴角膜接触镜等。

【诊断及鉴别诊断】

根据病史(外伤史、用药史、过敏史)、异物感症状严重程度、持续时间、发病规律(急性短期、慢性长期)、有无合并全身感染或疾病,结合患者伴随症状和眼部体征进行鉴别诊断。

第三节　眼痒

【概述】

眼睛受刺激需要抓挠的一种感觉,眼部可伴眼红、眼痛、分泌物增多、畏光、流泪、眼干涩、眼睑皮肤湿疹等,全身可伴流鼻涕、打喷嚏等。

【常见病因】

1. 结膜炎

(1) 病毒性结膜炎:可有 1~2 周潜伏期,常双眼起病,伴眼红、眼痛、畏光、流泪,水样分泌物增多,可有结膜下片状出血和滤泡,可伴发热、耳前淋巴结肿大、压痛等。

(2) 春季角结膜炎:春、夏两季发病率高于秋、冬。患者眼部奇痒。临床上分为睑结膜型、角结膜型及混合型。睑结膜型表现为上眼睑巨大乳头呈铺路石样排列(图 3-8),角结膜型在角膜缘有黄褐色或污红色胶样增生,以上方角膜缘明显(图 3-9),混合型同时出现上述两型的表现。可有家族过敏史,但难以找到特异致敏源。

(3) 巨乳头性结膜炎:多见于配戴角膜接触镜或义眼者,以及眼部手术史(线结或填充物暴露者),表现为接触镜不耐受或眼痒、视矇、异物感、分泌物增多等。最先表现为上睑结膜轻度乳头增生,之后

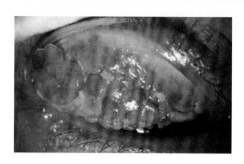

图 3-8　春季角结膜炎睑结膜型

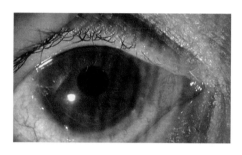

图 3-9　春季角结膜炎角结膜型

被大乳头替代(>0.3mm),最终变为巨乳头(>1mm)。

2. 干眼　双眼起病,眼睛疲劳、干涩、异物感、烧灼感,可伴眼胀、眼痛、畏光、眼红等。球结膜血管扩张、泪河变窄或中断,可见下穹隆黏液丝状分泌物,睑裂区结膜和角膜上皮不同程度荧光素着染,泪膜破裂时间缩短。

3. 睑缘炎　除上述干眼症状外,睑缘粗糙、充血,睑板腺开口常有角蛋白堵塞而凸起变形,按压可有黄色黏液样或牙膏样分泌物,睑板腺萎缩、丢失,可通过红外摄影观察。

4. 过敏或接触性皮炎　有药物、化妆品、食物、化学气体、昆虫飞入眼等相关病史。除眼部症状外,眼部周围皮肤可伴湿疹,自觉瘙痒。

5. 过敏性鼻炎　有过敏性鼻炎病史,一般春秋发病,除眼部症状外,可伴有流鼻涕、打喷嚏等症状。

【诊断及鉴别诊断】

根据病史(是否有红眼病接触史,感冒、发热病史,过敏史,接触镜配戴史等),其他伴随症状(眼红、眼痛、分泌物增多、畏光、流泪、眼干涩、眼睑皮肤湿疹,流涕、打喷嚏等症状)和眼部体征(单、双眼起病,结膜囊分泌物性状和量,结膜充血、水肿、出血,滤泡和乳头形态、数量和分布,是否累及角膜等)进行鉴别。

第四节　眼痛

【概述】

眼科常见主诉,主要表现为眼睛酸胀或有痛感。

【常见病因】

1. 眼眶痛

(1) 眶上神经痛:起病急,表现为一侧或双侧前额部阵发性或持续性刺痛或烧灼感,或者持续疼痛伴阵发性加剧。常伴眼球胀痛,并畏光喜暗,不耐久视,可有阅读后和夜间疼痛加剧。查体眶上神经出口处眶上切迹有压痛,前额部呈片状痛觉过敏或减退。

(2) 眶蜂窝织炎:眶内软组织的急性炎症。分为隔前蜂窝织炎和隔后蜂窝织炎。隔前蜂窝织炎主要表现为眼睑充血、水肿,眼痛感不严重,瞳孔及视力正常,眼球转动正常。隔后蜂窝织炎主要表现为眼球突出,眼球运动障碍甚至固定,眼睑红肿,球结膜充血、高度水肿,瞳孔对光反射减弱,视力下降,眼痛明显,同时可伴有头痛、发热、恶心、呕吐等全身中毒症状,严重者可危及生命。

(3) 其他:如鼻窦炎、眶骨膜炎等。

2. 眼睑痛

(1) 睑腺炎:主要表现为眼睑皮肤局限性红、肿、热、痛,触之有硬结。毛囊根部、近睑缘皮肤或睑结膜面可见脓点。

(2) 其他:如眼睑脓肿、眼睑疱疹等。

3. 眼球痛

(1) 巩膜炎:患者主诉明显的眼部疼痛,夜间加重,伴有轻度视力下降和眼压升高。查体可见明显巩膜水肿、血管充血扭曲。

(2) 虹膜睫状体炎:起病急、患者主诉眼红、眼痛、畏光、流泪等眼刺激症状,可伴有视力下降。主要体征包括睫状体部压痛、睫状充血,房水闪辉,角膜后沉着物(keratic precipitates,KP),虹膜改变(包括虹膜水肿、纹理不清、色暗、后粘连、虹膜结节形成)等。

(3) 角膜炎:患者主诉眼红、眼痛、畏光、视力下降、分泌物等眼刺激症状。主要体征包括结膜充血,角膜上皮缺损或同时存在基质缺损形成角膜溃疡。根据致病原因可将感染性角膜炎分为病毒性角膜炎、细菌性角膜炎、真菌性角膜炎、棘阿米巴性角膜炎等。

(4) 眼内炎:外伤、手术或内源性原因导致的玻璃体炎。患者主诉进行性视力下降、眼红和眼痛。主要的体征包括前房和(或)玻璃体积脓。玻璃体样本涂片和病原微生物培养可进一步确诊。

(5) 青光眼:眼压升高。如为急性闭角型青光眼,表现为眼压升高,结膜混合充血,角膜水肿,角膜 KP,前房浅,房角关闭,瞳孔中度散大、固定,房水可混浊甚至伴有瞳孔后粘连。

(6) 视疲劳:患者的症状具有多样性。常见的有近距离用眼后眼及眼眶周围疼痛、视力模糊、干涩、异物感、流泪等,严重者可伴有头疼、眩晕。致病原因包括屈光不正、隐斜、调节因素、环境光照不足或过强、注视的目标过小或不稳定、神经衰弱等。

(7) 其他:如结膜炎、球筋膜炎、眼化学伤、电光性眼炎等。

4. 眼球后痛

(1) 视神经炎:患者常主诉视力急剧下降,伴有眼球转动痛。视神经炎表现为视盘水肿,伴有或者不伴有视盘周围火焰状出血;球后视神经炎为正常视盘。视觉诱发电位(VEP)有一定的辅助诊断价值。

(2) 其他:如眶内肿瘤、蝶窦炎等。

5. 其他　血管神经性头痛、偏头痛、发热、中毒等。

【诊断及鉴别诊断】

眼球及其附属器的许多病变都可以引起明显的眼痛。由于疾病的不同,其疼痛的部位和性质也各异,因此必须结合其他体征才能进一步确诊。

第五节　畏光

【概述】

正常情况下,外界过多光线进入眼睛,眼睛会反应性闭小或使用外物遮挡光线,以减轻不适症状。但是如果眼睛不能耐受普通强度光线的刺激,则称为畏光,常伴有眼睑痉挛、流泪。

【常见病因】

1. 炎症性疾病　结膜炎、角膜炎、急性虹膜睫状体炎等。

2. 眼外伤　电光性眼炎、角膜上皮擦伤、化学伤、眼热烧伤等。

3. 其他眼部病变　白化病、无虹膜症、各种原因导致的瞳孔散大等。

白化病表现为包括虹膜、毛发、皮肤在内的色素脱失,可伴有家族史。虹膜缺损或者无虹膜征表现为虹膜部分或者完全缺失,完全缺失时裂隙灯下可直接看到晶状体赤道部、悬韧带及睫状突,常伴有角膜、房角、晶状体和视网膜及全身其他系统的发育异常。

4. 全身性疾病　偏头痛、三叉神经痛等。

偏头痛发作时多伴有恶心呕吐、畏声、畏光,日常劳作易加重,持续时间多在 4~72 小时内,排除其他疾病并有反复发作史才可诊断。三叉神经痛疼痛非常剧烈,突发突止,周期性发作,疼痛部位会沿神经支配区域放射,辐射整个面部。

【诊断及鉴别诊断】

根据病史(有无外伤史)、伴随症状和眼部及全身体征进行鉴别诊断。

第六节　流泪

【概述】

泪液分泌过多,不能正常排出而自睑裂部流出为流泪。泪液排出受阻为溢泪。

【常见病因】

1. 泪液分泌过多性流泪　全身因素(疼痛刺激或精神因素),外因刺激(烟尘或化学物品等),炎症刺激(结膜、角膜、虹膜、睫状体等组织遭受病变)。

2. 泪道系统阻塞性溢泪　因泪道阻塞使正常分泌的泪液不能顺利排入鼻腔,以致反流溢出,包括:泪点病变(眼睑烧伤或化学伤致使泪点位置异常,泪点先天性或后天性闭锁,泪点新生物)、泪管病变(泪小管狭窄、阻塞或闭锁)、泪囊病变(泪囊炎、囊肿或肿瘤)和鼻泪管病变(先天性鼻泪管下端瓣膜阻塞、鼻泪管狭窄或所致急、慢性泪囊炎)。临床上可用泪道冲洗明确。

3. 眼睑位置异常性溢泪　下睑外翻,泪点外翻,泪小点不能紧靠在泪阜上,泪液不能由泪小管进入鼻腔,因而外溢。主要发生在眼轮匝肌张力减低的老年人和面神经麻痹眼睑无法闭合的患者。

【诊断及鉴别诊断】

根据病史(是否眼睑烧伤、化学伤、糖尿病、卒中、鼻窦炎等病史),其他伴随症状(眼红、眼痛、分泌物增多、畏光等症状)和眼部体征(单、双眼起病,泪囊区压痛、肿物,眼睑外翻、眼睑闭合不全等)以及辅助检查(泪道冲洗、泪道造影等影像学检查)进行鉴别。

第七节　闪光感

【概述】

闪光感是指在无外界刺激的情况下出现的一种幻视,可单眼或双眼同时出现。

单眼闪光感一般是由于不同原因引起的玻璃

体对视网膜的牵拉或撞击而引起的一种刺激症状。若玻璃体对视网膜的牵拉过强,可引起视网膜裂孔甚至脱离。

双眼闪光感需考虑中枢神经系统疾病,除闪光感外,还可能有不同程度的幻视现象。

【常见病因】

1. 玻璃体后脱离 典型症状是闪光感和飞蚊症,多发生于老年患者。脱离的玻璃体牵拉可引起视网膜血管破裂,血液进入玻璃体,导致玻璃体积血的产生。如果玻璃体与局部视网膜粘连严重还会造成视网膜裂孔。

2. 视网膜脱离 患者发病初期可表现为视物时出现闪光感,飞蚊症等,眼底可表现为脱离视网膜呈青灰色隆起,表面起伏不平。

3. 其他 除了以上两种疾病外,视网膜脉络膜炎、眼球外伤、玻璃体混浊、一过性视网膜供血不足以及颅脑外伤如脑震荡和偏头痛等也会引起不同程度的闪光感。

【诊断及鉴别诊断】

由于闪光感多为疾病的早期表现,所以及时发现有助于疾病的早期诊断及治疗。一般除闪光感外,还有许多伴随症状,需结合散瞳下眼底表现、超声检查等,对疾病进行鉴别。

第八节 眼前黑影

【概述】

眼前黑影是指视物时眼前有遮挡感,可以为固定或飘动性,多种眼科疾病均可引起此类症状,随着疾病的发生及进展也会有相应变化。

【常见病因】

眼前黑影主要包括固定黑影和飘动黑影。

1. 固定黑影　固定黑影可以分为中心或周边的视野缺损和暗点，暗点多为局限性视野缺损而周围正常。患者主观感受多为幕布遮挡感。固定黑影一般为侵及黄斑部和视路上的视网膜、脉络膜及视神经等部分的病变，如中心性浆液性脉络膜视网膜病变、老年性黄斑变性、息肉样脉络膜血管病变、白点综合征、前部缺血性视神经病变、视神经炎等。其次，不同类型的视网膜脱离可以出现固定黑影，可根据固定黑影的区域推测视网膜脱离的相应位置。

2. 飘动黑影　飘动黑影可为生理性和病理性两种。生理性黑影飘动因玻璃体液化改变而形成，多为半透明漂浮物。病理性黑影飘动是由于各种原因如眼外伤出血、新生血管出血、葡萄膜炎炎症细胞渗漏到玻璃体腔内，出血轻微时患者会感觉为红色烟雾飘动，出血量增大时患者视物发黑。

此外，眼外伤及药物如四氯化碳中毒等也可引起眼前黑影。

【诊断及鉴别诊断】

引起眼前黑影的疾病种类繁多，具体的诊断还需要与其他症状相结合，通过眼底检查进行确诊。详细询问患者有无外伤史，有无既往眼部疾病等，对诊断和治疗具有指导性意义。

第九节　视力下降

【概述】

视力下降主要是指中心视力下降，中心视力是最重要的视功能的体现。病变位置可为视路上任何位置(从角膜直到枕叶视中枢)的病变均可引起视力下降。

【常见病因】

1. 一过性视力下降(视力下降在 24 小时内恢复正常)　视盘水肿、一过性缺血、椎基底动脉供血不足、精神刺激性黑矇、直立性低血压、视网膜中央动脉痉挛、过度疲劳、偏头痛、癔症等。

(1) 根据发病眼别

1) 单眼一过性视力下降:病变在眼(视网膜、视神经、眼眶),眼的动脉血供不足(心脏、主动脉、眼动脉、视网膜中心动脉,主要为单侧颈动脉狭窄)。

2) 双眼一过性视力下降:病变为脊柱基底动脉狭窄(持续 1~2 分钟),颅内压高伴有视盘水肿(持续 <30 秒),双侧颈动脉狭窄等。

(2) 根据持续时间

1) 持续数秒:颅内压增高(双侧)、体位性低血压(双侧)。

2) 持续几分钟:短暂性脑缺血发作(单侧)、基底动脉阻塞(双侧)。

2. 急性无痛性视力下降

(1) 玻璃体积血:突发无痛性视力下降或眼前黑影合并眼前闪光。

(2) 视网膜动脉阻塞:单眼视力无痛性急剧下降,大多数可降至指数甚至无光感,似"关灯样改变"。黄斑区典型改变为"樱桃红斑"。

(3) 视网膜静脉阻塞:单眼突发或渐进性的不同程度视力障碍。眼底见火焰状视网膜浅层出血。

（4）视网膜脱离：发病初期眼前漂浮物、闪光感，视野出现帘幕或阴影遮挡；随后周边或中心视力下降。

（5）视神经炎：常为单眼视力急剧下降，视功能损害轻者表现为色觉障碍及对比敏感度下降，可伴眼球转动痛。

3. 渐进性无痛性视力下降

（1）屈光不正：不同程度的近远视力下降，常有视疲劳表现。

（2）白内障：常表现为缓慢进行性视力下降，单双眼均可受累；可伴有眩光、色觉敏感度减退及近视度数增加等。

（3）玻璃体混浊

1）炎症：玻璃体临近组织炎症引起的混浊或外伤、手术等原因引起的玻璃体炎。

2）肿瘤：来源于视网膜及葡萄膜的肿瘤引起出血或炎症而导致的玻璃体混浊。眼部超声及MRI可辅助鉴别。

3）变性：星状玻璃体变性等引起的混浊。

（4）原发性开角型青光眼或慢性闭角型青光眼：发病缓慢，早期无明显症状，患者偶可出现眼痛、头痛、虹视等症状，晚期视力下降、视野缺损。

（5）糖尿病视网膜病变：不同程度的视力下降伴眼前黑影。有糖尿病病史，常双眼发病，眼底检查出血或微血管瘤多在后极部。FFA可帮助诊断。

（6）萎缩型年龄相关性黄斑病变：视力无知觉地减退，伴视物变形。多发生于50岁以上老年人，早期眼底后极部可见大小不一、类圆形、黄白色玻璃膜疣，后期进展至后极部色素紊乱，黄斑部出现边界清晰的地图样萎缩。

（7）视网膜色素变性：双眼进行性夜盲，遗传性疾病。周边部视网膜可见脱色素、骨细胞样色素沉着，晚期病变累及全周网膜，视盘蜡黄色，血管变细。还可合并其他眼部表现，如后囊膜下白内障、黄斑囊样水肿、视网膜前膜等。

4. 伴有眼痛的视力下降

（1）急性闭角型青光眼：急性发作时，患眼明显胀痛伴同侧头痛，视力急剧下降，甚至可伴有恶心呕吐等。

（2）急性视神经炎：常为单眼视力急剧下降，视功能损害较轻者表现为色觉障碍及对比敏感度下降，可伴眼球转动痛。

（3）角膜炎症：眼部刺痛，并伴有眼红、畏光、流泪、视力下降、程度不一的分泌物增多。

（4）前葡萄膜炎：急性视力下降，伴有眼红、眼痛及畏光。

（5）化脓性眼内炎：突然进行性视力急剧下降，眼红、眼痛加重。

【诊断及鉴别诊断】

视力下降可由上述多种疾病引起，应仔细询问视力下降的特点，如急性或渐进性、一过性或持续性、是否同时伴有眼痛等，有助于疾病的诊治。此外需详细检查患者眼部情况，结合相关眼科检查对疾病进行鉴别。

第十节　视物变形

【概述】

视物时物体形状或大小与原实物不一致称为

视物变形。

【常见病因】

1. 黄斑疾病

（1）中心性浆液性脉络膜视网膜病变：好发于中青年男性，表现为单眼视力轻中度下降、视物变形、变暗和变小，中央相对暗区。黄斑部可见圆形或类圆形、颜色偏灰、微微隆起的病变，中心凹反光消失。

（2）渗出型年龄相关性黄斑病变：见于老年人，表现为视力下降缓慢、视物变形、中心视野缺损。后极部及黄斑部视网膜下出血、玻璃膜疣、渗出、瘢痕等。FFA 有助于诊断。

（3）高度近视黄斑病变：突然视力下降，视物变形。有高度近视病史，视盘斜入、视盘颞侧或周围萎缩弧、后巩膜葡萄肿、豹纹状眼底等，黄斑部出血、新生血管和黄斑劈裂等均可引起视物变形。

（4）黄斑前膜及裂孔：分为特发性及继发性。特发性者多发生于老年患者，继发性者可由炎症、外伤等引起。表现为视力不同程度减退，伴有视物变形等症状。

2. 视网膜疾病

（1）视网膜脱离：发病初期可仅出现眼前漂浮物、闪光感，随后视野出现无痛性、固定性黑影遮挡，累及黄斑时出现中心视力的下降。

（2）脉络膜视网膜肿瘤

1）视网膜血管瘤：多见于年轻人，表现为无痛性视力下降单眼或双眼发病，病灶位于周边部，呈红色或粉红色球状，表面可附着白色增生组织，并有异常扩张、迂曲的滋养血管与其相连。

2）脉络膜黑色素瘤：与肿瘤位置和体积相关。当早期肿瘤位于周边且体积较小时可无症状，发展成后极部者则有视力下降、视物变形、视野缺损的症状。眼底可见呈灰黑色或棕色的肿物。肿瘤形态常见为结节型，早期局限性隆起，突破玻璃体呈蕈状，晚期因肿瘤坏死或表面血管破裂引起玻璃体腔积血。

（3）脉络膜视网膜炎症

1）Vogt-小柳原田综合征(Vogt-Koyanagi-Harada syndrome，VKH)：表现为双眼视力突然下降。发病前可出现感冒样前驱症状，如头痛、头晕、耳鸣及听力下降、颈项强直等症状。表现为睫状充血、灰白色甚至羊脂状 KP，房水闪辉阳性等前葡萄膜炎症状；可有玻璃体混浊、视盘充血境界不清、视网膜水肿、渗出甚至浆液性脱离的表现。

2）Behcet 病：眼部表现为畏光、流泪、疼痛等刺激症状及视力下降；全身多伴有反复发作的口腔溃疡、皮肤红斑、皮疹等。全葡萄膜炎表现。眼前段为睫状充血、KP、房水混浊、虹膜后粘连等；眼后段可有玻璃体混浊、视网膜脉络膜可见渗出灶。

3. 屈光间质疾病　角膜不规则散光、远近视力障碍及视物变形。裂隙灯下眼部改变不明显，需借助角膜地形图等仪器辅助检查。

【诊断及鉴别诊断】

视物变形多由眼底疾病引起，应仔细检查患者的眼底情况，同时可借助 FFA、OCT、B 超等辅助检查帮助诊断。此外，角膜不规则也可引起视物变形，当眼底无异常时应注意鉴别。

第十一节　夜盲

【概述】

夜盲是指暗适应障碍,主要由视网膜视杆细胞功能紊乱而引起。

【常见病因】

1. 遗传性夜盲

(1) 视网膜色素变性:遗传性夜盲中最常见疾病,特点是周边部视网膜脱色素与骨细胞样色素沉着,晚期,病变累及全周网膜,视盘蜡黄色,血管变细。还可合并其他眼部表现如后囊膜下白内障、黄斑囊样水肿,视网膜前膜。

(2) 结晶样视网膜变性:眼底改变与视网膜色素变性本质相近,均为代谢物质沉积引起。特点为视网膜弥散分布的闪闪发光的金黄色小点,有时伴有色素。部分患者结晶样反光点存在于角膜缘部基质浅层。

(3) 白点状视网膜变性:眼底与视网膜色素变性相似,只是细小白点代替色素沉积,视网膜动脉变细,病变呈进行性发展。

(4) 先天性静止性夜盲:出生夜盲症状即出现,视野正常,眼底正常或呈相应改变。暗视 ERG 的 a 波正常,b 波消失。视锥细胞 ERG 大多正常或全部正常。

(5) 无脉络膜症:性连锁隐性遗传。特点为脉络膜萎缩合并散在、细小色素颗粒,黄斑及视盘保持正常。荧光素血管造影下呈现脉络膜毛细血管及色素上皮充盈。

(6) 环形萎缩:常染色体隐性遗传。特点为全面性脉络膜营养不良,表现为围绕视盘与黄斑白色环形萎缩圈,边缘贝壳边状及瓦檐状弯曲。

2. 获得性夜盲

(1) 维生素 A 缺乏症:后天性夜盲中最常见,常由营养不良或肠切除手术所致。早期症状为眼干燥症,眼底可见周边部视网膜深层黄白色、境界清晰的小斑。

(2) 青光眼(晚期):夜盲为周边部视神经纤维的功能障碍所致,眼底可见典型的青光眼性视盘损害。

(3) 高度近视:为视杆细胞大量破坏所致。特点为视盘斜入、视盘颞侧或周围萎缩弧、后巩膜葡萄肿、豹纹状眼底。

(4) 广泛性视网膜脉络膜病或视神经萎缩:由于各种病因如炎症、缺血、外伤、中毒等长期损害所致的视网膜脉络膜及视神经的功能障碍。

【诊断及鉴别诊断】

根据家族史、疾病史、眼底改变以及 ERG、视野等进行鉴别诊断。

第十二节　色觉异常

【概述】

色觉是一种重要的视觉功能,主要的三色学说认为视锥细胞缺少一种或几种感光色素,就会导致色觉异常。患者常表现为辨色困难,通常是红、绿、蓝三原色中,一种或几种颜色的辨色困难。

【常见病因】

1. 遗传性色觉异常　先天性色觉异常是一种 X 连锁隐性遗传病,男性患病率多于女性。多为双眼发病,病情稳定,具有遗传倾向。询问患者家族史,对于病情的诊断具有重要意义。可分为单纯眼部异常,如二色性:红色盲、绿色盲或蓝色盲,视锥细胞缺陷、视杆细胞缺陷引起的全色盲或异常三色视:红色弱、绿色弱或蓝色弱及系统性异常,如21-三体综合征和 Turner 综合征。

2. 获得性色觉异常　在色觉发生及形成从视神经、视网膜、脉络膜直至大脑中枢等任何一个部位受到损伤,都可以引起色觉异常,色觉异常的程度随病情进展而加深。多见于视网膜疾病如视网膜血管阻塞、糖尿病视网膜病变、视网膜色素变性等;视神经疾病如视神经炎、青光眼及脑部视路病变等,也可为医源性如手术中长时间光照、药物性如阿托品等。

红绿色觉异常多见于视神经萎缩、球后视神经炎以及脑垂体肿瘤等;蓝黄色觉异常多见于视网膜脱离、视网膜震荡、视网膜脉络膜病变、视网膜色素变性、黄斑变性以及青光眼等。

【诊断及鉴别诊断】

临床中色觉检查方法主要包括彩色绒团挑选、假同色图,FM-100 色彩试验、D-15 色盘等色相排列、色觉镜,以及色觉仪等心理物理学方法。色觉异常的检查有助于眼科及神经系统疾病的诊断。

第十三节　复视

【概述】

复视是一种常见的双眼或单眼视混淆主观症状,可引起视物疲劳不适,手眼运动协调功能障碍,严重者导致行走运动、眩晕、无法进行正常生活和工作。可分为单眼复视和双眼复视。

【常见病因】

1. 单眼复视　白内障、屈光不正和散光、虹膜根部离断、虹膜部分切除术后、晶状体不全脱位、角膜中央斑翳等。

2. 双眼复视　双眼复视多由双眼的眼位异常或眼球运动异常所致,常见的病因包括:

(1) 麻痹性斜视:双眼复视是麻痹性斜视的重要症状,复视多突然出现,向不同方向注视时复视程度不同,可伴有特殊的歪头体位,以减少或避免复视症状。常见的麻痹性斜视包括:外直肌麻痹(展神经麻痹)、上斜肌麻痹(滑车神经麻痹)、动眼神经分支麻痹。

(2) 部分共同性斜视

1) 部分间歇性外斜视,可出现双眼复视症状,时有时无,强光下喜闭一眼视物。

2) 急性共同性内斜视,复视多先在视远时发生,逐渐加重,视近时也出现,眼球运动正常。

(3) 限制性斜视:限制性斜视是由全身疾病或眼眶病变所致的眼外肌本身炎症或纤维化,导致眼外肌舒张功能障碍,多同时伴有不同程度的眼外肌麻痹。常见类型有甲状腺相关眼病(Grave眼病)、眼眶骨折眼外肌嵌顿、肌炎或上斜肌鞘炎症、进行性眼外肌纤维化。

(4) 重症肌无力:重症肌无力是一种累及全身的神经 - 肌肉接头传递功能障碍所引起的自身免疫性疾病,超过50% 患者以眼部症状起病,除双眼复视外常伴有上睑下垂,可在任何年龄段发病,可表现为任一条或多条眼外肌受累的麻痹性斜视。复视特征多变,晨轻暮重,疲劳后加重,眼部冰敷后复视减轻或消失。

【诊断及鉴别诊断】

应根据症状(单眼复视、双眼复视)、体征(屈光间质透明度、虹膜完整性、晶状体位置、是否存在斜视、眼肌麻痹或限制等)以及眼部辅助检查(红玻璃试验、双马氏杆检查)进行诊断及鉴别诊断,同时应积极寻找和排除全身疾病,尤其是神经系统、颅脑病变和鼻咽部病变。限制性斜视应进行眼眶水平和冠状位的 CT 扫描,以明确限制因素的原因。眼部体征提示有全身系统性病变者,应重点进行重症肌无力、甲状腺功能检查。

第十四节　突眼

【概述】

眼球突出是指一侧或两侧眼球在眶内的异常突出,是眼眶局部或全身疾病的重要症状。眼球突出程度取决于眶腔容积和眶内软组织体积的比例。眼球突出度是指眼眶骨外缘至角膜顶点的垂直距离,可用眼球突出计测量。我国成年人正常眼球突出度为 12~14mm,两侧眼球突出度相差 2mm 以上或双侧眼球突出度超过 22mm 时,即有诊断意义。

【常见病因】

1. 假性突眼　眼眶容积小、眼球体积增大、睑裂不对称、对侧眼球内陷等。

2. 炎性突眼

(1) 眶内炎症:眼眶蜂窝织炎、脓肿、眶骨膜炎、全眼球炎、眶真菌感染、眶寄生虫病、眼眶结核、眼眶梅毒,也见于炎性假瘤等。

（2）眶周围炎症：急性鼻窦炎（额窦炎、筛窦炎）、急性海绵窦血栓性静脉炎。

（3）全身疾病的眼眶侵犯：血管炎是以血管原发性炎症为基本病理过程的一组全身性疾病，累及眼眶的有结节性多动脉炎、Wegener 肉芽肿、颞动脉炎等。

3. 血管性突眼　血管瘤、淋巴管瘤、静脉曲张、动静脉瘘、眶内反复出血等。

4. 肿瘤性突眼

（1）原发性肿瘤：血管瘤、皮样囊肿、错构瘤、脂肪瘤、横纹肌肉瘤、淋巴瘤、神经鞘瘤、神经胶质瘤、神经纤维瘤、脑膜瘤、泪腺上皮性肿瘤、眶壁骨瘤等。

（2）转移性肿瘤：眼球本身及附近结构肿瘤的扩展，肺癌、乳腺癌及其他全身恶性肿瘤的眼部转移。

5. 内分泌性突眼　甲状腺相关性眼病是成年人最常见的眼眶病，甲状腺功能亢进或正常而有眼球突出。

6. 外伤性突眼　外伤后眶壁骨折，眶内组织水肿、出血、气肿等。

7. 先天性异常所致突眼　颅面骨发育不全（又称 Crouzon 综合征）、尖头并指（趾）畸形（Apert 综合征）、眼眶脑膜膨出及积水等。

【诊断及鉴别诊断】

针对病因进行鉴别。根据病史（外伤史、手术史、相关疾病史），突眼的方向、发生时机或与炎症类型、程度的关系，眼部及全身检查，作出初步诊断，选择相应的视功能、影像学和实验室检查，必要时结合组织病理学或活检作出最终诊断。

第十五节　白瞳征

【概述】

入射光线经瞳孔进入眼内,在晶状体、玻璃体及后极部遇到白色或灰白色组织或肿块后从瞳孔区反射回来,肉眼可观察到白色或黄白色反光,称为白瞳征,俗称"猫眼"。

【常见病因】

当晶状体、玻璃体及其眼底因先天或发育、炎症、化脓、外伤及肿瘤的影响,致使瞳孔区呈白色外观。

1. 先天或发育相关

(1) 先天性白内障:出生时晶状体混浊,单眼或双眼发病,可有家族遗传史,或伴有全身性疾病。

(2) 视网膜毛细血管扩张症(Coats 病):通常发生于 10 岁以下的男孩。表现为视网膜血管广泛渗漏、广泛的黄色视网膜内和视网膜下渗出、甚至出现渗出性视网膜脱离。极少双眼发病,无家族遗传史。

(3) 永存胚胎血管症(又称永存原始玻璃体增生症):发育性眼部异常。晶状体后纤维血管膜连于视盘,晶状体可向前推移,使前房变浅,造成继发青光眼,可出现视网膜脱离。多为单眼发病,无家族遗传史。

(4) 早产儿视网膜病变:多发于早产儿。在晶状体后面有纤维血管组织或发生视网膜脱离出现白瞳征。双眼发病。

(5) 家族性渗出性玻璃体视网膜病变(FEVR):无早产史或氧疗史。临床表现与早产儿视网膜病变类似。双眼发病,有家族史。

(6) 其他:如色素失禁症、脉络膜和视盘缺损、牵牛花综合征、先天性视网膜脱离、神经纤维层髓鞘化、视网膜发育不良(大量视网膜纤维化)等。

2. 炎症相关

(1) 眼弓蛔虫病:线虫感染。表现为视网膜局限性白色隆起的肉芽肿,牵引性视网膜脱离可至晶状体后。单眼发病,一般发生于 6 个月至 10 岁儿童,近年有成人化趋势。患者可有接触幼犬或不洁饮食史。

(2) 其他:先天性弓形虫病、单纯疱疹性视网膜炎、周边性视网膜炎等。

3. 化脓相关转移性眼内炎　由其他部位化脓病灶中毒性强的细菌进入眼内血管,引起眼内化脓性感染。玻璃体积脓,眼内反黄光,故为"白瞳"。

4. 外伤相关　穿通伤后玻璃体机化、玻璃体积血机化、外伤性脉络膜视网膜炎。

5. 肿瘤相关

(1) 视网膜母细胞瘤:儿童期最常见的眼内恶性肿瘤。由于肿瘤是黄白色或乳白色,当其生长到一定大时,进入眼内的光线即反射成黄白色。白内障少见,眼球大小正常。可以是单眼、双眼或多灶性发病。多发生于 2~3 岁以前。大约 10% 可有家族史。

(2) 视网膜星形细胞瘤:无蒂的或轻度隆起的视网膜团块,呈黄白色,可有钙化。通常与结节性硬化症有关,少数与神经纤维瘤病有关。患有结节性硬化的患者可见视神经巨大玻璃膜疣。

(3) 其他:如非视网膜母细胞瘤的肿瘤(脉络膜血管瘤、兼有视网膜错构瘤、视网膜胚胎瘤、神经胶质神经瘤、视网膜毛细管瘤、白血病、髓上皮瘤)。

【鉴别诊断】

根据病史(发病年龄;有无前述疾病的家族史;有无早产或氧疗史;有无幼犬接触史或不洁饮食习惯),全面眼科检查(包括角膜直径测量;有无小眼球;有无虹膜新生血管、白内障;散瞳查眼底和前部玻璃体)进行鉴别。

以下检查有助于明确诊断和确定治疗方案:①B超适用于无法窥见眼底的病例;②眼底荧光血管造影适用于 Coats 病、早产儿视网膜病变、视网膜母细胞瘤;③眼眶及颅脑 CT 或 MRI 适用于视网膜母细胞瘤,尤其是双眼病例或有家族史者,以及晚期 Coats 病患者;④弓蛔虫血清 ELISA 试验适用于大多数弓蛔虫感染病例,滴度 1∶8 时为阳性;⑤房水细胞学检查适用于弓蛔虫病;⑥全身检查适用于视网膜星形细胞瘤和视网膜母细胞瘤。

(袁进　左成果　卢蓉　杨晖　王忠浩)

参 考 文 献

1. 谢立信,史伟云. 角膜病学. 北京:人民卫生出版社,2007.

2. 谢立信. 角膜病图谱. 北京:人民卫生出版社,2011.

3. 谢立信. 临床角膜病学. 北京:人民卫生出版社,2014.

4. 刘祖国,赵堪兴. 眼科学基础. 北京:人民卫生出版社,2004.

5. JustisP.Ehlers,ChiragP.Shah. Wills 眼科手册. 曲毅,魏奉才,译. 第 5 版. 济南:山东科学技术出版社,2010.

6. 彭志源. 医院临床眼科技术操作规范. 合肥:安徽音像出版社,2004.

7. 刘家琦,李凤鸣. 实用眼科学:眼科学. 北京:人民卫生出版社,2010.

8. Richard A. Harper. Basic ophthalmology. San Francisco, CA：American Academy of Ophthalmology，2010.

9. 施殿雄 . 实用眼科诊断 . 上海：上海科学技术出版社，2005.

10. 李凤鸣，谢立信 . 中华眼科学 . 第 3 版 . 北京：人民卫生出版社，2014.

11. 葛坚，王宁利 . 眼科学 . 第 3 版 . 北京：人民卫生出版社，2015.

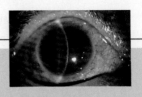

第四章
眼科常见体征及鉴别诊断

第一节　眼分泌物

【概述】

眼分泌物是眼睑、结膜、角膜、泪器等的感染和非感染性炎症共有体征,分泌物可为脓性、黏脓性或浆液性。

【眼部体征】

结膜囊内及附近出现透明或半透明,白色或黄白色的浆液状、黏液性或脓性物质。

【常见病因】

1. 脓性分泌物　淋病奈瑟菌(图 4-1);脑膜炎球菌。

2. 黏液脓性　其他细菌;衣原体。

3. 黏稠丝状分泌物　过敏性角结膜炎(图 4-2)。

4. 水样或浆液性分泌物　病毒性结膜炎;泪道阻塞:初期可为浆液性分泌物,后期合并泪囊炎

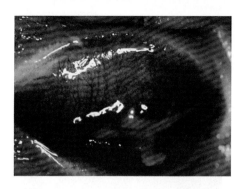

图 4-1　淋球菌性结膜炎:结膜囊可见脓性分泌物

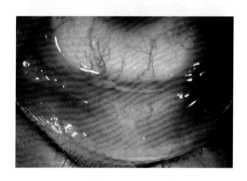

图 4-2　过敏性结膜炎:结膜囊见少量黏稠分泌物

时也可表现为黏性或脓性分泌物。

第二节　结膜滤泡和乳头

一、结膜滤泡

【概述】

是由淋巴细胞反应引起,呈外观光滑、半透明隆起的结膜改变。

【眼部体征】

多分布于上睑结膜和下穹隆结膜(图 4-3),也可见于角结膜缘部。直径多为 0.5~2.0mm,少量在 2.0mm 以上,中央无血管。

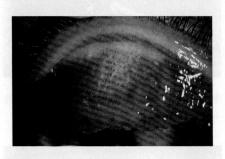

图 4-3　慢性活动性沙眼:上睑结膜可见大量滤泡

【常见病因】

病毒性结膜炎;衣原体结膜炎;寄生虫性结膜炎;良性淋巴样滤泡增生症;系统性疾病:Parinaud 眼 - 腺综合征;药物源性结膜炎等。

二、结膜乳头

【概述】

结膜乳头由增生肥大的上皮层形成,是结膜炎症的非特异性体征。

【眼部体征】

多分布于睑结膜,也可见于角结膜缘部。小的乳头呈天鹅绒样外观,大乳头可呈铺路石样排列,中央有轮辐样散开的扩张血管。

【常见病因】

1. 上睑结膜乳头　春季结膜炎;过敏性结膜炎(图 4-4);结膜异物反应。

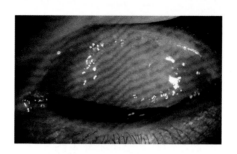

图 4-4 季节过敏性结膜炎:上睑结膜出现非特异性的乳头增生

2. 下睑结膜乳头 特应性角结膜炎。

3. 巨乳头 春季角结膜炎(图 4-5);特应性角结膜炎(图 4-6);接触镜;义眼;缝线。

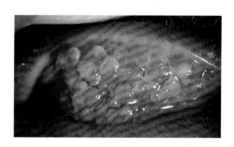

图 4-5 春季卡它性角结膜炎:上睑结膜可见肥大扁平的乳头,如铺路石状

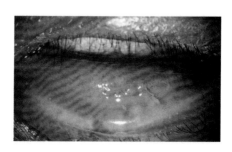

图 4-6 特应性角结膜炎:睑结膜乳头增生,以下睑为主

第三节 角膜水肿

【概述】

角膜水肿是指由于内皮障碍、炎症、外伤、药物毒性,以及眼压过高所致的液体在角膜组织间隙中异常积聚,所引起的角膜组织的水肿。

【眼部体征】

主要表现为角膜组织的异常增厚、混浊。

【常见病因】

1. 眼压增高

(1)急性眼压增高:原发或继发性急性闭角型青光眼青光眼、青光眼睫状体炎综合征、暴发性脉络膜出血等所致眼内容的急剧增加等。

(2)慢性眼压增高

1)在内皮功能不良情况下,轻度至中度眼压升高:ICE 综合征等。

2)在内皮功能正常或接近正常的情况下,长时间的中度眼压升高:没有充分控制眼压下的原发性开角型青光眼、先天性青光眼等。

2. 上皮 / 内皮失代偿(图 4-7)

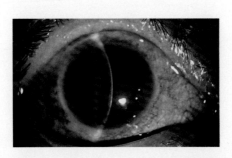

图 4-7 角膜内皮失代偿:全角膜水肿混浊、增厚

(1) 非炎症性

1) 手术源性：①直接损伤：眼内操作直接机械性损伤内皮或角膜基质，后弹力层剥脱，氩离子激光虹膜切开术激光损伤，渗透性损伤如蒸馏水对角膜或前房冲洗。②间接损伤：包括眼前段缺血综合征，粘连性角膜水肿如虹膜角膜粘连、玻璃体角膜粘连等。

2) 外伤：①机械性外伤：大片上皮缺损、开放或闭合性眼外伤、前房异物、产伤尤其是钳产致伤（图4 8）。②化学性外伤：酸碱化学伤（图4-9）。③放

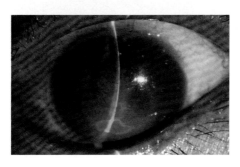

图 4-8　角膜挫伤：下方 6 点钟角膜上皮缺损，局部角膜水肿

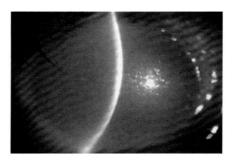

图 4-9　角结膜酸性化学伤：全角膜水肿混浊、增厚

射性损伤:紫外线,X 线和 γ 射线。④医源性:过度长期佩戴接触镜所导致的上皮缺氧,眼内植入物。⑤先天性:复发性上皮糜烂性营养不良,先天性遗传性内皮营养不良如 Fuchs 营养不良,后部多形性营养不良,急性圆锥角膜(图 4-10)。⑥全身疾病引起:面神经麻痹眼睑闭合不全导致角膜暴露,甲状腺相关眼病所致眼球突出,代谢性疾病如黏液水肿和高胆固醇血症。

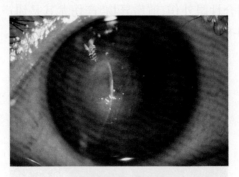

图 4-10　急性圆锥角膜:角膜中央水肿、隆起

(2) 炎症性:任何严重的前葡萄膜炎(图 4-11);角膜植片排斥反应;细菌、病毒或真菌性角膜炎。

3. 药物

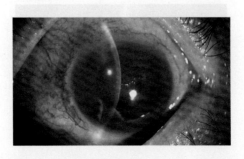

图 4-11　病毒性角膜内皮炎:上方 1/2 角膜水肿

第四节　角膜混浊

【概述】

角膜混浊是指角膜组织透明度的逐渐减低。

【眼部体征】

原本透明的角膜组织呈现灰白或乳白色混浊，形成角膜瘢痕后根据混浊程度的不同可以分为云翳、斑翳（图 4-12）及白斑（图 4-13）等。

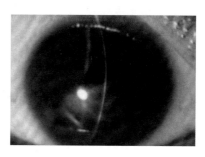

图 4-12　角膜斑翳

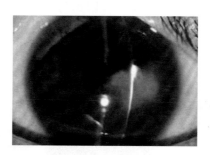

图 4-13　角膜白斑

【常见病因】

1. 原发性角膜混浊

（1）角膜营养不良：先天性遗传性角膜内皮营养不良；先天性遗传性角膜基质营养不良；角膜多

形性营养不良。

(2) 角膜先天性异常：黏多糖病如 Hurler 综合征；染色体异常如先天愚型(21 三体综合征)；淀粉样变性如原发性家族性淀粉样变性；先天性无虹膜。

2. 继发性角膜混浊

(1) 炎症性：细菌、病毒或真菌等感染性炎症及角膜植片排斥等非感染性炎症。

(2) 外伤性：产伤导致后弹力膜破裂、机械性眼外伤及化学伤。

(3) 肿瘤性：角膜皮样瘤。

第五节　前房积血

【概述】

前房积血是指由于眼内血管渗透性增加或由于眼内血管破裂出血，导致血液在前房积聚。

【眼部体征】

前房内血性房水和(或)前房下方有红色积血的液平面。其分级可以根据液平面位于前房内的高度进行：少于 1/3 为Ⅰ级；1/3~2/3 为Ⅱ级；大于 2/3 为Ⅲ级。或者记录液平面的实际高度(mm)(图 4-14)。

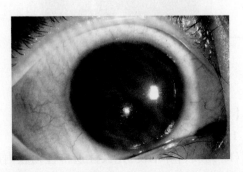

图 4-14　前房积血

【常见病因】

1. 外伤性前房积血

（1）眼外伤：虹膜挫伤如虹膜根部断离；睫状体挫伤如睫状体分离；虹膜穿通伤；睫状体穿通伤；眼后段外伤等至血液沉积于前房。

（2）全身外伤：Terson 综合征。

2. 血管脆性或通透性增加

（1）虹膜新生血管形成。

（2）肿瘤：虹膜血管性肿瘤，如血管瘤、幼年性黄色肉芽肿、淋巴肉瘤；视网膜母细胞瘤。

（3）炎症：虹膜睫状体炎；强直性脊柱炎；Behcet 病。

（4）虹膜血管先天异常。

3. 血液凝固性下降　贫血；血友病；白血病；紫癜；坏血病（维生素 C 缺乏症）等。

4. 突破性出血　视网膜中央静脉阻塞；高眼压突然降低；Valsalva 动作诱发等。

5. 医源性　手术损伤眼内血管；激光治疗损伤眼内血管；抗凝药物如阿司匹林、双香豆素、肝素等。

第六节　前房积脓

【概述】

前房积脓是指由于感染或非感染性炎症、外伤、肿瘤等引起的前房内出现白色、灰黄色或黄白色沉积物。

【眼部体征】

前房内出现白色、灰黄色或黄白色沉积物，随体位的改变部分可出现变化，部分形态不改变。

【常见病因】

1. 感染性炎症前房积脓（图 4-15）

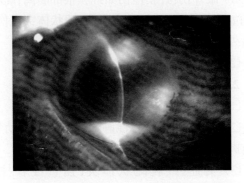

图 4-15 感染性角膜炎，前房积脓

（1）细菌性角膜炎：葡萄球菌、链球菌、肺炎双球菌、淋病双球菌、大肠埃希菌、普通变形杆菌、铜绿假单胞菌等。

（2）真菌性角膜炎：镰刀菌属、曲霉菌、毛霉菌、白念珠菌等。

（3）病毒性角膜炎：单纯的病毒性角膜炎一般不出现前房积脓，除非合并了真菌或细菌感染。

（4）阿米巴原虫性角膜炎。

（5）感染性眼内炎。

2. 非感染性炎症前房积脓

（1）化学性外伤所致角膜炎。

（2）严重的非感染性急性虹膜睫状体炎。

（3）眼内肿瘤坏死所致炎症。

（4）眼内异物反应如眼前节毒性综合征。

（5）非感染性眼内炎：Stevens-Johnson 综合征；Bechcet 病；少年类风湿性关节炎；类风湿性脊柱炎。

3. 假性前房积脓　白血病;视网膜母细胞瘤;眼内转移性肿瘤;血影细胞沉积;曲安奈德眼内注射后等。

4. 药物毒性反应。

第七节　瞳孔变形

【概述】

瞳孔变形指瞳孔的形态异常,由正常的圆形变为椭圆形、裂隙形、梨形、梅花形等。

【眼部体征】

瞳孔失去圆形的形态,表现为不规则的卵圆形或有切迹的瞳孔。

【常见病因】

1. 先天性　虹膜先天性缺损,常在下方。

2. 获得性

(1)炎症性:虹膜睫状体炎,常为小瞳,但伴前或后粘连,瞳孔可呈各种形状。

(2)外伤性:粘连性白斑,如虹膜部分贴到角膜瘢痕、周边前粘连或角膜撕裂伴虹膜脱出;虹膜受伤;伴有或不伴有虹膜脱出的伤口漏;玻璃体疝;前囊碎片进入前房;外伤所致眼内肌麻痹。

(3)血管性:血管原因所致眼内肌麻痹。

(4)青光眼发作:节段性虹膜萎缩;瞳孔扩大呈椭圆形。

(5)肿瘤性:虹膜或睫状体肿瘤。

(6)手术源性:激光虹膜切开术后;虹膜节段切除或周边切除术后;前房型人工晶状体太长或侵蚀到葡萄膜组织中;人工晶状体夹持。

(7)感染或药物、中毒等:神经梅毒(具体见下节 Argyll-Robertson 瞳孔);具有缩瞳或散瞳作用的药物;梅毒、奎宁中毒等引起的视神经萎缩。

第八节 瞳孔对光反射异常

【眼部体征】

1. 相对性传入性瞳孔反应缺陷(RAPD) RAPD 阳性说明视交叉前瞳孔传入神经纤维受损,可作为判断任何原因所致的单侧视神经病变的一种客观观察瞳孔的检查方法(图 4-16)。

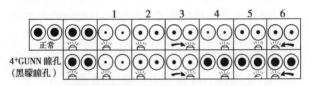

图 4-16 RAPD 检查方法
上图为正常瞳孔,下图见左眼 RAPD 阳性

2. 黑矇性强直瞳孔 指无光感合并瞳孔反应异常的一种状态,当一侧视网膜或视神经有病变而出现黑矇者,患眼瞳孔散大,无直接对光反射,健眼也无间接对光反射,但患眼可有间接对光反射。在颅脑损伤患者处于昏迷状态下如有此征,提示该侧尚有严重视神经受损,且可能有颅底骨折。

3. Argyll-Robertson 瞳孔 临床表现典型者瞳孔缩小,小于 3mm,不规则,直接、间接对光反射消失或非常迟钝,而近反射时瞳孔反应并不减弱,甚至增强,即调节反射和集合反射存在,有光近点反应分离现象。病因以梅毒多见,可作为中枢性梅毒、脊髓痨、麻痹性痴呆的特殊病症,其他如脑炎、脑外伤、糖尿病等可引起非典型的 A-R 瞳孔。

4. Horner 综合征　表现为瞳孔缩小、轻度上睑下垂和眼球凹陷三大症状。导致颈交感神经麻痹的第一神经元的病变，如脑干的出血、炎症、肿瘤、梅毒、脊髓空洞症、多发性硬化等；引起第二神经元的病变，如肺尖结核、肺部肿瘤、甲状腺腺瘤、颈交感神经切除术后等；引起第三神经元的病变，如食管癌、颈内动脉瘤、颈部创伤等。

5. 埃迪瞳孔和 Adie 综合征　Adie 综合征又称 Holmes-Adie 综合征，除瞳孔散大外，同时伴有膝腱反射消失；而埃迪瞳孔虽有瞳孔散大，但膝腱反射正常。该综合征多见于 20~40 岁女性，90% 单眼受累。0.1% 毛果芸香碱滴眼液对诊断和治疗均有一定效果。

6. 中毒性瞳孔

（1）有机磷中毒：瞳孔缩小呈针尖样。由于有机磷抑制胆碱酯酶的活性，使乙酰胆碱大量蓄积，产生毒蕈样、烟碱样中毒症状。血液检测胆碱酯酶活性对诊断有价值。

（2）阿托品中毒：口干、瞳孔散大、发热。

（3）安眠药中毒：急性中毒初期瞳孔常缩小，对光反射存在，中毒晚期瞳孔呈麻痹性散大，对光反射消失。

（4）氰化物中毒：氰离子能抑制多种酶的活性，可导致细胞内窒息，发生中毒，重者瞳孔可散大。

（5）急性乙醇中毒：瞳孔散大，对光反射消失，视力严重受损。

（6）麻醉剂中毒：早期瞳孔缩小，麻醉加深后由于中脑功能被抑制，瞳孔括约肌减弱使瞳孔相对散大。

第九节　虹膜新生血管

【概述】

虹膜新生血管是指由于缺血、炎症、肿瘤等原因，引起虹膜出现异常增生的新生血管芽，并可发展成为纤维血管膜，导致房角关闭而发生难治性新生血管性青光眼。

【眼部体征】

早期于虹膜近瞳孔缘区域出现新生血管芽，逐渐向中周部发展，覆盖房角。随着纤维血管组织收缩，可最终导致房角粘连关闭，以及瞳孔缘葡萄膜外翻。

【常见病因】

1. 缺血性疾病

（1）视网膜缺血性疾病：视网膜中央静脉栓塞；视网膜中央动脉栓塞；糖尿病视网膜病变；Eales病；Coats病；永存原始玻璃体增生症；绝对期青光眼；视网膜脱离；Norrie病（智力发育不全 - 小眼综合征）；镰状细胞病（Herrick综合征）。

（2）眼部缺血性疾病：睫状体后长动脉阻塞；血管疾病、手术离断眼外肌过多、巩膜环扎等可导致眼前段缺血综合征；眼动脉的反流；眼缺血综合征。

（3）系统性缺血性疾病：主动脉弓综合征（无脉症，Takayasu综合征）；颈动脉 - 海绵窦瘘（颈动脉综合征）；颈动脉结扎；颈动脉粥样硬化斑块等导致管腔狭窄、阻塞；颈动脉炎综合征（巨细胞动脉炎）。

2. 炎症性疾病　慢性葡萄膜炎；假性剥脱综合征；剥脱综合征；视网膜脱离手术；放射治疗术后；氩激光瞳孔成形术后；细菌、真菌、病毒感染等感染性眼内炎。

3. 肿瘤性疾病

（1）视网膜肿瘤：视网膜血管瘤；视网膜母细胞瘤。

（2）脉络膜肿瘤：脉络膜黑瘤；脉络膜转移癌。

（3）虹膜肿瘤：虹膜血管瘤；虹膜黑瘤；虹膜转移癌。

第十节　晶状体混浊

【概述】

各种原因引起房水成分和晶状体囊膜通透性改变及代谢紊乱时，晶状体蛋白质变性，透明的晶状体变混浊，即白内障。

【常见分类】

1. 发病年龄　先天性、发育性、年龄相关性等。

2. 混浊程度　未熟期、成熟期、膨胀期、过熟期等。

3. 混浊部位　核性、皮质性、囊下性等。

4. 混浊形态（多为先天性白内障）　板层状、花冠状、绕核性、极性、缝性、膜性、蓝点状等。

5. 发病原因　遗传性、外伤性、代谢性、并发性、药物及中毒性等。

【眼部体征】

1. 皮质性　晶状体皮质的纤维水化形成沿赤道部放射状分布的水裂。初发期呈尖端指向瞳孔中心的楔形混浊；膨胀期由于皮质吸收水分而膨胀，晶状体体积增大，将虹膜推向前，前房变浅。用手电筒侧照检查时可见到瞳孔区内出现新月形投影，称为虹膜投影，为此期特点；过熟期晶状体完全混浊呈乳白色，晶状体肿胀消退，虹膜投影消失，前房深度恢复；过熟期晶状体水分丢失，晶状体皮质液化并从囊内溢出,晶状体体积缩小,囊袋皱缩,晶状体核可随体位在囊内移动,前房深度增加,可出现虹膜震颤,多见于年龄相关性白内障。

2. 核性　晶状体混浊开始于胚胎核或成人核,多数为双侧性。多见于年龄相关性白内障和高度近视并发性白内障。核硬度分级如下:

(1) Ⅰ度:透明,无核,软性。

(2) Ⅱ度:核呈黄白色或黄色,软核。

(3) Ⅲ度:核呈深黄色,中等硬度核。

(4) Ⅳ度:核呈棕色或琥珀色,硬核。

(5) Ⅴ度:核呈棕褐色或黑色,极硬核。

3. 囊下性　囊下性白内障可发生于前囊下或后囊下,但以后囊下性最为常见。后囊下性白内障位于后极部后囊膜下邻近的皮质区,呈盘状或"锅巴样"混浊。多见于药物中毒性白内障、曲安奈德眼内注药术后、玻璃体视网膜术后、葡萄膜炎以及视网膜色素变性并发性白内障。

【鉴别诊断】

根据晶状体混浊的发病年龄(先天、后天),部位(皮质、核性、囊下性),是否合并有眼部其他病变(如视网膜色素变性、葡萄膜炎)或手术史(玻璃体视网膜手术、抗青光眼滤过手术、曲安奈德眼内注药术),有无外伤史以及全身病史(糖尿病、肿瘤放射治疗)和药物服用史(皮质类固醇、毛果芸香碱、氯丙嗪)来鉴别。

第十一节　晶状体脱位

【概述】

当晶状体悬韧带部分或全部断裂,或悬韧带

拉长,导致晶状体离开其正常位置,称为晶状体脱位。可由遗传或外伤引起,但也可见自发性晶状体脱位。

【常见分类】

1. 晶状体不全脱位 晶状体悬韧带部分断裂或拉长,晶状体从正常位置上移位,但仍有部分晶状体留在瞳孔区内,有时可在瞳孔区内看到拉长的悬韧带。

2. 晶状体全脱位 晶状体全周悬韧带断裂,晶状体完全离开瞳孔区向前脱入前房或嵌顿于瞳孔区,或向后脱入玻璃体腔。严重眼外伤晶状体可经角巩膜伤口脱至结膜下甚至眼外。

【眼部体征】

1. 晶状体不全脱位 瞳孔区(小瞳或散瞳)可见晶状体的赤道部以及部分悬韧带,随着眼球转动出现虹膜震颤和晶状体晃动,部分病例可以在瞳孔区看到玻璃体疝。晶状体透明或混浊。

2. 晶状体全脱位

(1)晶状体脱入前房:前房内可见一油滴状晶状体。如晶状体与角膜内皮相贴,会出现角膜的水肿和混浊。虹膜被脱位的晶状体挤压,影响前房角房水的引流,出现眼压升高。

(2)晶状体嵌顿于瞳孔区:阻止了房水由后房向前房引流的正常通路,引起急性眼压升高,出现角膜雾状水肿。

(3)晶状体脱入玻璃体腔:前房加深,虹膜因失去晶状体的支撑而出现震颤,瞳孔区晶状体缺如。散瞳后前置镜检查或眼部 B 超检查可以发现位于玻璃体腔的晶状体。

【全身体征】

先天性晶状体脱位多为遗传性，最常见的为 Marfan 综合征和 Marchesani 综合征。除了晶状体不全脱位外还伴有全身多系统特别是骨骼的异常。Marfan 综合征多表现为身材瘦长，四肢骨骼、手指脚趾细长，常合并有心脏病。Marchesani 综合征多表现为身材矮小，四肢、手指脚趾短促，常伴有智力差和听力障碍。

【常见病因】

根据患者的家族遗传史，全身多系统异常，以及有无外伤史和详细的眼科检查来鉴别。

第十二节　玻璃体混浊

【概述】

正常透明的凝胶状态的玻璃体出现液化、漂浮物。

【眼部体征】

玻璃体内呈现尘状、条索状、环状、网状或絮状等形态各异的混浊物，随眼球运动而漂动。混浊严重者无法窥见眼底或无眼底红光反射。

【常见病因】

1. 退行性　年龄等因素导致玻璃体液化、塌陷或后脱离。

2. 炎性，特别是中间葡萄膜炎及全葡萄膜炎等　非感染性葡萄膜炎；细菌、病毒、真菌、寄生虫等引起。

3. 出血性　眼外伤；眼底血管性疾病。

4. 外伤性　玻璃体积血；玻璃体炎症；玻璃体内色素播散；玻璃体异物。

5. 增生性玻璃体视网膜病变　视网膜脱离；外伤性；糖尿病；内眼手术玻璃体残留。

6. 先天性　永存增生性原始玻璃体；Wagner病；Stickler 综合征。

7. 肿瘤　玻璃体内种植性转移；球壁肿瘤病灶渗出、出血。

8. 变性　星状玻璃体变性；闪辉样玻璃体液化。

9. 全身疾病　原发性家族性淀粉样变性；类风湿性脊椎炎；Behcet 病。

第十三节　视网膜出血

【概述】

视网膜出血是许多眼病和某些全身病所共有的体征，提示视网膜或其附近组织血管的损害。同一疾病中，往往可以观察到多种出血形式并存。

【眼部体征】

新鲜出血为鲜红色，如出血量大而厚可呈暗红色，如位于 RPE 下的大量出血甚至可呈棕黑色。陈旧出血由于含铁血黄素的沉积，渐呈黄色。

【常见病因】

1. 视网膜前出血　位于视网膜内界膜与玻璃体后界膜之间，病灶多位于后极部眼底。常表现为水平的血液平面，或舟样出血，呈现为半月形或半球形。出血区以一水平液面分界，上方为淡棕黄色的血浆成分，可透见视网膜，下方为鲜红色的红细胞成分，其下视网膜遮蔽。出血区域因重力等因素会缓慢下移或改变。

2. 视网膜内出血

(1) 内界膜出血:同样可表现为水平的血液平面,或舟样出血。但出血位置相对固定,不会随时间以及头位改变而变化。

(2) 浅层出血:为视网膜浅层毛细血管出血,位于神经纤维层。血液沿神经纤维的走向排列,多呈线状、条状及火焰装,色较鲜红。

1) 视网膜静脉栓塞。

2) 高血压性视网膜病变。

(3) 深层出血:来自视网膜深层毛细血管,出血位于外丛状层与内核层之间,呈暗红色的小圆点状。

1) 糖尿病性视网膜病变。

2) 高血压性视网膜病变。

3. 视网膜下出血　常见于黄斑部,根据出血所在位置分为 RPE 上和 RPE 下,详见下节。

(1) 视网膜神经上皮层下出血:出血无定形,位于视网膜神经上皮层与 RPE 之间,出血多来自脉络膜新生血管或脉络膜毛细血管。

(2) RPE 下出血:呈深红色甚至棕黑色边界清晰的隆起灶。色黑而隆起度高者,容易被误诊为脉络膜黑色素瘤等肿瘤。

第十四节　黄斑区出血

【概述】

黄斑区出血主要继发于脉络膜新生血管(choroidal neovascularization,CNV),也可见于无 CNV 的情况下,称为单纯出血。CNV 是由变性、炎症和外伤等多种病因触发的脉络膜毛细血管的增殖新生,长入 RPE 层下或视网膜神经上皮下。多发生于黄斑区,引起患者中心视力不可逆性下降。黄斑区单纯出血可见于病理性近视 Bruch 膜破裂引起的单纯出血,玻璃体黄斑牵引综合征等。以下主要介绍 CNV。

【眼部体征】

CNV 活动期眼底检查时多表现渗出、水肿和出血,瘢痕期可见视网膜下黄白色纤维组织病灶形成。

【常见病因】

1. 变性疾病　年龄相关性黄斑变性;病理性近视;眼底血管样条纹。

2. 炎症性疾病　眼部拟组织胞浆菌病;弓形虫病;匐行性脉络膜炎;急性后极部多发性鳞状色素上皮病变;VKH;Behcet 病。

3. 先天性疾病　Best 病;Stargardt 病。

4. 肿瘤　脉络膜色素痣;脉络膜骨瘤;脉络膜血管瘤;脉络膜黑色素瘤;脉络膜转移癌。

5. 外伤或医源性　脉络膜破裂;氩激光视网膜光凝;视网膜冷凝。

6. 特发性　原因不明。

第十五节　黄斑区渗出

【概述】

黄斑区渗出包括硬性和软性渗出。硬性渗出是指血浆内的成分如脂质或脂蛋白在视网膜内沉积。软性渗出实为神经纤维层的梗死。在不同疾病中,或者同一疾病的不同阶段,两者可以同时存在。

【眼部体征】

硬性渗出表现为边界较清晰的黄色颗粒或斑块,软性渗出表现为边界模糊的灰白色斑块状,又称为棉绒斑。

【常见病因】

1. 硬性渗出　糖尿病视网膜病变Ⅱ期始现;高血压视网膜病变;渗出性年龄相关性黄斑病变。

2. 软性渗出　糖尿病视网膜病变Ⅲ期始现;高血压视网膜病变;视网膜静脉栓塞;全身系统性疾病,如系统性红斑狼疮(SLE)、皮肌炎、肾病等;外伤,如远达性视网膜病变、放射性视网膜病变等;感染性视网膜炎症。

第十六节　高眼压

【概述】

眼压超过正常范围称为高眼压。

【眼部体征】

一般情况下正常眼压范围在 10~21mmHg,超过这一范围称为高眼压。

【常见病因】

1. 青光眼

(1) 房水生成过多:房水分泌过多性青光眼:房水流畅系数正常,而房水流量高于正常。

(2) 房水排出受阻

1) 瞳孔阻滞:原发性闭角型青光眼、玻璃体疝、前葡萄膜炎瞳孔后粘连。

2) 房角阻滞:高褶虹膜、原发性闭角型青光眼、继发性闭角型青光眼。

3）睫状环阻滞:恶性青光眼、累及睫状体的炎症性青光眼。

4）小梁网功能障碍:原发性开角型青光眼、激素性青光眼、累及小梁网的炎症性青光眼、铁质沉着等损害小梁网、肿瘤侵犯小梁网、炎性细胞及晶状体皮质堵塞小梁网、新生血管覆盖小梁网。

5）上巩膜静脉压升高:血管瘤如 Sturge-Weber 综合征,颈动脉 - 海绵窦瘘,Grave 眼病。

（3）眼内容增加:玻璃体腔出血;脉络膜上腔出血;眼内填充物:硅油、气体、眼内注药等。

（4）眼球容积减少:巩膜缩短;巩膜环扎;巩膜硅压。

2. 高眼压征　眼压升高,而不出现青光眼性视神经纤维损害及视野缺损。

3. 其他情况影响头颈部血液回流　衣领过紧;Valsalva 动作。

第十七节　低眼压

【概述】

眼压低于正常范围称为低眼压。

【眼部体征】

一般情况下正常眼压范围在 10~21mmHg,低于这一范围称为低眼压。

【常见病因】

1. 特发性低眼压

2. 房水生成减少

（1）炎症:睫状体炎。

（2）外伤:睫状体挫伤如脱离、分离或休克。

（3）系统性疾病：脱水状态如霍乱、痢疾；高渗状态；肠穿孔或阻塞；严重贫血；严重低血压（循环衰弱、药物等）；深度麻醉、昏迷。

3. 房水流出增加

（1）外伤：睫状体脱离；睫状体分离；睫状体休克；脉络膜脱离；眼穿通伤伤口漏。

（2）视网膜脱离。

（3）医源性：睫状体分离术；抗青光眼术后；高渗药物使用。

第十八节　视野缺损

【眼部体征】

1. 中心暗点　指位于中央注视点及其附近的相对性或绝对性暗点，一般指中心 10°视野范围之内的暗点。中心暗点是视网膜黄斑区或视神经黄斑纤维发生病变，也可见于早期青光眼或视神经炎患者。

2. 哑铃状暗点　位于中央固视区的暗点，因与生理盲点相连接呈哑铃状。是乳斑束神经纤维损害导致的视野改变。多见于球后视神经炎，其他如视神经炎、缺血性视神经病变、黄斑部病变、青光眼等也可引起哑铃状暗点，烟或酒中毒引起的视野改变也属此类。

3. 旁中心暗点　位于中央视野 5°~25° 的 Bjerrum 区内的视野缺损，一般最早出现在颞侧近生理盲点的上方，不与生理盲点相连，而后发展从上方或下方渐与生理盲点相连，并有沿弓形神经纤维走向分布和发展的趋势。旁中心暗点多见于青光眼早期（图 4-17）。

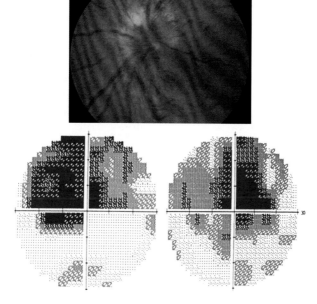

图 4-17 Leber 遗传性视神经病病变

上图为眼底彩照,下图分别为左眼及右眼视野

4. 鼻侧阶梯 是青光眼早期视野改变的典型表现。

5. 弓形暗点 是视神经纤维束损害的典型视野改变,见于任何造成单束视神经病变的疾病(图 4-18)。

6. 环形暗点 由上下弓形暗点环绕中央固视区的鼻侧周边水平合缝相连接而形成。多见于青光眼的视野损害。

7. 象限性缺损 以视野的垂直半径及水平半径为境界的 1/4 视野缺损,多见于膝状体以后的视通路上的损害和病变。

8. 偏盲性视野改变 垂直性偏盲多见于视交

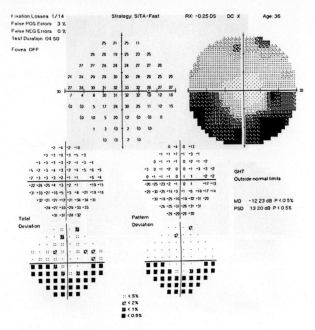

图 4-18　弓形暗点

叉及视交叉以上的占位性疾病或颅脑损伤;水平性
偏盲多见于上半部或下半部视网膜的损害。

第十九节　偏盲

【概述】

　　视野以正中垂直子午线或水平子午线将视野
一分为二,一半视野缺损,另一半正常即称偏盲性
视野改变。

【眼部体征】

　　1. 双眼颞侧视野缺损　视交叉的损伤,或者
双眼鼻侧视神经受损(图 4-19)。

　　2. 双眼同侧偏盲　视交叉以上的病变(视束、

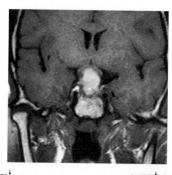

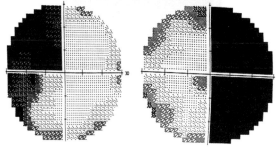

图 4-19　双侧颞侧视野受损

上图 MRI 垂体瘤自下向上方压迫视交叉,导致双眼不对称双颞侧视野偏盲(左图为左眼,右图为右眼)

外侧膝状体、视放射、枕叶皮质)(图 4-20)。

3. 黄斑回避　偏盲避开中央固视区,在中央保留一小部分视野,称为黄斑回避(图 4-21)。

4. 水平半侧视野缺损　多见于上半部或下半部视网膜的损害,前段缺血性视神经病变,视神经脊髓炎相关视神经炎,甚至外伤亦有可能造成半侧视野缺损(图 4-22)。

5. 向心性视野缩小　多见于视网膜色素变性,球后视神经炎,视神经萎缩,青光眼晚期等(图 4-23)。

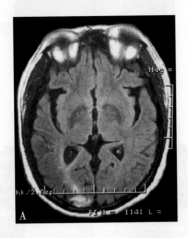

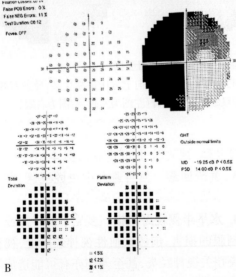

图 4-20　双眼同侧偏盲

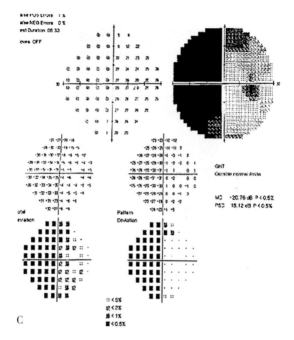

C

图 4-20（续）

MRI 显示患者右枕叶梗死病灶（A 图），左眼（B 图）
及右眼（C 图）视野显示双眼左侧视野偏盲

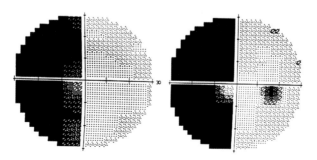

图 4-21 黄斑回避

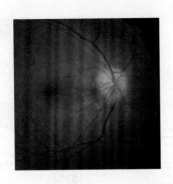

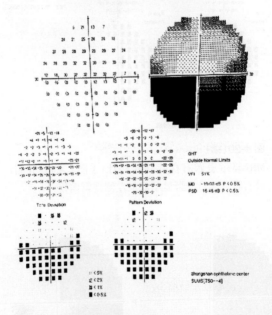

图 4-22 水平半侧视野缺损

上图为右眼前段缺血性视神经病变眼底,下图为
对应视野改变

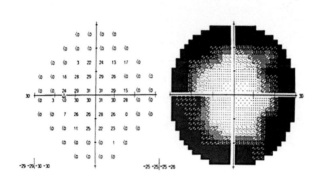

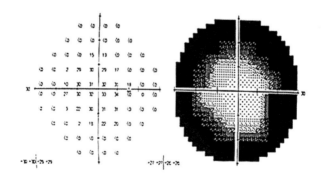

图 4-23　向心性视野缩小

6. 生理盲点扩大　常见于视盘边缘的有髓神经纤维、高度近视眼视盘周围脉络膜视网膜萎缩弧、视盘视网膜炎、视盘水肿等疾病（图 4-24）。

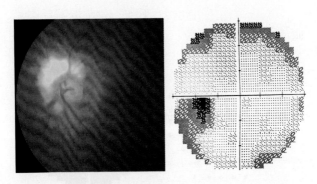

图 4-24　生理盲点扩大

左图为眼底彩照，右图为对应视野

第二十节　视神经萎缩

【概述】

视神经萎缩指疾病引起的视神经纤维减少或消失，导致的视盘血管结构减少和神经胶质增生。它不是一种独立的疾病，而是眼部和全身多种疾病导致的终末状态。临床表现为视力下降或丧失、视盘部分或全部苍白。

临床上将视神经萎缩分为原发性和继发性视神经萎缩，上行性和下行性视神经萎缩。详见神经眼科章节。

第二十一节　视神经水肿

【眼部体征】

1. 颅内高压引起视盘肿胀　视力降低程度与眼底改变之间不对称；视盘高度隆起，多 >3D；视野检查有生理盲点扩大；颅内高压引起的头痛、恶心、呕吐；头颅 CT、MRI 及脑脊液压力的检查是重要的依据。

2. 视盘肿胀　由眼局部及全身疾病所致。①局部原因包括：各种原因引起的视神经炎、视盘血管炎、缺血性视神经病变等，这些疾病引起的视盘肿胀隆起不超过 3D，常单眼发病（或双眼不对称），CT 和 MRI 检查脑部为阴性；②眼眶肿瘤：有眼球突出和眼球运动异常，影像学检查能发现眶内占位病变；③全身疾病：高血压、糖尿病、视网膜静脉阻塞等，视盘隆起常 <3D。

3. 假性视盘水肿　视盘的神经纤维拥挤，其边缘模糊不清，无生理凹陷或很小，视盘隆起的表面，血管呈爬行状，无扩张，视网膜动脉正常，视网膜静脉有时可饱满或迂曲，视盘周围无水肿，无出血或渗出物。

详述见神经眼科章节。

（左成果　杨晖　曲博）

参 考 文 献

1. 施殿雄. 实用眼科诊断. 上海：上海科学技术出版社，2005.

2. 李凤鸣，谢立信. 中华眼科学. 第3版. 北京：人民卫生出版社,2014.

3. 吴乐正.眼部症状的鉴别诊断.北京:中国宇航出版社, 1999.

4. Roy,FH. Ocular Differential Diagnosis. 9th edition. Panama: Jaypee-Highlights Medical Publishers,2012.

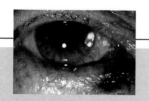

第五章

眼睑疾病

第一节　睑腺炎

【概述】

睑腺炎是眼睑腺体的急性化脓性炎症,又称麦粒肿。睑板腺(Meibomian 腺)受累时形成较大的脓肿区,称为内睑腺炎;睫毛毛囊或其附属的皮脂腺(Zeis 腺)或变态汗腺(Moll 腺)感染则为外睑腺炎,俗称"针眼"。

【常见病因及危险因素】

大多数睑腺炎的致病菌为葡萄球菌,其中金黄色葡萄球菌最为常见。睑板腺开口阻塞引起的急性无菌性炎症可继发为内睑腺炎。

【临床表现】

1. 症状　眼睑有红、肿、热、痛的急性炎症表现。

(1)外睑腺炎:"自觉"眼睑肿痛或眨眼时疼

痛,尤其发生在眦角者疼痛更明显。"初期"眼睑局限性红肿,如炎症严重可出现上睑或下睑弥漫性红肿。

(2) 内睑腺炎:红肿较外睑腺炎轻,但疼痛却较为之重。

2. 体征

(1) 外睑腺炎(图 5-1):指触有硬结或压痛,"重者"伴有耳前或颌下淋巴结肿大。发生在眦角者常伴球结膜水肿。2~3 天后病灶中心黄白脓点向皮肤面发展,硬结软化自行破溃排出脓液。

(2) 内睑腺炎(图 5-1):相应睑结膜面充血水肿。2~3 天后,病灶中心黄白脓点出现在睑结膜面,并从该处自行穿破,向结膜囊内排脓,也有从睑板腺开口处排脓者。

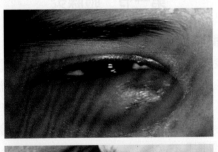

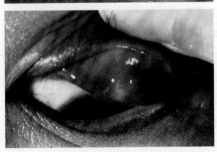

图 5-1　外睑腺炎(上图)及内睑腺炎(下图)
外观照

3. 检查　外眼检查:触诊眼睑硬结的范围和位置,有无耳前淋巴结肿大;裂隙灯检查了解睑板腺分泌物浓缩情况,并翻转眼睑除外其他致病因素。监测体温、血常规尤其是白细胞比例。

【诊断及鉴别诊断】

根据既往病史,患者的症状及体征可诊断,必要时结合细菌培养诊断。

睑板腺囊肿:表现为眼睑皮下大小不一的圆形肿块,与之相对应的睑结膜面呈紫红色病灶,一般无疼痛感,肿块亦无明显压痛。

【治疗】

切忌自行挤压或者排脓,以免造成感染扩散,引起蜂窝织炎、海绵窦脓栓等严重并发症。

1. 早期应给予局部热敷　每次 10~15 分钟,每日 3~4 次。也可联合超短波治疗,从而促进浸润,硬结吸收,或促进化脓。局部抗生素滴眼液或眼膏。

2. 当脓肿形成后,应切开排脓。外睑腺炎的切口应在皮肤面,切口与睑缘平行,使其与眼睑皮纹相一致,尽量减少瘢痕,如果脓肿较大,应当放置引流条。内睑腺炎的切口常在睑结膜面,切口与睑缘垂直,以免多伤及睑板腺管。

3. 局部炎症重者或者伴有淋巴结肿大者,应全身使用磺胺制剂或抗生素口服或肌内注射,必要时可静脉滴注。

4. 顽固反复发作者,可作脓液培养,结合药敏结果选用敏感的抗生素。

5. 应检查有无睑缘炎或其他疾病。

第二节　睑板腺囊肿

【概述】

睑板腺囊肿又称霰粒肿,是睑板腺特发性无菌性慢性非化脓性炎症,通常有一纤维结缔组织包裹,囊内含睑板腺分泌物及包括巨噬细胞在内的慢性炎症细胞浸润。病理形态类似结核结节,但不形成干酪样坏死。多见于青年人和中年人。

【常见病因及危险因素】

慢性结膜炎或睑缘炎,或皮脂腺、汗腺分泌功能旺盛或维生素 A 缺乏,造成腺上皮组织过度角化导致睑板腺分泌阻滞,腺体分泌物潴留而形成慢性肉芽肿性炎症;多发性睑板腺囊肿中可发现大块的胆固醇成分,可能与血清胆固醇升高有关。

【临床表现】

1. 症状　闭眼时发现囊肿处皮肤隆起。

2. 体征(图 5-2)　囊肿处皮肤面颜色正常,结膜面为限局性紫红或紫蓝色充血;单眼或双眼的上睑,也有上下睑同时触及一个或多个无痛性结节。大的囊肿可自睑结膜面脱出,排出透明样胶样物,该处常留有红色息肉,少数囊肿也可自睑缘或皮肤面脱出,呈一淡红色隆起,该处皮肤极薄,破溃后则肉芽组织突出。当继发感染时,即形成内睑腺炎。

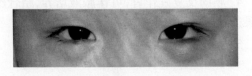

图 5-2　睑板腺囊肿外观图

3. 检查　长期的、复发的或非典型睑板腺需要进行病理检查。

【诊断及鉴别诊断】

结合患者年龄和眼睑无痛性肿块,可以诊断。

1. 睑板腺癌　多见于50岁以上的女性,初起与睑板腺囊肿相似,表现为反复发作的"睑板腺囊肿",肿块渐增大,可突出于睑板或穿破皮肤,表面有溃破和出血。

2. 内睑腺炎　当睑板腺囊肿继发感染时,临床表现与内睑腺炎完全一样,因此,若内睑腺炎发病之前存在无痛性包块,则为睑板腺囊肿继发感染。

3. 其他良恶性肿瘤　通过病理活检进行鉴别。它们包括:皮脂腺癌、基底细胞癌、嗜酸性肉芽肿、转移性肿瘤及其他软组织肿瘤。

【治疗】

1. 小而无症状的睑板腺囊肿无须治疗,待其自行吸收。

2. 热敷(10分钟,4次/日),眼局部应用抗生素眼膏;如果睑板腺囊肿经3~4周治疗仍不消退或患者要求去除病灶,可行切开刮除引流术,并切除病变囊壁。

3. 如果囊肿已自行穿破,有肉芽组织突出,须将肉芽组织连同囊肿内容物及囊壁一起清除干净。

4. 所有复发性、不典型的睑板腺囊肿必须送病理检查,尤其是中老年患者(大于40岁)更应送活检。

5. 进行患者教育　注意眼部卫生。局部热敷、按摩,促进睑板腺体内分泌物的排出。饮食清淡。

第三节 睑缘炎

【概述】

　　睑缘炎是睑缘表面、睫毛毛囊及其腺体的亚急性或慢性炎症。根据病变形态、位置和病理特点，分为鳞屑性、溃疡性和眦部睑缘炎 3 种，其中以鳞屑性睑缘炎较多见。

【常见病因及危险因素】

　　1. 鳞屑性睑缘炎的病因尚不十分明确，与局部存在的卵圆皮屑芽孢菌分解皮脂产生刺激性物质有关，或是继发于睑板腺功能异常的慢性炎症。屈光不正、视力疲劳、营养不良、长期使用劣质化妆品，也可能是本病的诱因。

　　2. 溃疡性睑缘炎多由金黄色葡萄球菌感染引起，也可由表皮葡萄球菌和凝固酶阴性葡萄球菌感染导致，附加致病因素同鳞屑性睑缘炎。

　　3. 眦部睑缘炎多为莫 - 阿双杆菌感染，金黄色葡萄球菌也可引起，或者与维生素 B_2 缺乏、营养不良有关。

【临床表现】

（一）鳞屑性睑缘炎

　　1. 症状　自觉症状轻微，或有睑缘轻度发痒。

　　2. 体征　睑缘充血，在睫毛处皮肤表面有头皮屑样的鳞片，由于皮脂的溢出可与鳞屑相混淆形成黄痂，取去黄痂后露出充血、水肿的睑缘，没有溃疡，睫毛可脱落，但可再生。病变迁延者留有永久性的水肿、肥厚，丧失锐利的内唇而变得钝圆，下睑可外翻露出下泪小点，引起溢泪及下睑皮肤湿疹。

（二）溃疡性睑缘炎

1. 症状　眼睑烧灼感、痒及刺激症状,特别是在清晨加重。

2. 体征　黄痂形成:睫毛毛囊、Zeis 和 Moll 腺化脓性炎症,开始睑缘毛囊根部充血,形成小脓疱,继之炎症扩散进入周围结缔组织,皮脂溢出增多,与破溃脓疱的脓性物混合形成黄痂,睫毛被粘成束状,拭之可出血。

移去黄痂,睑缘高度充血,有小溃疡,睫毛可脱落,形成瘢痕,在睑缘有脓疱、溃疡和瘢痕同时存在。愈来愈多的睫毛破坏,形成睫毛秃。个别残留的睫毛由于瘢痕收缩,形成倒睫可触及角膜,引起角膜上皮脱落,甚至发生溃疡,脱落的睫毛不再生长。

睑缘肥厚、水肿,长期不愈留有永久性眼睑变形,上下睑变短不能闭合,形成眼睑闭合不全及暴露性角膜炎,甚至失明。下睑外翻导致溢泪,眼睑湿疹。

（三）眦部睑缘炎

1. 症状　眼外眦角部位及结膜有刺激症状、痒及不适感。

2. 体征　眦部皮肤发红、糜烂,常伴有近眦部的球结膜炎症性充血,也常同时伴有口角发炎。

【诊断及鉴别诊断】

根据典型的临床表现及睑缘无溃疡的特点,可以进行鉴别诊断。

【治疗】

去除诱因和避免刺激因素,如有屈光不正,应予以矫正,如有全身慢性病应同时治疗。此外应注意营养和体育锻炼,增强身体抵抗力,保持大便通畅,减少烟酒刺激。

(一)鳞屑性睑缘炎

1. 局部用生理盐水或 3% 硼酸水湿敷,去除黄痂,涂以抗生素眼药膏,每日 2~3 次。

2. 痊愈后可每日 1 次,至少应继续用药 2 周,防止复发。

(二)溃疡性睑缘炎

1. 局部用生理盐水每日清洁睑缘,可通过挑破脓疱,拔除睫毛,清洁溃疡面,然后用涂有抗生素眼膏的棉签在睑缘按摩,每日 4 次。

2. 炎症完全消退后,应持续治疗至少 2~3 周,以防复发。

(三)眦部睑缘炎

0.5% 硫酸锌液为治疗本病的特效药,每日 3~4 次滴眼,眦角可涂以抗生素眼药膏,口服复合维生素 B 或维生素 B_2。如有慢性结膜炎,应同时进行治疗。

第四节　眼睑位置异常

在正常状态下,睑结膜及睑缘后唇贴附于眼球表面,睁眼时上睑缘位于瞳孔以上,闭眼时上下睑活动自如,自然接触。上下睑睫毛分别向前上方和前下方呈微弯曲生长,排列整齐,与角膜无接触。上下泪点贴靠在泪阜基部,使泪液顺利进入泪道。眼睑的这种正常位置如果发生改变,则称为眼睑位置异常。主要表现为眼睑内翻、眼睑外翻、上睑下垂、倒睫与乱睫。

一、睑内翻及睑外翻

【概述】

睑内翻(entropion)是睑缘离开正常的位置向眼球方向内卷的一种眼睑异常状态,当睑内翻达一定程度时,睫毛也倒向眼球,因此睑内翻和倒睫常同时存在。睑外翻(ectropion)是睑缘离开眼球表面,向外翻转的一种眼睑异常状态,多见于下睑,常合并睑裂闭合不全。

【常见病因及危险因素】

先天性发育异常、老年性退行性改变、眼轮匝肌反射性痉挛(手术创伤、眼部刺激、眼睑痉挛等引起)和眼睑瘢痕(眼瘢痕性类天疱疮、Stevens-Johnson综合征、化学烧伤、外伤、沙眼等)均可导致眼睑内翻。

睑外翻按其发生机制分为两类:一是眼睑水平张力减弱,如退行性、麻痹性、痉挛性睑外翻;二是眼睑前层组织缺损,存在异常的垂直方向张力牵拉眼睑,如瘢痕性睑外翻(化学伤、手术、眼睑裂伤瘢痕、湿疹和鱼鳞病等皮肤病变引起)。根据发病原因分为瘢痕性睑外翻、老年性睑外翻、痉挛性睑外翻、麻痹性睑外翻。

【临床表现】

(一) 睑内翻

1. 症状　自觉畏光、流泪、异物感,致角膜溃疡者有刺痛。

2. 体征(图 5-3)

(1) 主要体征:睑缘向内翻转使睫毛摩擦眼球。

(2) 其他体征:睫毛摩擦眼球导致浅层点状角膜病变及结膜充血。重症患者可导致角膜变薄甚

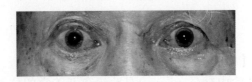

图 5-3　右眼下睑内翻外观照

至溃疡。

3. 检查

（1）眼压和角膜直径：排除原发性婴幼儿型青光眼患儿。

（2）泪道冲洗：排除先天性的泪道阻塞。

（3）裂隙灯检查：仔细检查结膜有无滤泡、乳头及角膜上皮是否完整。

（二）睑外翻

1. 症状　溢泪，下睑湿疹、眼球或眼睑刺激症状，也可无症状。

2. 体征（图5-4，图5-5）

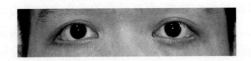

图 5-4　双眼下睑外翻外观照

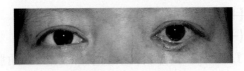

图 5-5　左眼瘢痕性下睑外翻外观照

（1）主要体征：睑缘向外翻转。

（2）其他体征：角膜暴露导致的浅层点状角膜病变；结膜暴露、充血、粗糙、干燥、肥厚。瘢痕性睑外翻者可见皮肤瘢痕。麻痹性睑外翻者可见半侧面瘫或眼睑闭合不全。

3. 检查　泪道冲洗:排除先天性泪道阻塞。

【诊断及鉴别诊断】

根据患者年龄,有无沙眼、外伤、手术史等病史,以及临床表现,容易作出诊断及鉴别诊断。

【治疗】

(一) 睑内翻

1. 抗生素眼水、眼膏以及角膜上皮营养滴眼液或凝胶治疗浅层点状角膜病变。

2. 根据原因治疗　痉挛性睑内翻若为暂时缓解刺激症状,可配戴治疗性角膜接触镜,或用胶布将下睑牵拉。永久性矫正需通过手术实现。老年性痉挛性下睑内翻可做眼轮匝肌缩短术。沙眼引起的上睑瘢痕性睑内翻可做 Hotz 睑内翻矫正术(睑板楔形切除术)。先天性轻度内眦赘皮所致者可先做眼睑按摩,在发育过程中睑内翻可自行消失;重度可引起角膜上皮损伤严重,可作赘皮切除睑内翻矫正术。

(二) 睑外翻

1. 保护角膜　用润滑性眼药治疗暴露性角膜病变,睡前可将患眼遮盖。

2. 以热敷及抗生素眼膏(如杆菌肽或红霉素眼膏,每日 3 次)治疗发炎、外翻的睑缘。如能密切随访,可短期使用含激素的抗生素眼膏(如新霉素 / 多黏菌素 B/ 地塞米松眼膏),则效果更佳。

3. 痉挛性睑外翻　可用绷带包扎,使眼睑恢复原位。

4. 老年性睑外翻　需指导其拭泪的方法(向上或横向拭泪),严重者可作眼睑缩短术。

5. 瘢痕型睑外翻　小的下睑瘢痕可取 V 字切开,Y 字缝合手术。大片的瘢痕需切除瘢痕做皮肤移植术。

6. 麻痹性睑外翻　首先治疗面神经麻痹,为防止发生暴露性角膜炎,可作睑缘缝合术。

二、倒睫与乱睫

【概述】

指睫毛向后或不规则生长,以致触及眼球的不正常状况。

【常见病因及危险因素】

沙眼、睑缘炎、睑腺炎、睑外伤、皮肤及结膜瘢痕等引起睑内翻的各种原因均可造成倒睫。乱睫可由先天畸形引起。

【临床表现】

1. 症状　眼部刺激症状、异物感、流泪、眼红。

2. 体征(图 5-6)

(1) 主要体征:睫毛朝向异常摩擦眼球。

(2) 其他体征:浅层点状角膜病变、结膜充血。

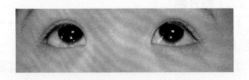

图 5-6　儿童下睑赘皮倒睫外观照

3. 检查　荧光素染色可见点状着染。

【诊断及鉴别诊断】

肉眼下检查即可发现倒睫或乱睫。检查下睑时,应嘱患者向下视,方能发现睫毛是否触及角膜。

【治疗】

1. 拔倒睫　拔出方向异常的睫毛。

（1）单根新生倒睫:在裂隙灯下用拔睫颞拔出,复发常见。

（2）多数、严重、复发的倒睫:可用前述方法拔除,也可采用确定性治疗如电解、冷冻、射频脱毛,或眼睑手术(有内翻者可作内翻矫正术)。

2. 抗生素眼水、眼膏预防感染角膜营养眼水或凝胶治疗浅层点状角膜病变。

3. 治疗眼睑炎。

三、上睑下垂

【概述】

上睑下垂指眼向前注视时,上睑缘的位置异常降低,其遮盖上部角膜超过 2mm,轻者并不遮盖瞳孔,但影响外观,重者部分或全部遮盖瞳孔,影响视功能。它可以是独立的疾病,也可以是疾病的一个表现。

【常见病因及危险因素】

上睑的提上睑肌(动眼神经支配)和上睑板肌(又称米勒肌,Müller muscle,颈交感神经支配)功能不全或丧失,或其他原因导致一侧或双侧的上睑部分或全部下垂。根据病因可以将上睑下垂分为先天性(动眼神经核或上睑提肌发育不良等引起的上睑下垂)和获得性(动眼神经麻痹性上睑下垂、交感神经麻痹性上睑下垂、肌源性上睑下垂、机械性上睑下垂、外伤、小眼球、无眼球、眼球萎缩和癔症等引起的上睑下垂)两大类。临床最常见的为先天性上睑下垂。

【临床表现】

1. 症状　眼睛睁不大伴视野上方部分遮挡。

2. 体征(图 5-7)

(1) 主要体征:上眼睑下垂(轻度:上睑缘遮盖角膜上缘超过 3 mm;中度:上睑缘遮盖角膜 1/2;重度:上睑缘遮盖角膜超过 1/2 或遮盖全部角膜)。

(2) 其他体征:额纹变深,耸眉皱额(先天性上睑下垂)、复视(动眼神经麻痹性上睑下垂)、Horner 综合征(颈交感神经受损的上睑下垂)、眼球运动障碍等。

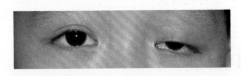

图 5-7　先天性上睑下垂外观照

3. 检查

(1) 测量患者双眼的睑裂高度和长度,上睑缘位置,提上睑肌肌力,额肌肌力,Bell 征以及 Marcus-Gunn 征有助于判断患者的上睑下垂程度,并为选择手术方式提供依据。并常规进行眼前段和眼底检查,排除其他合并症。

(2) 视力和屈光检查:上睑下垂常伴有屈光不正,部分患者可引起弱视,因此应进行屈光检查。

【诊断及鉴别诊断】

根据病史和临床表现可作出诊断。

1. Marcus-Gunn 综合征(下颌瞬目综合征)　为一种特殊的、单侧性、先天性、部分性上睑下垂,当患者咀嚼或张口时,患侧上睑出现突然上提、睑裂明显扩大的现象。可能是动眼神经核与三叉神经核外翼部分或下行神经纤维之间发生联系所致(图 5-8)。

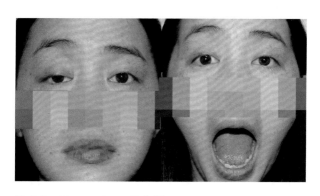

图 5-8　Marcus-Gunn 综合征

患者张口时,右眼上睑出现突然上提、睑裂明显扩大的现象

2. 先天性上直肌麻痹性假性上睑下垂　健眼注视时,患眼上睑下垂。用麻痹眼注视时睑裂开大为正常,下垂消失,而健眼位置上升。

【治疗】

1. 先天性上睑下垂不伴有上直肌麻痹者需手术治疗。儿童手术视下垂程度而决定手术时间,为避免影响视力以及患儿的社会心理学影响,一般 3~6 岁是最佳手术时间,如因上睑下垂严重遮盖瞳孔而有可能引起弱视者,宜尽早手术。手术可采用提上睑肌缩短术、额肌悬吊术、Müller 肌缩短术。手术方式的选择依据术前评估而定。

2. 神经麻痹性上睑下垂应根据原因治疗　加用神经营养药物如维生素 B_1、维生素 B_{12}、ATP(三磷腺苷)等肌内注射,如无效,待病情稳定后再考虑手术。单纯上直肌麻痹的假性上睑下垂不能做提上睑肌手术,而应做眼外肌手术使两眼位于同一水平才能矫正上睑下垂。

3. 重症肌无力者宜用新斯的明治疗,不宜手术治疗,口服吡啶新斯的明 60mg,每日 2~3 次。

4. 机械性上睑下垂应切除病变组织,外伤性者早期探查提上睑肌进行修复。

第五节　眼睑痉挛

【概述】

眼睑痉挛是以不自主眼睑闭合为主要临床特征的局灶性肌张力障碍,表现为瞬目增多、眼睑下垂,晚期可出现持续闭眼甚至功能性失明,严重影响患者生活质量及社会功能。

【常见病因及危险因素】

眼睑痉挛是一种原因不明的面神经支配区肌肉的痉挛。也有的与精神因素有关,如癔症患者。

【临床表现】

1. 症状　无法控制的眨眼、眼睑抽搐或眼睑闭合状态。双眼发病,但起病早期可短暂表现为单侧患病。

2. 体征　轻者眼轮匝肌阵发性、不自主的、频繁的小抽搐,不影响睁眼;重症者抽搐明显以致睁眼困难,影响视物,无其他可致眼睑痉挛的眼病,也有单独为面肌痉挛者。睡眠时症状消失。可伴随面口、头颈不自主的肌张力失调样运动(Meige 综合征)。

【诊断及鉴别诊断】

依据患者双侧眼睑不自主闭合伴有对称性口面部肌肉的不规律收缩等临床表现可诊断,情绪激动或强光下患者症状加重,平静时症状减轻、睡眠后症状消失为较特征性的表现。MRI 及 CT 扫描无特征性改变。镇静剂治疗效果不明显。

1. 半面痉挛 一侧面部肌肉抽搐,睡眠时不消失。该病多为特发性,但可能与早期的面神经麻痹、脑干平面损伤、面神经被血管或肿瘤压迫有关。所有患者均应进行 MRI 检查以排除颅内肿瘤及颅内血管异常。

2. 存在眼部刺激(如角膜或结膜异物、沙眼、眼睑炎、干眼症)者。

3. 眼睑抽搐 患者感觉轻微眼睑颤搐但外观难以察觉,一般由压力过大、咖啡因、乙醇、眼部刺激等诱发。常单侧下睑受累,有自限性,可通过避免诱因控制病情。

4. 三叉神经痛 急性期在其分布区可以引起抽搐。

5. 迟发性运动障碍 口面运动障碍,常伴随躯干四肢的张力障碍性运动,一般由于长期服用抗精神病药物导致。

6. 睁眼失用症 常与帕金森病有关,与眼睑痉挛不同,患者没有眼轮匝肌痉挛,只是无法自主睁眼。

【治疗】

1. 轻者可进行眼睑局部热敷联合血管扩张剂,神经营养药物治疗。

2. 癔症患者应作心理治疗,或在痉挛的肌肉或太阳穴注射安慰剂,如生理盐水,观察效果,或请精神科医师会诊治疗。

3. 重症者可进行肉毒杆菌毒素 A 小剂量眼轮匝肌肌内注射,但是由于药物代谢,一般疗效持续 3 个月左右,可以反复注射。

4. 局部眼部应排除刺激因素,可联合应用眼表润滑眼水。

第六节　疱疹病毒性睑皮炎

【概述】

眼睑病毒性睑皮炎种类较多,最常见的有单纯疱疹病毒性睑皮炎和带状疱疹病毒性睑皮炎。眼睑单纯疱疹病毒性睑皮炎容易复发。

【常见病因及危险因素】

1. 单纯疱疹病毒性睑皮炎　由单纯疱疹病毒-Ⅰ型感染引起。常发生于病毒潜伏于体内,上呼吸道感染、紧张、劳累后,病毒趋于活跃引发感染。

2. 带状疱疹病毒性睑皮炎　由水痘-带状疱疹病毒(varicella zoster virus, VZV)感染引起。初次感染表现为水痘,常见于儿童。以后病毒长期潜伏于脊髓后根神经节内,当机体抵抗力下降、免疫功能减弱或某种诱发因素致使 VZV 再度活化,侵犯三叉神经第一支或第二支引起眼睑带状疱疹,本病无免疫,当机体抵抗力再度下降,可再发病。

【临床表现】

(一) 单纯疱疹病毒性睑皮炎

1. 症状　自觉局部症状轻微,有痒及灼热。全身可有传染病的症状。本病有自限性,一般 1~2 周可自愈,无免疫性,可再发。

2. 体征　典型的病损在红斑基础上有成簇的粟粒或绿豆大小的水疱、壁薄、潴留液,破溃后形成糜烂或小溃疡,结痂、痊愈后不留瘢痕或留有暂时性色素沉着,常同时在口唇、鼻翼旁出现同样的病损。

（二）带状疱疹病毒性睑皮炎

1. 症状　发病前可有发热、倦怠、食欲不振等前驱症状。病初起时在患侧三叉神经分布区发生皮肤灼热、神经痛，疼痛往往年龄愈大，疼痛愈重。有时剧烈难忍，疼痛可发生于皮疹出现前或与皮疹同时发生，疼痛常持续至皮疹完全消退，甚至持续数月、数年。

2. 体征　皮疹病损在红斑基础上群集粟粒至绿豆大小水疱，有的中央有脐窝，疱内容清，严重时呈血性，水疱彼此融合，可发生坏死溃疡，皮疹多发生于三叉神经第一支支配区，第二支较少。本病单侧发病，不越过鼻中线呈带状分布，向上达前额、头皮，侵犯鼻睫状神经时可并发角膜病变和虹膜睫状体炎，偶有眼肌麻痹。不发生坏死溃疡者水疱干瘪、结痂、遗留色素沉着，发生坏死溃疡者则留永久性瘢痕。

【诊断及鉴别诊断】

单纯疱疹病毒性睑皮炎和带状疱疹病毒性睑皮炎：根据病史和典型的眼部表现可以诊断。

【治疗】

（一）单纯疱疹病毒性睑皮炎

1. 休息，治疗上呼吸道感染，提高抵抗力。

2. 局部滴用阿昔洛韦眼药水或涂以眼膏或碘苷眼药水。

3. 有继发感染时可酌情加入抗生素。

（二）带状疱疹病毒性睑皮炎

1. 局部用药　红斑水肿可用炉甘石洗剂、阿昔洛韦滴眼液，外用阿昔洛韦软膏，每日 4~5 次。

2. 全身用药　阿昔洛韦 200~800mg，口服，每日 5 次，连服 10 天，有阻止病毒繁殖，缩短病程，减少神经痛的作用。

3. 激素类药物　病变在 3 天内口服泼尼松，始量每天 30~40mg，隔日递减，10~12 天内撤完。

4. 神经营养药及止痛药　可注射维生素 B_1、维生素 B_{12}。疼痛剧烈时可口服索米痛片等。

第七节　接触性皮炎

【概述】

接触性皮炎是眼睑皮肤对某些致敏原或化学物质所产生的过敏反应或刺激反应。

【常见病因及危险因素】

药物性皮炎最典型，常见致敏药物有局部使用的抗生素、表面麻醉剂、阿托品、毛果芸香碱、磺胺药物、汞制剂等。与眼睑接触的化学物质如化妆品、清洁液、染发剂、接触镜清洁液等，也可能成为致敏原。全身接触某些致敏物质或某种食物也可发生眼睑的过敏反应。

【临床表现】

过敏原接触史或类似的既往发作史；发病有一定的潜伏期，多于 1~2 周可愈，可反复发作，可伴发其他过敏性疾病如过敏性结膜炎、鼻炎。

1. 症状　自觉眼睑或眼睑附近的皮肤有剧烈的痒感、烧灼感。染发液或洗发水引起的皮炎伴有头皮剧痒（又称染发性皮炎）。

2. 体征　发病急，轻者眼睑皮疹为红斑、稍水肿或有粟粒大小密集的红色丘疹，重者红斑肿胀，密集丘疹、水疱甚至大疱、糜烂、渗出。

【诊断及鉴别诊断】

根据接触致敏原的病史和眼睑皮肤湿疹的临

床表现可以诊断。但若要区别是过敏性还是刺激性皮炎，需进行斑贴试验。

【治疗】

1. 立即停止与致敏原的接触。

2. 对症治疗，急性期可用生理盐水或 3% 硼酸溶液湿敷，眼膏减少渗出。

3. 全身用药　口服抗组胺药物如氯苯那敏 4mg，每日 3 次；或去氯羟嗪 25mg 每日 3 次；或钙剂。

4. 激素类药物　病情严重者可酌情用泼尼松，每日 30~40mg，炎症控制后在 2 周内撤完。

第八节　眼睑肿瘤

眼睑肿瘤分为良性和恶性两大类。良性肿瘤较为多见，大多数良性肿瘤起源于皮肤，包括眼睑皮肤的各种结构，如表皮、真皮、附件（包括皮脂腺、外分泌腺及汗腺）、相关色素细胞。良性眼睑肿瘤可分为实性或者囊性、单发或者多发。眼睑恶性肿瘤中最常见的是基底细胞癌，占发病率的 95%，剩余的 5% 包括鳞状细胞癌、睑板腺癌和其他少见的肿瘤如 Merkel 细胞癌和汗腺的肿瘤。随着年龄的增长，发病率呈现增高的趋势。

一、良性肿瘤

（一）色素痣

【概述】

眼睑色素痣多为出生时即有，少数为青春期出现。婴儿期生长较快，而 1 岁后生长缓慢，到成年逐渐停止发展，还有一部分可自行消失，仅有极少一部分可以恶变呈黑色素瘤（图 5-9）。

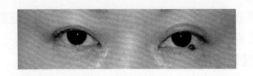

图 5-9　眼睑色素痣外观照

【治疗】

1. 色素痣无症状，为良性肿物，一般不需治疗。但注意避免搔抓，以免刺激发生恶变，一旦增大，色素加重，表面粗糙，毛细血管扩张，且有出血倾向者，应考虑恶变的可能性，应尽早全部彻底切除，送病理检查。

2. 为美容可用二氧化碳激光治疗或整形手术治疗，也应治疗彻底，不残留，以免激发恶变。

(二) 黄色瘤

【概述】

黄色瘤是发生于上下眼睑的真皮组织病变，并非真正的肿瘤。多见于老年人，女性更常见。

【临床表现】

双上睑和(或)双下睑皮肤内侧，对称性，扁平稍隆起于皮肤表面的橘黄色斑块，略作椭圆形或长三角形，病理为真皮内大量泡沫状组织细胞，本病为脂肪代谢障碍性皮肤病。原发性者常有家族高脂蛋白血症，继发者常有血清蛋白升高，也有不伴有血脂异常者(图 5-10)。

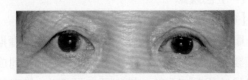

图 5-10　眼睑黄色瘤外观照

【治疗】

1. 本病无自觉症状,因与脂肪代谢有关,因此应注意饮食调配。

2. 有美容要求者可作黄色瘤切除,但不能防止附近皮肤再发。

(三)血管瘤

【概述】

血管瘤较常见,是由新生血管组成的良性肿瘤,属于血管发育畸形。多发生于婴幼儿。临床上分为鲜红斑痣、草莓状血管瘤、海绵状血管瘤。

【临床表现】

1. 鲜红斑痣 又称火焰痣。出生时或出生后即发生,为淡红色或暗红色斑块,边缘不整,境界清楚,压之褪色,有时其表面有小结状增生。随年龄增长而扩大,但成年期可停止生长,无自觉症状,有的可自行消退。

2. 脑三叉神经血管瘤综合征 即 Sturge-Weber 综合征。本病为眼、皮肤、脑血管瘤,眼部表现有眼睑紫葡萄红色斑或火焰痣、结膜和巩膜有血管瘤、虹膜颜色变暗、青光眼(可能是房角结构异常和上巩膜压力增加所致,可呈水眼或牛眼,也可表现为后天性高眼压)、可伴有脉络膜血管瘤,视力减退甚至失明。面部血管瘤循三叉神经分布区发病,有火焰痣或葡萄酒样色斑。全身表现因颅内血管瘤可致癫痫发作、对侧半身麻痹、智力低下,X 线片颅内可能看到特殊的线状钙化斑。

3. 草莓状血管瘤(图 5-11) 一般在出生后数周内出现,初发为粟粒或绿豆大的半球形丘疹,色红,境界清楚,质软,表面光滑。生后数月内生长较快,逐渐增大呈桑葚状或分叶状如草莓,压之不褪

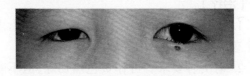

图 5-11　眼睑草莓状血管瘤外观照

色,无自觉症状。1 岁内长到最大限度,约 3/4 皮损在 7 岁前自行消退。

4. 海绵状血管瘤　于出生后不久即出现,病变区为暗红色或青紫色,隆起性皮下结节状肿块,由血窦组成,质软、易于压缩、形状不规则、大小不等,色紫蓝,哭泣时肿瘤增大,无自觉症状。病变生长较快,但多数在 5 岁左右由于瘤内血栓或炎性纤维化而萎缩消退。为成人眼眶最常见的良性肿瘤。

【治疗】

1. 鲜红斑痣　可用冷冻、核素(磷 -32 或锶 -90)敷贴于患处,早期效果显著。

2. Sturge-Weber 综合征　应及早治疗青光眼,降低眼内压。

3. 草莓状血管瘤　多数消退不必治疗,长期不退且面积大者,可用 X 线照射,CO_2 激光或液氮冷冻,但可能留有瘢痕。

4. 海绵状血管瘤　在瘤内注射硬化剂鱼肝油酸钠,每 2 周 1 次,共 5~10 次,对局限性者可作手术切除。

（四）皮样囊肿

【概述】

为先天发育异常,源于胚胎,常于出生时即有,婴幼儿时期缓缓增大,部分在 5 岁内发现,所以就诊较早。

【临床表现】

囊肿主要在骨缝附近生长,多以眶外上角(从颧额骨缝发生),也见于眶外上角(鼻额骨缝处起源),或眶内部。囊肿大小不一,初起时小,坚实如豌豆,逐渐长大可达乒乓球大小,呈圆形或椭圆形,表面光滑,界限清楚,与皮肤无粘连,有弹性。因与骨壁相近,可压迫骨壁凹陷。

组织学检查:为复层鳞状上皮构成囊壁,可有汗腺、皮脂腺,囊腔可为单房或多房,囊腔内含有皮脂腺样油脂、角化物质,还有毛发。

穿刺时如抽出黄色酸臭如牛油样液则称为油囊肿。

【诊断及鉴别诊断】

本病应与脑膜膨出相鉴别。脑膜膨出多发于眶内角骨缝,不能移动,有波动,压迫时可缩小,在无菌操作下穿刺出透明的脑脊髓液。

【治疗】

皮样囊肿需手术摘除。

二、恶性肿瘤

(一)基底细胞癌

【概述】

基底细胞癌是眼睑皮肤恶性肿瘤常见的一种。好发部位为眼睑皮肤,以下睑内眦部为多见。从黏膜起源较罕见。男性比女性多发,老年人多于年轻人。光化学损伤是基底细胞癌与其他大多数皮肤表皮肿瘤发生最重要的致病因素。

【临床表现】

1. 症状　患者早期多无自觉症状,很少淋巴结转移。但继发感染,严重破坏组织后可引起剧烈疼痛,甚至可侵及鼻窦或颅内而死亡。

2. 体征(图 5-12) 病变初期为微小,轻度隆起的半透明的结节,如含有色素则类似黑痣。结节外围可有曲张的血管围绕,表面有痂皮或鳞屑覆盖,经数年或数月缓缓增大,表面破溃成浅溃疡,边缘参差不齐,变硬、隆起、内卷,是因为溃疡边缘部皮肤鳞状上皮向下高度增生所致,溃疡边缘常带色素,周围充血,溃疡呈潜行在皮下穿行,向四周扩展。因此溃疡底部加表面皮肤范围要大,故亦称侵蚀性溃疡。溃疡继续进行才使表面皮肤溃烂,溃疡较浅,其基底在一平面上,易出血,如不治疗或治疗不当,癌扩大常改变其原来的面貌形成菜花状,可能会误诊为鳞状细胞癌或黑色素瘤。

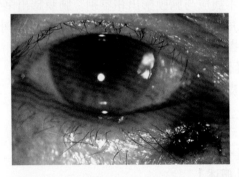

图 5-12　眼睑基底细胞癌外观照

【治疗】

以早期治疗预后较好,为能确诊前应做组织活检,确诊基底细胞癌后应彻底切除,但作活检时取材应在溃疡穿行区,因溃疡基底有坏死肉芽组织,又如太浅易误诊为鳞状细胞癌。基底细胞癌以手术切除为主,进行控制性肿瘤切除,彻底切除肿瘤是治疗的关键。

(二) 鳞状细胞癌

【概述】

鳞状细胞癌是起自皮肤或黏膜上皮层的一种恶性肿瘤。皮肤黏膜交界处的睑缘是好发部位,发病率较基底细胞癌少,但其恶性程度却较基底细胞癌为重,发展也快,破坏力也大,可破坏眼组织、鼻窦或颅内而死亡,淋巴结常有转移。男性较女性多,老年人多于年轻人。

【临床表现】

鳞状细胞癌好发于下睑,围绕睑缘,病变初起为限局性隆起如疣状、乳头状、结节状或菜花状,基底为蒂状或较宽,无自觉症状。逐渐长大,外观与基底细胞癌不易区别,但病变发展较快,一面向浅层组织发展,一面向深部进行,表面破溃形成溃疡、出血、感染,有奇臭,能区别于一般良性的乳头瘤。也有的一发病即以溃疡形式出现,溃疡的特点是以边缘高起,参差不齐,有时可有潜行边缘,外观似基底细胞癌,但溃疡深,基底不在一平面,而是深浅不一,溃疡可呈火山喷口状,边缘甚至外翻较饱满,最后破坏眼球,蔓延至颅内死亡。通过活检能与基底细胞癌相鉴别(图 5-13)。

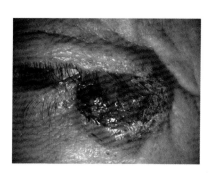

图 5-13　眼睑鳞状细胞癌外观照

【治疗】

鳞状细胞癌中高度未分化的梭形细胞对放射治疗较敏感。离睑缘较远者可用放射治疗,而分化好的则对放射治疗不敏感,因此以手术治疗为主。切除后可进行整形手术。如病变已累及穹隆结膜、球结膜,则要考虑作眶内容摘除术,对肿大的淋巴结要做清扫,也可考虑术后转肿瘤科进行化疗。

（三）睑板腺癌

【概述】

睑板腺癌是原发于睑板腺的恶性肿瘤、发病率介于基底细胞癌和鳞状细胞癌之间。由于分化程度不同,有的历时几年,有的则发展迅速,对放射治疗不敏感。临床上女性较男性多,老年人多,上睑较下睑发病多,病变位置在睑板腺。

【临床表现】

1. 症状　无自觉症状,仅在皮肤面上摸到小硬结,相应的结膜面显得粗糙,可见到黄白斑点,形似睑板腺囊肿。

2. 体征（图 5-14）　早期不破溃,肿瘤发展后可至睑板以外,此时在眼睑皮下则可摸到分叶状的

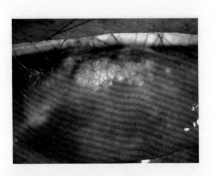

图 5-14　睑板腺癌外观照

肿块,表面皮肤血管可扩张。进一步发展,可有乳头状瘤样物从睑板腺开口处脱出。少数肿瘤弥漫性发展,使睑板变厚,眼睑变形,皮肤结膜不破。也有肿瘤坏死,结膜破溃显露出黄白色结节状肿瘤组织,摩擦角膜组织引起角膜溃疡。

晚期睑缘受累,皮肤溃疡,黄白色癌瘤由破溃处露出,一部分还可以沿结膜向眼眶深部发展,引起眼球突出,可转移至淋巴结,尤其分化不好的鳞状细胞型睑板腺癌较基底细胞型睑板腺癌转移发生率高。

【诊断与鉴别诊断】

本病早期需与睑板腺囊肿相鉴别,如在切除睑板腺囊肿时,切开的内容物不是胶冻样物质,而是黄白色易碎的物质,应高度怀疑睑板腺癌,需送病理进一步检查以免漏诊。

【治疗】

睑板腺癌为恶性肿瘤,不治疗则溃疡出血,感染或转移而死亡,放射治疗不敏感,以手术治疗为主。分化好的很少转移,仅局部切除即可。分化不良的可转移至耳前、颌下或颈淋巴结,如有淋巴结转移,除应切除局部病灶外,更应作眶内容剜除术,还需要作淋巴结清扫术,以挽救生命。

(四)恶性黑色素瘤

【概述】

恶性黑色素瘤部分来源于黑痣恶变,部分来源于正常皮肤或雀斑。各年龄都可发生,老年人多见,儿童罕见。

【常见病因及危险因素】

黑痣恶变原因不详,外伤或外来刺激(搔抓、紫外线等)可能是诱因。

【临床表现】

1. 症状 眼睑黑色肿物,患者疼痛不明显,但终究病灶形成溃疡,易出血,合并感染可以引起疼痛。

2. 体征(图 5-15) 恶性黑色素瘤发展过程变异性很大,有的发展迅速,短期内即增大破溃,广泛转移,有的多年缓慢静止增大,也有的病灶很小而已转移到内脏(肝、肺等)。

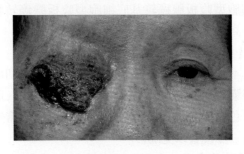

图 5-15 恶性黑色素瘤外观照

黑色素瘤好发于内外眦部,向皮肤和结膜两个方向发展,初起似黑痣或大小不等,高低不平的黑色素结节,表面粗糙,色素可浓淡不一,有的甚至无色素(无色素性黑色素瘤),在大的结节的外围还有卫星小结节,附近色素弥散,血管充盈,有的迅速发展为肿块,也有发展成菜花状被误诊为鳞癌。病程长短不一。

【诊断及鉴别诊断】

黑痣:黑痣表面光滑,色素浓,质软,有的有毛。而黑色素瘤表面粗糙,色素不等,质硬,表面有裂隙,形成溃疡,基底不平,易出血,早期即可有淋巴结或内脏转移。有毛痣脱毛也应考虑恶变的可能性。

【治疗】

本病为高度恶性肿瘤,一经确诊应立即治疗,对放射治疗不敏感,故应手术切除。切除范围要大,如有眼球受累应作眶内容剜除术。如有淋巴结转移,应进行清扫,预后不良,应对前哨淋巴结进行活检。

（卢蓉　陈荣新　连瑞玲）

参 考 文 献

1. 黎晓新,王宁利.眼科学国家卫生和计划生育委员会住院医师规范化培训规划教材.北京:人民卫生出版社,2016.

2. Adam T.Gerstenblith,Michael P. Rabinowitz.Wills眼科手册.魏文斌,译.第6版.北京:科学出版社,2015.

3. 葛坚.眼科学.第2版.北京:人民卫生出版社,2013.

4. 赵堪兴,杨培增.眼科学.第7版.北京:人民卫生出版社,2011.

5. 刘家琦,李凤鸣.实用眼科学.第3版.北京:人民卫生出版社,2010.

6. 杨钧.眼科学彩色图谱.北京:人民卫生出版社,2006.

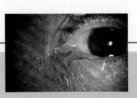

第六章
泪器病

第一节 泪小管炎

【概述】

泪小管炎临床上相对少见,可由泪小管感染引起,亦可因泪小管周围组织的炎症蔓延至泪小管。

【常见病因及危险因素】

泪小管感染多由于炎症积聚于泪小管壶腹部,可能由于结膜囊内放线菌、沙眼衣原体、白色念珠菌或曲霉菌下行感染所致。亦有认为慢性泪囊炎者可上行感染引起泪小管炎。泪小管周围组织炎症如睑腺炎、睑板腺囊肿、眼睑丹毒、蜂窝织炎或脓肿等亦可蔓延导致泪小管炎。

【临床表现】

1. 症状 早期眼部仅表现为眼部异物不适感,轻度溢泪,易疲劳,痒感明显伴结膜轻度红肿,时有少量分泌物附着于睫毛或睑缘部。随着病情的发展,上述症状可逐渐加重,伴细丝状分泌物明显增多。

2. 体征　内眦部睑缘和结膜充血,内眦部近睑缘处皮肤潮红肥厚,皮屑形成,相应泪小点充血肿胀,压迫泪小管有黄色脓性分泌物溢出或白色干酪样豆腐渣样物溢出。形成黏液囊肿,局部有乒乓球样弹性感或脓肿时可有波动感。

放线菌泪小管炎常累及单个泪小管,以下泪小管多见,病程慢,女性多于男性,中老年多见。早期泪小管冲洗通畅,继而泪小管周围肿胀,泪小点开口撅起,可挤压出乳油状、干酪样或脓性分泌物,探针进入泪小管可触及凝结物。泪小管壁充血水肿,呈脑回样改变,甚至出现黏膜弥漫性炎性肉芽增生,炎性息肉形成。大部分可不合并鼻泪管阻塞引起的泪囊炎,炎症只是局限于泪小管,泪道冲洗往往通畅(图6-1)。

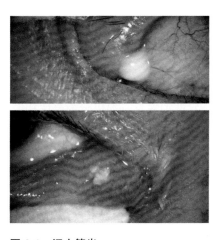

图6-1　泪小管炎
上图示泪小管炎黄白色脓液,下图示泪小管炎干酪样分泌物

3. 检查 泪道冲洗通畅或阻塞,可合并有脓性分泌物反流。

【诊断及鉴别诊断】

根据临床症状、体征及泪道冲洗结果可诊断。

1. 泪小管阻塞 泪道冲洗不通,可触及阻塞部位,冲洗液从原泪小点反流不伴分泌物。

2. 慢性泪囊炎 压迫泪囊区有分泌物溢出,泪道冲洗不通并往往合并分泌物反流,无泪小点及泪小管红肿表现。

【治疗】

应尽早予抗生素溶液冲洗,严重者需行泪小管切开,清除管内分泌物、坏死组织、凝结物以及炎性息肉或肉芽组织,小心保留正常的泪道黏膜面。

全泪道阻塞时,需施行结膜泪囊鼻腔吻合术。放线菌导致者需局部使用抗真菌药如氟康唑滴眼液等,严重者可口服抗真菌药如两性霉素B、制霉菌素等。

第二节 泪囊炎

【概述】

非特异性泪囊炎一般可分为急性和慢性两种,以慢性最常见。临床上原发的急性泪囊炎少见,大多数急性泪囊炎均由慢性泪囊炎急性发作而来。慢性泪囊炎可分为卡他性泪囊炎、泪囊黏液囊肿及慢性化脓性泪囊炎等。

【常见病因及危险因素】

急性泪囊炎多为毒力强的细菌如 β- 溶血链球菌或混合肺炎链球菌等感染所致,偶见白色念珠菌感染。

慢性泪囊炎多由鼻泪管堵塞引起、泪囊内分泌物潴留、感染肺炎球菌、链球菌或葡萄球菌所致。沙眼、泪道外伤、鼻炎、鼻窦炎等是常见诱因，也常继发于邻近组织的炎症，或一些特殊感染如结核或梅毒等。

【临床表现】

1. 症状 急性泪囊炎起病急，表现为泪囊区红、肿、热、痛，肿胀可蔓延到鼻根部，并沿下睑影响到同侧颊部，甚至发生蜂窝织炎。疼痛放射至额部及牙齿。可有发热、周身不适（图6-2）。

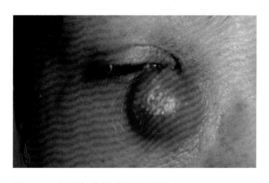

图6-2 右眼急性泪囊炎外观照

慢性泪囊炎主要表现为溢泪、黏液或脓性分泌物反流，可伴眼红和刺激症状。分泌物在泪囊内反复积聚、潴留，泪囊逐渐变大，泪囊壁变薄、松弛，形成泪囊黏液囊肿。慢性泪囊炎脓性分泌物排入结膜囊可出现结膜炎表现，如眼红、眼痒等，伴眼睑皮肤潮红，甚至表现为湿疹性睑缘炎或睑皮炎（图6-3）。

2. 体征 急性泪囊炎主要表现泪囊区皮肤红肿，皮温升高，局部压痛明显。触诊可及同侧耳前

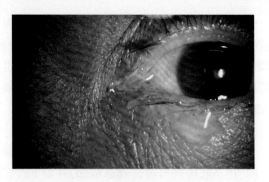

图 6-3　左眼慢性泪囊炎脓性分泌物增多

淋巴结肿大。由于泪总管处 Rosenmüller 瓣水肿,或泪小管黏膜肿胀至管腔狭小甚至闭塞,常无脓液回流。

慢性泪囊炎可有内眦处分泌物附着,挤压泪囊区可见黏液或脓性分泌物从泪小点溢出,鼻侧球结膜充血。泪囊黏液囊肿者内眦处可见一有波动的突起,挤压时有胶冻样透明或乳白色分泌物从泪小点反流,亦可形成蓝色的囊性肿块,不与皮肤粘连(图 6-4)。

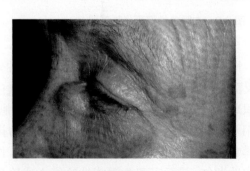

图 6-4　左眼泪囊黏液囊肿

3. 检查　泪道冲洗不通,有黏液或脓性分泌物反流。

　　泪道造影可见泪囊显影,鼻泪管阻塞,泪囊失张者可见整个泪囊膨大,其侧位片可见其膨大部位向泪囊区皮肤面突出,形成典型泪囊失张性"鹰嘴"样改变(图6-5)。

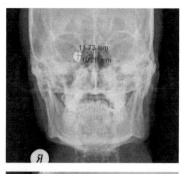

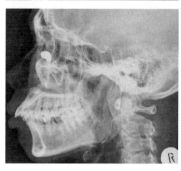

图6-5　泪道造影:大泪囊、泪囊失张

　　泪囊黏液囊肿者其CT扫描示泪囊区囊性占位病变,中低密度,病变多向皮肤或前组筛窦内突出。

　　鼻内镜检查:泪囊炎属于常见的眼鼻相关疾病,应检查鼻腔有无异常。

【诊断及鉴别诊断】

　　根据临床表现、体征及泪道冲洗结果和影像学检查可诊断。但对于存在异常泪囊分泌物如血性、咖啡样、黑色等应考虑泪囊肿瘤的可能。

1. 单纯泪道狭窄　单纯泪道狭窄时泪道冲洗不完全通畅,部分冲洗液反流,但无黏液或脓性分泌物反流。

2. 结膜炎　泪道冲洗通畅,单侧顽固性结膜炎如沙眼等需注意是否有慢性泪囊炎存在。

3. 睑内翻、倒睫　裂隙灯下可见睑缘内卷,睫毛向角膜方向生长并摩擦眼表。泪道冲洗通畅。

4. 肿瘤、结核、梅毒、皮样囊肿、皮脂腺囊肿、鼻窦囊肿等　泪囊黏液囊肿需与之鉴别,影像学检查、手术探查和病理活检可鉴别。

5. 内眦部疖肿、表皮样囊肿并感染、皮脂腺囊肿继发感染、丹毒、骨膜炎　急性泪囊炎需与之鉴别,泪道通畅,鼻窦 X 线片和 CT 扫描协助明确诊断。

6. 急性泪囊周围炎　急性泪囊炎需与之鉴别,此病结膜囊荧光素消退试验阴性或泪道冲洗通畅(慎用)。化脓后常在远离内眦的眶下缘穿破,愈合后较少复发。

【治疗】

1. 急性泪囊炎

(1) 早期应局部和全身用抗生素,局部早期冷敷,后热敷。

(2) 炎症期忌行泪道冲洗或泪道探通,以免感染扩散出现蜂窝织炎甚至脑膜炎危及生命。

(3) 已形成脓肿并可在泪囊区皮肤面隆起扪及明显波动感者需尽早行鼻腔引流术。

(4) 炎症控制后可尽量经鼻内镜行鼻腔引流手术。

2. 慢性泪囊炎　药物及泪道冲洗可减少泪囊内分泌物,但均不能使泪囊炎得到完全治愈。保守治疗无效时应考虑手术治疗,去除泪囊感染灶,建立鼻内引流道。手术方式有鼻泪管再通手术:如泪道激光成形术、高频电泪道成形术,或联合义管植入术;泪道"改道"手术:泪囊鼻腔吻合术;对于一些难于耐受手术的高龄患者、外伤或肿瘤等继发的泪囊炎或泪囊破裂等亦可采用泪囊摘除术。有条件者应尽可能保留有功能的泪囊,以提高患者生活质量。

第三节　泪腺炎

【概述】

泪腺炎是由各种原因引起的泪腺组织炎症性疾病的总称,可分为原发性与继发性,原发性者多见于儿童和青年,常为单侧,多累及睑部泪腺和眶部泪腺,可单独或同时发病。按其起病缓急可分为急性泪腺炎及慢性泪腺炎。急性泪腺炎临床上较少见,多单侧发病,主要见于小儿。慢性泪腺炎多为双侧性,为病程进展缓慢的一种增殖性炎症。

【常见病因及危险因素】

急性泪腺炎多为病原体感染所致,常见金黄色葡萄球菌或肺炎球菌,也可见于某些病毒,真菌罕见。病原体可来自泪腺、外伤创口、眼睑、结膜、眼眶或面部化脓性炎症直接扩散或远处化脓性病灶血行转移以及全身感染引起。儿童急性泪腺炎可伴感染性单核细胞增多症、麻疹、流行性腮腺炎、流行性感冒等传染性疾病。

慢性泪腺炎多为原发,常见于结核、良性淋巴细胞浸润、淋巴瘤、白血病、硬化病等,也可由急性泪腺炎迁延而来,结膜慢性炎症如沙眼可引起继发性泪腺炎。其中伴有腮腺肿大者称之为 Mikulicz 综合征。

【临床表现】

1. 症状　急性泪腺炎单侧急性起病,多累及睑部泪腺和眶部泪腺,可单独或同时发病。表现为眶外上部肿胀、疼痛、上睑下垂、流泪、脓性分泌物,可有发热、头痛不适等全身表现。

慢性泪腺炎双侧发病,进展缓慢。主要表现为眼睑外上侧出现的分叶状无痛性包块,质软,该处轻度上睑下垂。眼球向外上方转动受限而产生复视,多不伴流泪。

2. 体征　急性泪腺炎可见眶外上方局部肿胀,可扪及包块伴触痛。典型上睑 S 形弯曲,表面皮肤红肿,伴炎性上睑下垂。提起上睑可见泪腺组织充血肥大,对应泪腺导管开口处的颞侧上穹隆球结膜充血水肿,可伴有黏性分泌物。眼球向下、向内移位、运动受限。耳前淋巴结肿大,体温升高。

慢性泪腺炎外上眶缘下可触及较硬的包块,多无压痛,眼球可向内下偏位,外上方注视时可有复视,眼球突出少见(图 6-6)。

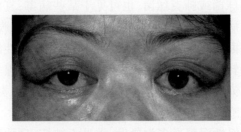

图 6-6　双眼慢性泪腺炎外观照

3. 检查

(1) 血液及免疫学检查:急性期可以进行血液及免疫学常规检查,明确感染的性质及程度,是否存在免疫相关疾病。

(2) 组织病理学检查:可行泪腺组织活检,根据不同的组织病理学表现可以确定泪腺的炎症类型。

(3) B超检查:表现为泪腺窝内杏核状异常回声,边界清楚,眼球和肿大的泪腺之间可见透声裂隙,压缩性不明显,显示泪腺增大呈花瓣状结构,边界不整齐,内回声不均。同时可显示眼球筋膜囊水肿,B超显示病变内中高反射。

(4) CT检查:横轴位和冠状位CT显示泪腺扁平形肿大突出眶缘,边缘不规则,不累及鼻窦、眶组织及周围骨壁,邻近眼外肌增厚。有时可合并眼环增厚,双侧发病临床并不少见,部分合并鼻窦炎症(图6-7)。

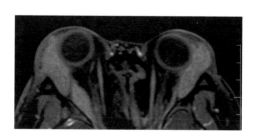

图6-7　CT示双眼扩大的泪腺

(5) MRI检查:MRI显示眼球外侧泪腺肿大并包绕眼球,T_1WI 和 T_2WI 均呈中信号,增强明显。由于病变邻近眼睑皮肤,增强MRI可显示周围软组织信号增强。

【诊断及鉴别诊断】

根据临床症状体征可诊断,必要时结合CT及

MRI 检查。

1. 泪腺肿瘤 一般无明显红肿热痛等炎症表现,激素治疗无效。

2. 泪腺周围炎症 影像学检查可协助诊断。

【治疗】

1. 急性泪腺炎 急性泪腺炎病程通常短暂,经治疗后可缓解,或转为亚急性或慢性。

(1) 感染时全身应用抗生素或抗病毒药物,局部热敷。

(2) 脓肿形成后及时切开引流,睑部泪腺炎可通过结膜切开,眶部泪腺脓肿可通过皮肤切开排脓。

(3) 低剂量放射治疗,口服抗炎药对泪腺非特异性炎症有一定疗效。

2. 慢性泪腺炎 炎性假瘤、肉瘤样病和 Mikulicz 综合征局部或全身用糖皮质激素,Sjögren 综合征者可行免疫抑制及抗炎治疗辅以人工泪液滴眼,保守治疗无效者可考虑手术切除。重要的是要与泪腺的肿瘤性疾病进行鉴别。

第四节 泪腺肿瘤

【概述】

泪腺肿瘤主要是指原发于泪腺的肿瘤。居眼眶占位性病变首位。泪腺肿瘤中约有 50% 为上皮性肿瘤,而另 50% 为非上皮性病变。上皮性肿瘤中良性与恶性肿瘤约各占一半,良性肿瘤中 80% 为多形性腺瘤(混合瘤),恶性肿瘤中腺样囊腺癌过半。非上皮性肿瘤中,淋巴性病变占 50%,其他炎性病变占 50%(表 6-1)。

表 6-1 泪腺肿瘤分布图

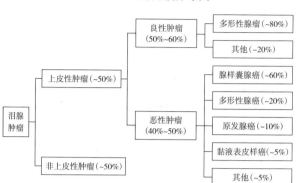

【易患人群】

不同种类的泪腺肿瘤好发人群有所不同。泪腺多形性腺瘤多发生于青壮年(20~50岁),无明显性别差异。泪腺腺样囊腺癌一般女性较多见,发病年龄23~60岁。

【临床表现】

1. 症状 主要表现为颞上方肿物,伴或不伴压痛。可有复视和视力障碍。上睑肿胀或下垂。腺样囊性癌有明显疼痛及头痛,眶周和球结膜水肿(图6-8)。

2. 体征 颞上眶缘可触及实质性包块,伴或不伴压痛、触痛,眼球颞上方运动受限。

3. 检查 超声检查显示为眶外上方占位病变。彩色多普勒超声可评估血流信号丰富程度。X线及CT可显示泪腺窝扩大及骨壁破坏。MRI可显示肿物外形及其与周围软组织关系(图6-9)。

【诊断及鉴别诊断】

根据临床症状、体征和影像学检查可对泪腺区肿物作出初步诊断和鉴别诊断,最后确诊仍需依靠病理组织学检查。

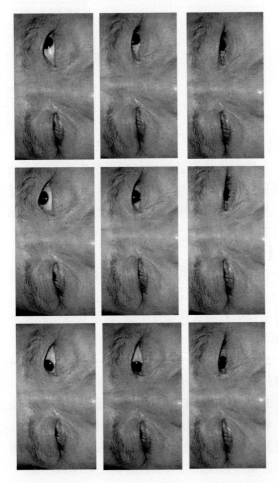

图 6-8　泪腺肿物至眼球运动受限

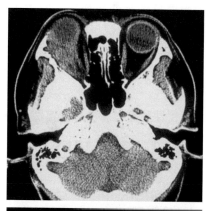

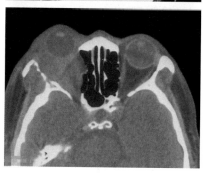

图 6-9 CT 示泪腺占位病变、泪腺窝扩大、骨壁破坏

1. 泪腺炎症 泪腺炎症病程通常短于6个月，主要表现为眼睑肿胀、疼痛反复发作，肾上腺皮质激素治疗可好转，超声示局部病变区低回声，CT 扫描显示病变区杏核状，常合并邻近眼外肌增厚或眼环增厚。

2. 皮样囊肿 CT 扫描多显示为低密度区域内含负 CT 值区，病变可在骨缝内形成隧道，甚至可向颅内或颞窝扩展，形成特征的哑铃状。原发于骨膜下可见骨质凹陷，边缘有骨嵴。

3. 泪腺淋巴细胞性病变　多发生于老年人，可单侧或双侧发病，类似炎性假瘤，病程较短，逐渐发作，数月病史，眶前部可触及实性肿物，有压痛。超声扫描提示病变区低回声、边界清楚，较少声衰减。

4. 泪腺良性肿瘤与恶性肿瘤鉴别（表 6-2）

表 6-2　泪腺肿瘤良恶性鉴别表

	良性肿瘤	恶性肿瘤
发病率	>50%（其中多形性腺瘤 80%）	<50%（其中腺样囊腺癌过半）
发病年龄	10~70 岁（>40 岁占 50%）	50 岁以上多见
病程	缓慢，平均病程 3~5 年	迅速，病程短
症状	无痛，复视、流泪不明显	眼部红肿，疼痛流泪，后期复视显著
眼球受压	明显或不明显	明显
眼眶 X 射线	一般眶骨无侵蚀	眶骨常有侵蚀、边缘不整
眼眶 CT	肿物边界清楚，扩散不明显	常见肿瘤向中央及后部蔓延

【治疗】

手术治疗是主要治疗手段，注意连同包膜完整切除肿瘤，避免过度挤压。对于各种恶性泪腺肿瘤，需行局部扩大切除术或眶内容剜除术后放疗。

泪腺多形性腺瘤预后一般良好。泪腺多形性腺癌非侵袭（恶变局限在肿瘤内部）和微侵袭性（穿出包膜向外侵袭 <1.5mm）若能完整切除肿瘤，保持包膜完好，则预后良好。侵袭性恶变（穿出包膜向

外侵袭 >1.5mm) 的多形性腺瘤预后与肿瘤大小、侵袭程度、组织学分化程度、眼眶周围组织的浸润程度和全身转移等多种因素有关,一般认为预后较差。腺样囊性癌恶性程度高,易向鼻窦、颅内扩展或远器官转移,预后不良,患者长期生存率低。

第五节　泪囊肿瘤

【概述】

泪囊肿瘤临床上少见,种类较多,组织学上多属于恶性。上皮来源肿瘤中,乳头状瘤是最常见的良性肿瘤,鳞状细胞癌是最常见的恶性肿瘤,其次是未分化癌、黏液表皮样癌,腺癌及移行细胞癌等。非上皮来源肿瘤中有黏膜相关淋巴组织边缘区 B 细胞性淋巴瘤、黑色素瘤、神经鞘瘤、血管外皮瘤及海绵状血管瘤等。泪囊肿瘤易误诊为慢性泪囊炎或泪道阻塞,应引起临床眼科医师的高度重视。

【常见病因及危险因素】

泪囊肿瘤男性较为多见。良性肿瘤可发生于各年龄段,恶性肿瘤则以 40~75 岁中老年为多。

大部分是原发性肿瘤,亦可由于眼眶、鼻腔和鼻窦肿瘤扩张侵袭所致;极少数是转移性肿瘤,泪囊转移性肿瘤常侵袭其邻近组织,如面部、鼻窦等。

【临床表现】

1. 症状　主要表现为泪囊区肿块、溢泪和慢性泪囊炎。恶性者可向外侵犯导致皮肤破溃,向内生长导致眼球突出(图 6-10)。

2. 体征　泪囊区肿胀,按压无缩小,一般无压痛。良性肿瘤一般在内眦韧带下方,恶性肿瘤可侵

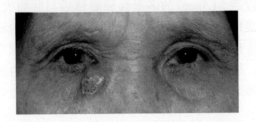

图 6-10 右泪囊肿瘤向外侵犯导致皮肤破溃

犯到内眦韧带以上,极少数泪囊肿瘤如泪囊乳头状瘤等可经泪小管达泪小点开口处,肉眼可见。

3. 检查 早期泪道冲洗通畅。若阻塞鼻泪管可有慢性泪囊炎表现。超声、泪道造影、CT、MRI等影像学检查可协助诊断,发现泪囊区占位性病变,明确来源及范围(图 6-11)。

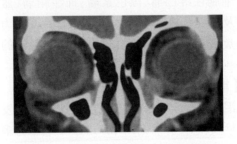

图 6-11 CT 示左侧泪囊区占位性病变

【诊断及鉴别诊断】

泪囊肿瘤临床可分为 4 个阶段:①Ⅰ期(早期):无特异性症状和体征,泪囊区扪不到包块;②Ⅱ期:泪囊区有明显肿块;③Ⅲ期:肿瘤扩张至邻近组织;④Ⅳ期:有转移。其中大部分患者就诊时可扪及泪囊区包块。根据临床症状、体征及影像学检查可初步诊断,需病理活检确诊(表 6-3)。

表 6-3 常见泪囊肿瘤鉴别

	乳头状瘤	鳞状细胞癌
病程	生长缓慢,膨胀性生长	生长迅速
症状	溢泪、泪道阻塞	可伴皮肤破溃,眼球突出
体征	边界清,包膜完整	边界不清,质脆、触之易出血
CT	无骨质破坏,可有泪囊窝变大	有骨质破坏
MRI	范围局限于泪囊区	可向鼻腔蔓延
治疗	手术摘除肿瘤及泪囊	完整切除,清除周围组织,可行眶内容剜除术,可联合放疗

1. 慢性泪囊炎 泪道冲洗不通伴分泌物反流,按压时有波动感,挤压后肿物可消失。

2. 邻近组织肿瘤蔓延 有邻近组织结膜、睑板、皮肤肿物,CT 及 MRI 可协助诊断。

【治疗】

泪囊良性肿瘤以手术治疗为主。

泪囊恶性肿瘤不及时治疗常可扩散蔓延到泪囊外组织,如鼻窦、鼻腔和眼眶,甚至经血行转移至大脑。泪囊恶性肿瘤的治疗取决于肿瘤类型,可单独或联合使用手术治疗、放射治疗、化学药物治疗及冷冻治疗。

泪道结构与功能的重建。治疗过程均损伤泪囊功能,因此术后可出现溢泪影响患者生活质量,可采用人工泪道植入或利用鼻黏膜、脱细胞真皮或其他生物材料等,形成新的结膜鼻腔通道,重建泪道结构与功能,已经在临床应用取得了一定的效果。

（梁轩伟　林凤彬）

参 考 文 献

1. 葛坚,刘奕志.眼科手术学.第3版.北京:人民卫生出版社,2015.

2. 范先群.眼整形外科学.北京:北京科学技术出版社,2009.

3. R. K. Weber,R Keerl,S. D. Schaefer,R. C. Della Rocca.泪道手术图谱.陶海,侯世科,译.北京:北京科学技术出版社,2010.

4. Andreason S. Esmaeli B,Holstein SL,et al. An update on tumors of the Lacrimal gland. Asia Pac J Ophtalmol（phila）. 2017,6（2）:159-172.

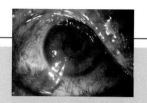

第七章
结膜疾病

第一节　细菌性结膜炎

一、急性卡他性结膜炎

【概述】

急性卡他性结膜炎是由细菌感染引起的常见急性流行性眼病,以黏液脓性或脓性分泌物为特征,并伴有明显结膜充血。通常侵犯双侧,多为自限性疾病,一般10~14天可痊愈。

【常见病因及危险因素】

最常见的致病菌包括表皮葡萄球菌和金黄色葡萄球菌,其他常见致病菌有革兰阳性球菌中的肺炎球菌、链球菌及革兰阴性流感嗜血杆菌。细菌可通过多种媒介造成接触传染,如手、毛巾、水等,也可通过呼吸道分泌物飞沫传播。

【临床表现】

1. 症状 眼红、异物感、灼热感、畏光、流泪、大量黏液脓性分泌物,有时患者晨起时上下睑可被分泌物粘在一起,难以睁开。一般不伴随视力下降,但病程严重者可累及角膜从而出现轻度视力减退。

2. 体征 结膜充血,以睑结膜部和穹隆部结膜最为显著。同时伴随乳头增生,结膜表面有黏液脓性分泌物,严重时可形成假膜,称假膜性结膜炎。病情严重者可累及角膜,出现点状角膜上皮病变。

3. 检查 发病早期取结膜囊分泌物涂片或结膜刮片检查及细菌培养,可确定致病菌和敏感药物指导治疗。

【诊断及鉴别诊断】

根据典型的临床表现即可诊断。

【治疗】

根据不同病原菌选用敏感的抗菌药物点眼。在未作细菌培养的情况下,原则上应选用广谱抗菌药物如喹诺酮类药物,包括氧氟沙星、左氧氟沙星等,也可以选择分别针对革兰阳性菌和阴性菌的两种抗菌药物联合用药,效果更佳。

早期治疗应频繁点眼,每小时 1 次,连续 24~48 小时后酌情减量,睡前涂抗菌药物眼膏,直至分泌物消失。对分泌物多的患者,给药前应清除分泌物,可用生理盐水冲洗结膜囊。有假膜者,可用生理盐水棉棒将其除去,然后再滴眼药水。

本病虽然预后良好,但传染性强,预防工作十分重要,一旦发现患者,宜做好消毒隔离,切断传播途径。

二、淋病奈瑟菌性结膜炎

【概述】

淋病奈瑟菌性结膜炎是一种传染性极强的急性化脓性结膜炎,治疗不及时可导致角膜穿孔。

【常见病因及危险因素】

淋病奈瑟菌,俗称淋球菌,是一种革兰阴性菌。新生儿淋病奈瑟菌性结膜炎主要是分娩时经淋病奈瑟菌性阴道炎的母体产道感染,成人淋病奈瑟菌性结膜炎主要通过接触淋病奈瑟菌性尿道炎分泌物而感染。

【临床表现】

1. 症状　成人淋病奈瑟菌性结膜炎潜伏期短,为数小时至 1 天,单眼发病或双眼先后发病;新生儿淋病奈瑟菌性结膜炎潜伏期 2~3 天,多为双眼同时发病。

该病起病急,具有眼红、异物感、畏光、流泪、大量脓性分泌物等症状,可伴视力下降。

2. 体征　眼睑高度肿胀;结膜高度充血、水肿,严重病例结膜可突出于睑裂之外;有大量脓性分泌物从结膜囊流出,形成脓漏现象(图 7-1);轻度患者可出现角膜周边浸润,重度患者可并发角膜环形溃疡或中央部溃疡、角膜变薄、甚至坏死穿孔。此外常伴有耳前淋巴结肿大和压痛。

3. 检查　结膜刮片和分泌物涂片检查,革兰染色示细胞内革兰阴性双球菌即可确诊。应行细菌培养和药敏试验。

【诊断及鉴别诊断】

根据淋病病史、典型的临床表现及结膜囊分泌物涂片或结膜刮片的病原学检查即可确诊。

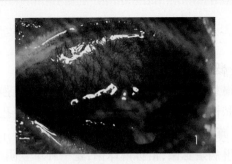

图 7-1　脓漏眼(淋球菌感染)

【治疗】

本病为接触传染。对于淋病奈瑟菌性尿道炎患者,应使其了解该病的传染性及后果,注意便后清洁洗手,严禁到游泳池游泳和公共浴池洗澡,积极治疗尿道炎。眼部患病后,应立即进行隔离治疗。

对于新生儿淋病奈瑟菌结膜炎的预防,首先做好产前检查,对患有淋病的妊娠妇女,必须给予治疗,婴儿出生后,须清洁眼睑上污物后立即滴用喹诺酮类眼水。

淋病奈瑟菌性结膜炎病情凶险、发展迅速、后果严重,应采取积极有效的治疗方法,在局部抗菌药物治疗的同时,强调全身用药,以快速有效地抑制病原菌。

1. 局部治疗　生理盐水冲洗结膜囊,开始每10分钟1次,逐渐减为30分钟1次,1日后每1小时1次,数日后逐渐减为每2小时1次,至分泌物消失。

抗菌药物点眼,局部点用10万~30万 U/ml 青霉素 G 滴眼液,或者联合用喹诺酮类药物如左氧氟沙星滴眼液,开始时每1分钟点眼1次,半小时后每 5 分钟 1 次,1 小时后每 30 分钟 1 次,病情缓解后可适当延长间隔时间,直至炎症消退为止,不可间断。

如果发生角膜并发症,应按角膜溃疡治疗。

2. 全身治疗 如无角膜感染,给予头孢曲松钠 1g 肌注一次即可。如有角膜病变或因无法配合检查不能排除角膜病变者,给予头孢曲松钠 1g 肌注,每日 2 次,连续 3 天。对头孢类药物过敏者,可选用喹诺酮类药物,但儿童不宜应用。

第二节 病毒性结膜炎

一、流行性出血性结膜炎

【概述】

流行性出血性结膜炎又称急性出血性结膜炎,是一种高度传染性疾病,通常双侧发病,潜伏期短,为 12~24 小时,自然病程 5~7 天,具有自限性。

【常见病因及危险因素】

最常见的致病原是 70 型肠道病毒和柯萨奇病毒。本病为接触传染,以手 - 眼接触为最主要的传播途径。

【临床表现】

1. 症状 自觉症状重,包括眼痛、眼红、异物感、灼热感、畏光、流泪、水样分泌物等。

2. 体征 最典型的体征是球结膜下点、片状出血,同时结膜高度充血水肿,部分患者可并发角膜病变,表现为浅层点状角膜病变,或上皮下浸润(图 7-2)。此外常伴有耳前淋巴结肿大及上呼吸道感染症状。

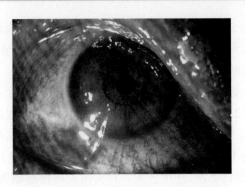

图 7-2　流行性出血性结膜炎：结膜充血，伴球结膜下出血

【诊断及鉴别诊断】

根据起病急、症状重、结膜下出血等特点可诊断本病。病毒分离或 PCR 检测、血清学检查可协助病原学诊断。

腺病毒性角结膜炎：由腺病毒 8、19 和 37 血清型感染所致，起病急，症状重，除具有结膜炎的一般性症状和体征外，主要特征是炎症晚期出现的典型的角膜上皮下圆形浸润，其与流行性出血性结膜炎不同。

【治疗】

目前无特异性治疗药物，局部可使用广谱抗病毒药物治疗。

本病为高度传染性疾病，一旦发现患者应立即采取严格的消毒隔离措施，切断传播途径。

二、流行性角结膜炎

【概述】

流行性角结膜炎是一种常见、具有高度传染性的眼病，常在夏秋季流行，其临床特点为急性滤泡性结膜炎,可同时伴有角膜上皮下圆形浸润。

【常见病因及危险因素】

由腺病毒 8、19 和 37 血清型感染所致,为接触传染。

【临床表现】

1. 症状　多表现为眼红、异物感、灼热感、畏光、流泪等。发病 5~6 日后结膜炎症消退,逐渐出现视力下降、畏光、流泪。

2. 体征　结膜充血、水肿明显、大量结膜滤泡,以下睑结膜最为显著,严重病例可有结膜假膜。发病 1~2 周后可出现角膜上皮下圆形斑点浸润(图7-3),散在分布,多位于角膜中央,主要是淋巴细胞在前弹力层和前基质层的浸润,是机体对病毒抗原

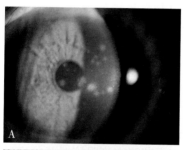

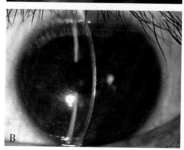

图 7-3　流行性角结膜炎

A. 角膜上皮下出现散在圆形斑点浸润;B. 裂隙光可见病灶位于上皮下

的免疫反应。这种上皮下浸润可持续数月甚至数年之久,逐渐吸收,个别情况下,浸润最终形成瘢痕,造成永久性视力损害。患者常有耳前淋巴结肿大。

【诊断及鉴别诊断】

急性滤泡性结膜炎和后期出现的角膜上皮下浸润是本病的典型特征,病毒分离或 PCR 检测、血清学检查可协助病原学诊断。

1. 流行性出血性结膜炎　70 型肠道病毒感染引起,潜伏期短,为 18~24 小时,除具有结膜炎的一般性症状和体征外,主要特征为结膜下出血,呈点状或片状,从上方球结膜开始向下方球结膜蔓延。

2. 急性细菌性结膜炎　临床表现为眼红、烧灼感,或伴有畏光、流泪。结膜充血,中等量黏脓性分泌物,晨起时上下睑睫毛常被分泌物黏合在一起,结膜囊分泌物培养细菌阳性。

【治疗】

目前无特异性治疗药物,局部可用广谱抗病毒药,如干扰素滴眼剂、0.5% 利巴韦林点眼。有报道阿昔洛韦和更昔洛韦滴眼液对某些病例也有一定疗效。局部应用低浓度激素对于上皮下浸润的吸收非常有效,应用中注意逐渐减药,不要突然停药,以免复发,另外还要注意激素的副作用。

本病传染性很强,一经发现患者应立即采取严格的消毒隔离措施,切断传播途径。

第三节　变应性结膜炎

一、春季卡他性角结膜炎

【概述】

春季卡他性角结膜炎是一种季节性、反复发作的双侧变态反应性结膜炎，常在春夏季发作，多见于儿童，男女比例约为 2 : 1，青春期后逐渐缓解。

【常见病因及危险因素】

Ⅰ型速发型变态反应起主要作用，相关的过敏原有：花粉、羽毛、棉絮、尘埃、螨虫、动物皮屑、真菌等。

Ⅳ型变态反应也是发病机制之一。

【临床表现】

1. 症状　眼痒、畏光、流泪及分泌物增多，分泌物多为黏液性、呈黏稠丝状。累及角膜时可出现视力下降。

2. 体征　春季卡他性角结膜炎可分为两型：睑结膜型和角膜缘型，两型也可并存。

睑结膜型表现为上睑结膜可见中至大、扁平的肥大乳头，如铺路石样（图 7-4）。下睑结膜病变较

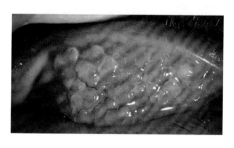

图 7-4　春季卡他性角结膜炎睑结膜型

上睑结膜可见肥大扁平的乳头，如铺路石状

轻或者正常。

角膜缘型为角膜缘处可见一个或多个凝胶状结节，通常位于上方角膜缘，胶状结节中还可见白色小点（Tranta 点），由变性的嗜酸细胞和上皮细胞组成。重者角膜缘胶样隆起增厚并围绕角膜全周呈堤状（图 7-5）。

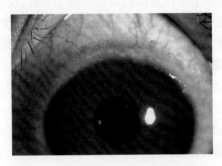

图 7-5　春季卡他性角结膜炎角膜缘型
角膜缘呈凝胶样结节状改变

两种类型均可累及角膜，表现为弥漫性点状上皮角膜炎，甚至形成盾形无菌性上皮缺损（图 7-6），多位于中上方角膜，常发生于睑结膜型患者，可能

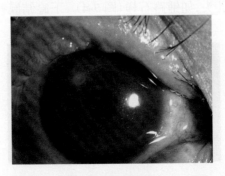

图 7-6　春季卡他性角结膜炎
角膜盾形溃疡

与肥大乳头的机械摩擦有关。

【诊断及鉴别诊断】

根据症状(眼痒、季节性发作)和体征(上睑结膜肥大乳头、角膜缘胶样)很容易作出诊断。必要时可借助实验室检查辅助诊断:结膜刮片可看到较多嗜酸性粒细胞。

【治疗】

春季卡他性角结膜炎是一种自限性疾病,可根据患者的症状和病变程度选择适当的治疗方法。

一般治疗:避免接触过敏原,可移居寒冷地区,眼部冷敷。

药物治疗:常见药物包括抗组胺药物、肥大细胞膜稳定剂、糖皮质激素、非甾体类抗炎药、免疫抑制剂以及人工泪液等。

1. 抗组胺药物　在过敏性结膜炎发作期效果优于肥大细胞膜稳定剂。

2. 肥大细胞膜稳定剂　目前多主张在春季角结膜炎易发季节,每日滴用细胞膜稳定剂 4~5 次,预防病情发作或维持效果。双效作用药物即在抗组胺的同时稳定肥大细胞的治疗效果更好。

3. 糖皮质激素　在病情严重、其他药物治疗无效时可局部用药来抑制炎症,对迟发型超敏反应亦有良好的抑制作用,但需注意用药时间不宜太长,避免激素的副作用。

4. 非甾体类抗炎药　在炎症发作及间歇阶段均可使用,它对缓解眼痒、结膜充血等眼部症状和体征有一定的治疗效果。

5. 免疫抑制剂　如环孢素或他克莫司,对于顽固的病例,可局部点用,对顽固性春季角结膜炎有良好的治疗效果。

6. 人工泪液　可改善因角膜上皮点状缺损引起的眼部异物感。

二、特应性角结膜炎

【概述】

特应性角结膜炎是一种与特应性皮炎相关的双侧性、常年发作的眼病,青壮年发病,除角结膜外亦累及眼睑。

【常见病因及危险因素】

先天性过敏性体质为主要因素,相关过敏原有:花粉、羽毛、尘埃、螨虫、动物皮屑、特殊食物等。为I型变态反应介导。

【临床表现】

1. 症状　眼痒、流泪、异物感、分泌物增多,多为黏液性、呈黏稠丝状。累及角膜时可出现视力下降。有特应性皮炎病史或者家族史。

2. 体征　眼睑皮肤呈湿疹样或苔藓样改变、眼睑增厚、硬化。结膜充血、乳头增生,以下睑结膜为主,病程较长者常常发生结膜纤维化、瘢痕形成、穹隆变浅甚至睑球粘连。75%的病例累及角膜,角膜受损最先表现为浅层点状角膜炎,随后发展为上皮缺损、无菌性角膜溃疡,2/3患者可发生角膜新生血管。

【诊断及鉴别诊断】

根据病史(特应性病史)、症状(眼痒)和体征(眼睑皮肤改变、下睑结膜乳头增生、角膜无菌性改变)可作出诊断。

春季卡他性角结膜炎:与特应性角结膜炎不同的是,春季卡他性角结膜炎多发于儿童,且全身一般无特应性皮炎病史,结膜乳头以上睑结膜为主。

【治疗】

1. 一般治疗　尽量避免接触潜在致敏原、刺激物。局部冷敷及生理盐水冲洗结膜囊有助于减轻症状。

2. 药物治疗　局部常用的药物为肥大细胞膜稳定剂、抗组胺药物或双效作用剂,严重者可局部使用免疫抑制剂,病情恶化时可以酌情短期使用糖皮质激素,但需要定期监测眼压。如合并角膜溃疡者,可酌情局部使用抗生素预防感染。对于合并全身症状者,需要全身使用抗组胺药物、糖皮质激素或者免疫抑制剂。

本病病情顽固,危害视力,常见的并发症包括因角膜上皮缺损所致的细菌感染和单纯疱疹病毒感染。此外,还可发生圆锥角膜、并发性白内障等严重并发症。

三、季节过敏性结膜炎

【概述】

季节性过敏性结膜炎是眼部过敏性疾病最常见的类型,约占所有过敏性结膜炎的1/3。

【常见病因及危险因素】

主要致敏原为花粉。

【临床表现】

1. 症状　该病主要特征是季节性发作(通常在春季),通常双眼发病,起病迅速,在接触致敏源时发作,脱离致敏源后症状很快缓解或消失。最常见的症状为眼痒,轻重程度不一,也可有异物感、灼热感、流泪、畏光以及黏液性分泌物增多。多数患者有过敏性鼻炎及支气管哮喘病史。

2. 体征　主要表现为结膜充血及非特异性睑

结膜乳头增生(图 7-7),有时合并结膜水肿或眼睑水肿,很少累及角膜,偶尔伴有轻度点状上皮型角膜炎的表现。

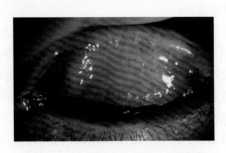

图 7-7　季节过敏性结膜炎睑结膜出现非特异性的乳头增生

【诊断及鉴别诊断】

根据病史(季节性发作)、症状(眼痒)和体征(非特异性睑结膜乳头增生)可作出诊断。

春季卡他性角结膜炎:儿童好发,季节性反复发作,奇痒,与一般的季节过敏性结膜炎不同的是,春季卡他性角结膜炎上睑结膜乳头增生呈扁平的铺路石样,或者出现角膜缘胶样结节。

【治疗】

1. 一般治疗　脱离致敏原、眼睑冷敷、生理盐水冲洗结膜囊。

2. 药物治疗　常用的药物包括抗组胺药物、肥大细胞膜稳定剂、非甾体类抗炎药以及血管收缩剂。对于顽固性病例,可局部短期使用糖皮质激素,但要注意其副作用。

本病预后良好,多无视力损害,很少出现并发症。

第四节　干眼

【概述】

干眼又称角结膜干燥症,是指任何原因引起的泪液质或量异常,或动力学异常导致的泪膜稳定性下降,并伴有眼部不适,导致眼表组织损害为特征的多种疾病总称。

【常见病因与危险因素】

目前干眼的诊断分类标准仍没有统一,2007年国际干眼专题研究会进一步完善了干眼的分类,将干眼主要分为泪液生成不足型和蒸发过强型两种类型。前者是由于泪腺疾病或者功能不良导致的干眼,即为水样液缺乏性干眼症(aqueous tear deficiency,ATD),又可分为Sjögren综合征所致干眼症(Sjögren's syndrome,SS-ATD)及非SS-ATD。后者主要指存在睑板腺异常而泪液分泌试验正常,考虑为睑板腺功能障碍(MGD)导致的泪液蒸发过强型干眼。

【临床表现】

1. 病史 有无损伤史,如热化学伤、长期戴角膜接触镜、眼部手术史(LASIK、白内障摘除术等);是否接受颅脑手术;工作环境及性质:如长期在空调环境、经常使用电脑等;有无长期眼部点用眼药史。

2. 症状 主要表现为眼疲劳、异物感、干涩感,其他症状还可包括烧灼感、眼胀感、眼痛、畏光、眼红等。对于严重的眼干,应询问是否伴有口干、关节痛,以排除干燥综合征。

3. 体征 包括睑缘充血、肥厚、睑板腺开口堵塞、开口后移、睑板腺分泌物质和量的异常、泪河变窄或中断、结膜充血、松弛皱褶等。可伴有下穹隆见微黄色黏丝状分泌物,睑裂区角膜上皮不同程度点状脱落,荧光素、虎红或丽丝胺绿染色阳性,角膜上皮丝状物附着等(图7-8)。

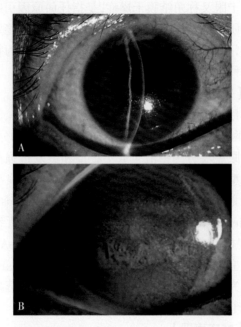

图7-8　干眼
A.结膜轻充血,角膜表面干燥;B.同一患者的荧光素染色,可见角膜弥漫点染

4. 辅助检查

(1) 泪河高度:指裂隙灯下投射在角结膜表面的光带和下睑睑缘光带的交界处的泪液液平面,正常高度为 0.3~0.5mm,<0.3mm 提示为干眼。

(2) 泪膜破裂时间:反应泪膜稳定性,正常值>10 秒,<10 秒提示泪膜不稳定,<5 秒提示为干眼。

(3) 眼表活体细胞染色:①荧光素染色:染色阳

性提示角膜上皮细胞缺失;②虎红染、丽丝胺绿染色:染色阳性反应细胞死亡或没有被正常黏蛋白层覆盖的健康上皮细胞。

(4) 泪液分泌试验(Schirmer test):分为 Schirmer Ⅰ(不刺激鼻黏膜)和 Schirmer Ⅱ 试验(刺激鼻黏膜),又可分为是否使用表面麻醉。Schirmer Ⅰ 测试的是基础分泌,Schirmer Ⅱ 测试的是反射性分泌,其可帮助鉴别 SS 综合征患者,因为 SS 综合征患者泪腺功能异常,其反射性泪液分泌显著减少。Schirmer Ⅰ 正常值 >10mm/5min,<10mm/5min 为低分泌,<5mm/5min 提示为干眼。

(5) 干眼仪或泪膜干涉成像仪:可了解泪膜脂质层,干眼患者可见泪膜脂质层异常,与标准图像比照,可推测干眼严重程度。

(6) 血清学检查:怀疑 SS 综合征患者,特异性血清学检查,其抗 SSA 或抗 SSB 抗体阳性率高。

【诊断及鉴别诊断】

干眼的检查可以为临床诊断提供一定程度的客观指标,但是并没有一个特异性试验可以对干眼进行确诊。目前对干眼的诊断是根据症状、体征、辅助检查综合考虑:①症状,是诊断干眼的必需条件;②泪膜不稳定,BUT<5 秒;③眼表上皮细胞的损害,主要依据各种染色;④辅助检查包括泪液分泌试验及泪膜稳定性检查。

【治疗及预防】

对轻度干眼患者,治疗主要目标是缓解眼部症状,而对于严重干眼患者,则为保护患者视功能。

许多干眼患者可能是水样液缺乏和蒸发过强两种因素并存,开始治疗干眼症之前,首先应明确患者以哪一型为主,以便采取针对性措施,此外,干眼是慢性疾病,多需长期治疗,要帮助患者树立坚持治疗的信心。

1. 水样缺乏性干眼症的治疗

(1) 消除诱因:应尽量避免长时间使用电脑,少接触空调及烟尘环境等干眼诱因。

(2) 泪液成分的替代治疗:最佳的泪液替代成分是自家血清,但其来源受限。人工泪液仍是治疗干眼症的主要药物,临床常用的有透明质酸、聚乙烯醇等,对于严重患者应尽量使用不含防腐剂的人工泪液。

(3) 延长泪液在眼表的停留时间:方法有配戴硅胶眼罩、湿房镜或潜水镜、治疗性角膜接触镜,但重症干眼不宜配戴治疗性角膜接触镜。泪小点栓子对于中 - 重度干眼治疗有一定帮助,可以暂时或永久性地减少泪液的引流。严重的干眼患者可考虑行永久性泪小点封闭术。对于那些眼睑位置异常的睑内翻、外翻患者,则可以考虑睑缘缝合。

(4) 其他:局部用低浓度(0.05%~0.1%)的环孢素(cyclosporin,CsA)滴眼液滴眼,1 天 2 次,维持 6个月。对于会减少泪液分泌从而加重干眼症状的全身用药应慎重使用。

(5) 手术:近期多采用自体游离颌下腺移植,其分泌成分与泪液相近,而且分泌量适中,为重症干眼患者带来了福音。

2. 蒸发过强型干眼症的治疗

(1) 物理治疗:包括热敷、按摩和清洁。可采用毛巾热敷眼睑或特殊的红外线进行照射,然后进行眼睑按摩,促进腺体内分泌物的排出。物理治疗早晚各 1 次,疗程 3 个月,同时全身及局部的药物治疗;对于炎症严重患者应在医院内进行睑板腺按摩治疗。另外,配戴湿房镜或干眼眼镜可减少泪液蒸发。

(2) 口服抗生素:四环素 250mg 口服,1 天 4 次;或多西环素 50mg 口服,1 天 2 次。需连续服用数周才起效,且需要维持数月。8 岁以下儿童、妊娠妇女及哺乳期妇女慎用。小儿或者对四环素过敏者可以用红霉素,但在治疗 MGD 方面,红霉素效果还不确定。应告知 MGD 患者,治疗可以控制病情,但很难治愈。

(3) 局部药物的应用:包括治疗睑缘炎的抗生素眼液、短期糖皮质激素眼液、不含防腐剂的人工泪液及局部治疗脂溢性皮炎的皮肤科药物。

第五节　翼状胬肉及其治疗

【概述】

翼状胬肉是一种以睑裂区球结膜明显增生肥厚,其下的纤维组织血管横跨角膜缘,呈三角形长入角膜为主要特征的良性增殖性眼表疾病。

【常见病因及危险因素】

翼状胬肉的具体发病机制尚未明确,目前有不同的学说猜测翼状胬肉的发生发展与紫外线的辐射、局部角膜缘干细胞功能障碍、细胞的异常增生及凋亡炎性因子的异常激活等有关。

【临床表现】

1. 症状　一般无明显自觉症状,可伴轻微的异物感、眼红等。当翼状胬肉侵入角膜一定程度可以引起散光从而引起视力下降,或者当病变挡住瞳孔区时也可引起视力下降。当胬肉较大时,可引起眼球运动障碍。

2. 体征　典型翼状胬肉可分为头、颈、体三部分,体部通常起自球结膜,在角巩膜缘转为颈部,位于角膜部分的为头部。它们之间没有明显分界(图 7-9)。

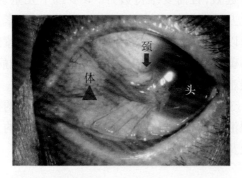

图 7-9　翼状胬肉

【诊断及鉴别诊断】

翼状胬肉可以分为静止期和进展期。静止期血管纤细、病灶较薄,生长缓慢。进展期胬肉的特点为充血肥厚、病灶增生较快。此外,按照既往有无胬肉切除手术史可将胬肉分为原发性和复发性。

本病根据临床典型体征可诊断,但也需要与以下疾病进行鉴别诊断。

1. 假性胬肉　是一种继发性病变,常见原因包括热化学伤、眼外伤、周边性角膜溃疡、眼表慢性炎症、手术等。假性胬肉可发生于角膜任何位置,而不像真性胬肉仅发生在 3 点或 9 点水平方位,另外假性胬肉下方常常可以被探针通过。

2. 睑裂斑　睑裂斑位于睑裂区靠近角膜缘的球结膜,为三角形、微隆起的黄白色病灶。一般不侵入角膜。

3. 结膜肿瘤 一些结膜的肿瘤在发病初期易与胬肉相混淆,但良性肿瘤一般很少侵犯角膜,而恶性肿瘤生长迅速,呈不规则外观。病理检查可明确诊断。

【治疗】

(一) 非手术治疗

局部点用非甾体类抗炎药可缓解翼状胬肉引起的眼红、异物感等不适,但非甾体类抗炎药物不能阻止翼状胬肉的发展,长期应用非甾体抗炎药可能会引起眼表损伤。

(二) 手术治疗

1. 对有以下情况的则考虑手术治疗

(1) 侵犯视轴,影响视力,引起散光。

(2) 妨碍眼球运动。

(3) 胬肉影响外观。

(4) 对白内障或者角膜移植术切口有影响者,可先行手术治疗。

2. 手术禁忌证

(1) 眼表活动性炎症。

(2) 慢性泪囊炎。

(3) 进展期胬肉:表现为胬肉肥厚充血。

3. 术前准备

(1) 抑制眼表炎症(眼睑、睑缘、结膜)。

(2) 治疗干眼和角膜上皮点状缺损。

(3) 对于复发性或者假性胬肉,可采用眼前段OCT 评估胬肉下的角膜厚度,对于剩余角膜厚度较薄者,应考虑到术中可能的并发症及对应处理措施。

4. 手术方法 翼状胬肉手术要达到两个目的:第一,胬肉纤维组织的彻底切除;第二,尽可能减少术后复发。因此,切除胬肉的手术要点为:找到胬肉头部界限,在角膜 Bowmen 平面及巩膜表面彻底切除胬肉组织;避免直肌的损伤;尽量减少对巩膜的损伤;为了减少术后复发,手术方式可选择胬肉切除联合自体结膜瓣移植或羊膜移植。需注意的是术前评估周边前房深度,由于术中使用肾上腺素减少术野范围出血,但有散瞳的作用,因此要排查周边前房过浅的可能。

5. 胬肉围手术期用药

(1) 手术前:翼状胬肉手术为计划性手术,手术前 1~3 天可以应用单种抗生素眼药水点眼,每天 4 次,以预防感染。

(2) 手术中:对于复发性翼状胬肉术中可应用丝裂霉素 C,有减少翼状胬肉复发的作用,常用的浓度为 0.02~0.04mg/ml,一般初发胬肉 2~3 分钟,复发胬肉 4~5 分钟,其浓度与时间的选择需要根据翼状胬肉的大小、病人的情况综合考量,取出后用100ml 以上的平衡盐溶液冲洗创面,减少丝裂霉素 C 在眼表面的残留。

(3) 手术后:翼状胬肉手术后局部应用抗生素或抗生素与糖皮质激素复方制剂眼膏包眼。

手术后 1 周,其用药的主要目标是预防感染、减轻炎症反应、缓解疼痛及促进角结膜上皮愈合。对无感染风险的病人,在上皮愈合后(一般 1 周左右)停用抗生素。

手术后 2~4 周,用药的主要目标是减轻不适、预防复发等并发症。根据术眼的炎症反应及翼状胬肉可能复发情况决定糖皮质激素及非甾体类抗炎药的递减方案,糖皮质激素与非甾体类抗炎药眼药水可以间歇或交替使用,但需要密切监测其副作用。

术后 1~3 个月用药的主要目标是眼表正常功能恢复且视功能稳定。对于合并泪液及睑板腺功能障碍的病人,手术后需要按相应干眼及睑板腺功能障碍的治疗方案同时进行治疗。

第六节　结膜下出血

【概述】

结膜下出血多由于球结膜下血管破裂或其渗透性增加、血液进入结膜下组织间隙所致。严格地说,结膜下出血只是症状,而不是真正的病种,极少能找到确切的病因,可继发于外伤或全身性疾病,是眼科门诊的常见病、多发病。

【常见病因及危险因素】

外伤(眼外伤或头部挤压伤)、高血压、结膜炎症、动脉硬化、肾炎、血液病(如白血病、紫癜、血友病)、某些传染性疾病(如败血症、伤寒)等是结膜下出血的高危因素。结膜下出血随年龄增长而多发,夏季是结膜下出血的高发季节。外伤是年轻患者结膜下出血的主要原因,而高血压是老年患者结膜下出血的主要诱因。

【临床表现】

初期呈鲜红色,随时间延长逐渐变为棕色。一般 7~12 天内自行吸收。结膜下出血多位于颞侧,出血量大者可沿眼球全周扩散。

【诊断及鉴别诊断】

根据临床表现及询问患者相关病史可诊断。需鉴别不同原因引起的结膜下出血:

1. 高血压　好发于老年人,若合并结膜下出血,应定期测量血压,其他如糖尿病或心血管疾病患者也易引发,需加以留意。

2. 急性结膜炎 由 70 型肠病毒所引起,具高度传染性,若合并结膜水肿,眼皮肿胀,分泌物增加时需高度怀疑。

3. 局部轻微受伤 例如因过敏性结膜炎或干眼症用力揉擦眼睛,或需闭气用力的便秘解便、生产、搬重物等,以及伤风感冒、被辛辣食物呛到而导致咳嗽等情况造成。

【治疗及预后】

首先应寻找出血原因,针对原发病进行治疗。出血早期可局部冷敷,2 天后热敷,每天 2 次,可促进出血吸收。向患者做好解释,以消除其顾虑。治疗后结膜下出血一般会自行吸收,不会留下后遗症。

(梁凌毅 柯洪敏 刘艳)

参 考 文 献

1. 葛坚,王宁利.眼科学.第 3 版.北京:人民卫生出版社,2015.
2. 李凤鸣,谢立信.中华眼科学.第 3 版.北京:人民卫生出版社,2014.
3. 美国眼科学会,编.眼科临床指南.第 2 版.中华医学会眼科学分会,编译.北京:人民卫生出版社,2013.

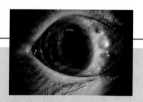

第八章
巩膜病

第一节　表层巩膜炎

【概述】

表层巩膜炎是一种复发性、暂时性、自限性的巩膜表层组织非特异性炎症,以无明显刺激症状的眼红为特征,好发于角膜缘至直肌附着点的区域内,并以睑裂暴露部位最常见。多见于 20~50 岁的青壮年,且多为女性。

【病因】

目前表层巩膜炎的病因尚未明了,多认为是外源性抗原抗体过敏反应。患者可伴发红斑、痤疮、类风湿性关节炎、痛风、感染或胶原血管病。

【临床表现】

根据临床表现分为单纯性表层巩膜炎和结节性表层巩膜炎两类。

1. 单纯性表层巩膜炎

(1) 症状:发病突然,表现为灼热感和轻微疼痛,有时伴有眼睑性神经血管性水肿,视力多不受影响,偶尔患者出现瞳孔括约肌和睫状肌痉挛,引起瞳孔缩小和暂时性近视。可多次反复发作,有自限性,每次持续一天至数天,然后自然消退。少数长期不愈合,多伴有相关的系统性病变。

(2) 体征:巩膜表层和球结膜呈扇形局限性或弥漫性充血水肿,呈暗红色外观。

2. 结节性表层巩膜炎

(1) 症状:急性起病,具有眼红、眼痛、畏光、流泪等症状,一般不影响视力。

(2) 体征:角膜缘外巩膜局部出现局限性、充血性、结节样隆起。结节位于巩膜浅层,可推动,可单发或多个、暗红色,圆形或者椭圆形,直径 2~3 mm,病变可累及角膜。每次发病持续 1~2 周。

3. 检查　巩膜炎可累及邻近的组织,出现角膜炎、葡萄膜炎和白内障、继发性青光眼等并发症。入院后需要做眼压检查、眼底检查、裂隙灯检查等。全身检查包括查血常规、类风湿因子、梅毒抗体、红斑狼疮全套、尿酸、血沉、结核菌素试验、C 反应蛋白、血清学分析以及胸部影像学检查等。

【诊断及鉴别诊断】

根据上述临床表现一般可作出诊断。

1. 结膜炎　结膜炎充血弥漫,多伴有分泌物,而巩膜炎一般没有分泌物。巩膜炎多局限在角膜缘至直肌附着点,而结膜炎一般累及整个球结膜。

2. 虹膜炎　虹膜炎前房内可见细胞及房水闪辉,可以伴发巩膜炎。

3. 泡性角结膜炎　泡性角结膜炎表现为球结

膜或角巩膜缘出现微隆起的实性疱疹并可形成溃疡,周围结膜局限充血,有时在角膜上皮下形成浅圆形浸润,但病灶局部无压痛,充血为结膜血管,可以推动。

【治疗】

可用无防腐剂的人工泪液缓解刺激症状。症状较重或者频繁发作者局部滴用糖皮质激素或者非甾体类滴眼液。如局部应用皮质激素类滴眼液不能减轻疼痛,可口服非甾体类药物。

本病多为自限性,通常可在 1~2 周自愈,几乎不产生永久性的眼球损害,一般无需特殊处理。

第二节　巩膜炎

【概述】

巩膜炎是指巩膜实质层的炎症,以细胞浸润、胶原破坏、血管组织重塑为特征。巩膜炎是一种深层巩膜炎症。半数患者伴有全身疾病,常见的有:结缔组织病(如类风湿性关节炎、Wegner 肉芽肿、恶化的多软骨炎、系统性红斑狼疮、Reiter 综合征、结节性多动脉炎等)、带状疱疹病毒感染、梅毒、痛风或眼部手术后;少见的有:结核、Lyme 病、类肉瘤病、高血压、寄生虫或假单胞菌感染等。好发于20~60 岁,女性多见。

【常见病因及危险因素】

巩膜炎的发病原因多种多样,主要包括:

1. 多种全身感染性疾病,如结核、麻风、梅毒、带状疱疹等,也可能与感染病灶引起的过敏反应有关。

2. 与自身免疫性结缔组织疾病有关,如风湿性关节炎、Wegner 肉芽肿、系统性红斑狼疮、结节性多动脉炎等。

3. 代谢性疾病,如痛风,可能与巩膜炎有关。

4. 其他原因,如外伤或结膜创面感染扩散。

【临床表现】

巩膜炎按部位分为前巩膜炎和后巩膜炎。

1. 前巩膜炎

(1) 症状:前巩膜炎病变位于赤道部前。主要分为结节性、弥漫性和坏死性巩膜炎及穿孔性巩膜软化症。

双眼先后发病,眼部疼痛剧烈。延续数周,病程反复,迁延可达数月至数年。可并发角膜炎、葡萄膜炎、白内障、眼压升高等并发症。

其中坏死性巩膜炎破坏性较大,常引起视力损害,多单眼发病,病程长短不一。眼痛显著而敏感,常与巩膜炎征象不成比例。穿孔性巩膜软化症则起病隐匿,发展缓慢,患者可完全无症状。

(2) 体征

1) 弥漫性前巩膜炎:病变可局限于眼的一个象限或包括全部前巩膜。巩膜弥漫充血,球结膜水肿。

2) 结节性前巩膜炎:巩膜实质层形成局限性炎性结节,病变区巩膜紫红色充血,炎症浸润肿胀,结节样隆起,质硬,压缩,结节可多个,不能推动。浸润结节可围绕角膜蔓延相接,形成环状前巩膜炎。

3) 坏死性前巩膜炎:早期局部巩膜炎性斑块,边缘炎症较中心重,呈紫红色急性充血,继之出现苍白片状无血管区,周围巩膜肿胀和浅层巩膜血管扩张迂曲充血。受损处巩膜变得半透明,透见脉络膜,甚至穿孔。病灶可迅速向后和周围蔓延扩展。炎症消退后,巩膜呈蓝灰色,粗大血管围绕病灶。95%的患者伴严重的自身免疫性疾病。

4)穿孔性巩膜软化症:坏死性前巩膜炎如炎症征象不明显则为穿孔性巩膜软化症,表现为前巩膜黄色或灰色斑,常进行性坏死或腐肉样改变,无炎症。患者常有长期的风湿性关节炎。

(3)检查:对巩膜炎患者应作系统性检查,特别要注意皮肤,关节,心血管和呼吸系统情况。实验室检查如血常规,血沉,结核菌素试验,血清学分析以及胸部X线检查有助于病因学诊断。

2. 后巩膜炎 后巩膜炎较少见,为一种慢性肉芽肿炎症,位于赤道后巩膜。

(1)症状:出现不同程度眼疼,视力下降。

(2)体征:可有眼球突出、眼睑水肿或下垂。眼前节无明显改变,可有轻微眼红。眼后节表现为轻度玻璃体炎、脉络膜视网膜皱褶和条纹、视盘及黄斑水肿,局限性隆起。

(3)检查:B超检查(球后壁巩膜层明显增厚,紧贴巩膜呈现局限性或弥漫性裂隙样无回声暗区与视神经相连,呈T形征)。CT扫描或者MRI发现后巩膜增厚有助于诊断。

【诊断及鉴别诊断】

诊断基于临床表现和超声检查或CT扫描对后巩膜及脉络膜厚度的测量。

1. 表层巩膜炎 巩膜实质不受累,眼部滴用肾上腺素后充血的血管变白。比巩膜炎起病急,好发于年轻人,症状较轻。

2. 葡萄膜炎 前房或玻璃体内有细胞,FFA可显示脉络膜或视网膜层次的炎症。

3. 视网膜下肿物 FFA、B超、CDI可鉴别脉络膜黑色素瘤、脉络膜血管瘤、转移癌。

4. 眶蜂窝织炎 眶蜂窝织炎也可导致突眼和眼球运动障碍,眼球突出更明显,并伴有发热,白细胞增高等全身中毒症状。CT、MRI、超声可鉴别。

5. 眼眶肿瘤 眼眶肿瘤也可导致突眼和眼球运动障碍,CT、MRI、超声可鉴别。

【治疗】

1. 针对病因治疗 如抗感染治疗;治疗相关的全身疾病。

2. 对症治疗 冷敷,人工泪液,戴护目镜。

3. 抗炎治疗

(1) 表层巩膜炎可应用非甾体类抗炎药,糖皮质激素治疗的利弊存在争议。

(2) 弥漫性和结节性前巩膜炎可采用非甾体类抗炎药治疗,若疗效差可与糖皮质激素联合用药。如果联合用药效果仍不满意,可加用其他免疫抑制剂。

(3) 坏死性前巩膜炎药物治疗应积极,越早治疗效果越好,常需要糖皮质激素联合应用其他免疫抑制剂。也可局部应用环孢素A滴眼液。

(4) 后巩膜炎需非甾体类抗炎药治疗与糖皮质激素联合用药,用药应足量、足疗程。疗效不满意加用其他免疫抑制剂。

(5) 严重病例的无血管区、葡萄肿区域禁在结膜下、球后或者球周注射糖皮质激素,以防止巩膜穿孔。

4. 手术治疗 对于巩膜坏死、穿孔患者可试行异体巩膜移植术。

5. 并发症的治疗 降眼压(青光眼);散瞳(虹

膜睫状体炎)。

6. 预后 巩膜炎的预后与其病因,治疗时机,病程长短有关。其中弥漫性前巩膜炎预后较好。

第三节 巩膜葡萄肿

【概述】

在高眼压或正常眼压作用下,由于巩膜的先天缺陷或病理损害,致其抵抗力减弱,巩膜及深层的葡萄膜向外扩张膨出,状如葡萄的紫黑色隆起,称为巩膜葡萄肿。

【常见病因及危险因素】

严重的巩膜炎症或葡萄膜炎、巩膜外伤、青光眼和高度近视等均为巩膜葡萄肿的高危因素。

【临床表现】

1. 症状 多有视力减退,严重者视力丧失。可有眼部炎症、外伤、青光眼、高度近视等病史。

2. 体征 表现为状如葡萄的紫黑色隆起。前巩膜葡萄肿位于睫状体区或睫状体与角膜缘之间(图 8-1),多单发,也可见多发融合成环形。赤道部

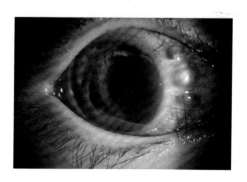

图 8-1 前巩膜葡萄肿

巩膜葡萄肿多见于涡状静脉穿出巩膜处。后巩膜葡萄肿多发于视盘周围及后极部。全巩膜葡萄肿表现为眼球完全扩张变大,整个巩膜包括角膜可以全面扩张,但以眼球前部扩张为主。可合并眼压升高、眼轴增长等体征。

3. 检查 前巩膜葡萄肿可通过裂隙灯检查明确诊断。B超、CT可显示后巩膜葡萄肿的形态(图8-2)。

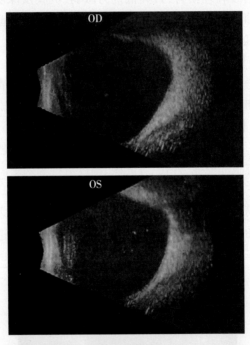

图8-2 B超显示后巩膜葡萄肿

【诊断及鉴别诊断】

根据患者病史、体征可诊断,必要时结合CT检查。

1. 巩膜膨出　扩张部分仅为巩膜,不包含葡萄膜组织,表现为灰白色隆起。

2. 先天性脉络膜缺损　表现为后部眼球壁膨隆,易与巩膜葡萄肿相混淆。典型表现为眼底检查发现眼底下方略偏内侧有透见白色巩膜背景的缺损区,通常呈卵圆形,边缘多整齐,并常有色素沉着,常伴有小眼球、虹膜异常、视神经异常等。

3. 视神经萎缩　B超显示为眼球欠光滑、球壁局限性向后膨隆、呈杯状无回声区。典型的临床表现为视力减退,眼底检查发现视盘呈灰白色或苍白、视网膜血管变细。

【治疗】

主要是对因治疗,局部处理可以行巩膜移植加固术。但如若病因不除,对症处理很难长期奏效。

(黄晶晶　陈伟蓉)

参 考 文 献

1. 李舒茵,郭希让,李蕴随,等.超声探测后巩膜葡萄肿位置形态范围与眼轴的长度关系.中华超声影像学杂志,1996,5(3):134-136.

2. 彭国平,陈常佩,周波,等.后巩膜葡萄肿的超声诊断.中国医学影像技术,2003,19(12):1757-1758.

3. 周玉梅,王智群,张阳,等.表层巩膜炎及巩膜炎90例临床分析.中华眼科杂志,2014,50(4):261-266.

4. Jabs DA,Mudun A,Dunn JP,et al. episcleritis and scleritis:clinical features and treatment results. Am J Ophthalmol,2000,130(4):469-476.

5. Katz MS,Chuck RS,Gritz DC. Scleritis and episcleritis. Ophthalmology,2012,119(8):1715-1715.

6. Berchicci L, Miserocchi E, Di Nicola M, et al. Clinical features of patients with episcleritis and scleritis in an Italian tertiary care referral center. Eur J Ophthalmol, 2014, 24 (3): 293-298.

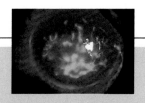

第九章
角膜疾病

第一节　细菌性角膜炎

【概述】

细菌性角膜炎是由细菌感染角膜引起的急性化脓性炎症反应。

【常见病因及危险因素】

我国最常见的致病菌包括铜绿假单胞菌（G⁻）、葡萄球菌（表皮葡萄球菌、金黄色葡萄球菌）（G⁺）、链球菌（G⁺）以及肠杆菌科，70%~90% 的细菌性角膜炎是由这四类细菌引起的。角膜上皮受损，细菌入侵黏附宿主细胞，继而激活机体防御机制，引起白细胞浸润并释放蛋白溶酶导致基质溶解坏死和化脓。

慢性泪囊炎、长期配戴角膜接触镜、倒睫、长期局部应用糖皮质激素、外伤、眼科手术以及糖尿病者易发生本病。

【临床表现】

1. 症状　本病发病急、发展迅速,常在细菌感染后 24~48 小时发病。主要症状包括眼红、眼痛、畏光、流泪、视力骤降、分泌物增多等。

2. 体征　眼睑水肿及痉挛、混合充血、角膜黄白色浸润灶,可形成溃疡、底部污浊、表面常有坏死组织覆盖,周围角膜组织水肿(图 9-1)。当毒素渗入前房,可出现虹膜睫状体炎、前房纤维素样渗出或前房积脓等。

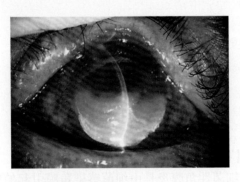

图 9-1　细菌性角膜炎
下方 1/2 角膜见灰白色浸润灶,边界不清,病灶表面可见脓性分泌物

3. 检查　角膜病原学检查:在溃疡底部或边缘采集标本涂片行革兰染色检查、并做细菌培养和药物敏感性试验;由于细菌培养阳性率低,故细菌培养阴性者可重复培养。另外,可行角膜共聚焦显微镜检查排除真菌性角膜炎或棘阿米巴角膜炎。

【诊断及鉴别诊断】

根据病史、眼部刺激症状、体征以及实验室病原学检查可作出诊断,但也需要与以下疾病进行鉴别诊断。

1. 真菌性角膜炎　真菌性角膜炎往往有植物外伤史,起病较慢,且多具有典型的体征如菌丝苔被、伪足、免疫环、内皮斑、卫星灶、山丘状前房积脓,病原学可查见真菌菌丝和孢子。

2. 棘阿米巴性角膜炎　棘阿米巴性角膜炎是由棘阿米巴原虫感染引起的角膜溃疡,其常有长期配戴角膜接触镜史,与污水接触史。棘阿米巴性角膜炎患者在感染早期即可出现与体征不符的严重神经痛,这是区别其他感染性角膜炎的一个重要症状,病原微生物检查找出棘阿米巴包囊及滋养体,是确诊关键。

3. 单纯疱疹病毒性角膜炎　单纯疱疹病毒性角膜炎往往有反复发作史,其眼部刺激症状较细菌性角膜炎轻,角膜知觉一般减退,且单纯疱疹病毒性角膜炎病灶较干净,一般不像细菌性角膜炎出现明显的浸润。

4. 金黄色葡萄球性边缘性角膜炎　是对葡萄球菌抗原或外毒素的过敏反应,而非感染性反应。有中等程度的眼表刺激症状,体征表现为单个或多个周边角膜浸润,浸润位于上皮下或浅基质层,浸润与角膜缘之间有透明角膜间隔,且往往伴有葡萄球菌性睑缘炎体征。

【治疗】

治疗目标是快速消灭感染的细菌、减轻炎症反应、阻止角膜结构破坏和促进上皮表面的愈合。

1. 首次治疗　致病菌不明确时,应采用广谱抗菌药物的强化治疗(提高药物的浓度和增加点眼次数,可以获得很高的组织浓度)和联合用药(减少耐药菌株产生)。轻、中度可采用氨基糖苷类(妥布霉素)联合喹诺酮类(氧氟沙星)抗菌药滴眼;重度

则采用针对 G^+ 的高浓度万古霉素或头孢唑林联合针对 G^- 的头孢他啶滴眼液。当感染累及前房及眼内时,应加强全身抗生素治疗。另外,前房炎症反应重者,可给予非甾体类抗炎药滴眼并联合短效的散瞳药活动瞳孔,慎用长效散瞳药。

2. 治疗方案调整 患者经首次治疗,病情明显缓解,可不根据细菌培养药敏试验结果调整用药;如果治疗无明显效果,则必须根据细菌培养药敏试验结果及时调整方案。

3. 糖皮质激素应用 对于累及视轴的角膜病灶,当感染控制、病情好转时,可局部加用低浓度的糖皮质激素(控制炎症反应、减少瘢痕形成、减少视力损害),但必须把握用药时机、密切随访、监测眼压。

4. 手术治疗 当病情进展迅速、角膜变薄即将穿孔或已经穿孔时,可采用手术治疗,包括病灶清创联合结膜瓣遮盖、角膜移植手术等。

第二节 真菌性角膜炎

【概述】

真菌性角膜炎是由真菌感染引起的一种致盲性、化脓性角膜炎,本病主要与植物外伤有关。

【常见病因及危险因素】

引起角膜感染的真菌主要是镰孢菌属、曲霉菌属、弯孢属和念珠菌属 4 大类,前 3 种属于丝状真菌,丝状真菌穿透性强,菌丝能穿过深层基质侵犯角膜后弹力层,甚至进入前房侵犯虹膜和眼内组织;念珠菌属酵母菌,较少向深层发展。不同地区引起角膜感染的主要真菌菌种有所差异,我国主要以镰刀菌属和曲霉菌属为主。

角膜上皮受损时,真菌的孢子通过黏附进入角膜基质,在毒素和水解酶的作用下向角膜基质内侵袭,引起组织的浸润坏死。

植物性眼外伤史,角膜接触镜配戴史,眼部手术史,单纯疱疹病毒性角膜炎、暴露性角膜炎、干燥性角结膜炎等慢性眼表疾病史,全身免疫功能障碍以及糖尿病等为本病的高危因素。

【临床表现】

1. 症状　起病发展相对细菌性角膜炎缓慢,合并细菌感染会使病情迅速加重。早期眼红、眼痛、畏光、流泪等眼部刺激症状较细菌性角膜炎轻,伴视物模糊。中、晚期出现青光眼、眼内炎时眼部刺激症状加重,可伴恶心、呕吐。

2. 体征

(1)菌丝苔被:表现为致密灰白色隆起病灶,如牙膏样或者苔垢样外观,干燥无光泽,与健康区分界清楚。

(2)伪足:在病灶边缘呈树枝状向周围放射浸润,是真菌菌丝向四周扩展的表现(图 9-2)。

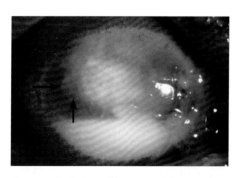

图 9-2　真菌性角膜炎:病灶周围羽毛状的伪足(箭头所示)

（3）免疫环：在病灶周围出现环形浸润（免疫环），环与感染灶之间有一模糊的透明带，此环被认为机体对真菌的抗原抗体反应。

（4）卫星病灶：位于角膜主要感染灶周围，与病灶之间没有直接相连、孤立的、小的病灶（图9-3）。

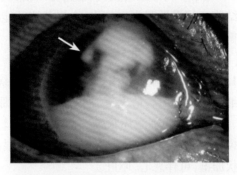

图9-3　真菌性角膜炎：卫星灶（箭头所示）

（5）内皮斑：角膜内皮面斑块状混浊，比KP大，多位于病灶周围或者病灶下方。内皮斑的出现提示感染已穿透后弹力层侵犯内皮，向深层发展（图9-4）。

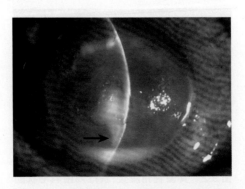

图9-4　真菌性角膜炎：内皮斑（箭头所示）

（6）前房积脓：较细菌性角膜炎的前房积脓黏稠，可呈山丘状，不易随头位移动（图 9-5）。

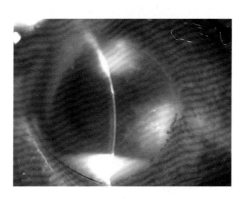

图 9-5 真菌性角膜炎：山丘状前房积脓

3. 检查

（1）角膜病灶刮片检查：在溃疡底部或边缘采集标本涂片，在显微镜下观察，找到真菌菌丝或者真菌孢子，即可诊断，是早期快速诊断真菌的有效方法。

（2）病原体的培养及药敏试验：需培养 3~7 天时间，阳性结果是诊断真菌感染的证据，且药敏试验结果可指导临床治疗。

（3）病理学检查：对角膜移植术中取得病变角膜进行组织病理学检查，也可用于确定诊断。

（4）角膜共聚焦检查：是一种快速、有效、可重复进行的活体检查方法，可观察到角膜组织中的菌丝和孢子。

【诊断及鉴别诊断】

根据病史、眼部刺激症状、典型体征（菌丝苔被、伪足、免疫环、内皮斑、卫星灶、山丘状前房积脓）以及实验室病原学检查（真菌菌丝和孢子）可作出诊断,但也需要与以下疾病进行鉴别诊断。

1. 细菌性角膜炎 细菌性角膜炎起病急,眼部刺激症状重,角膜病灶较污秽,常伴有脓性分泌物附着,病原学找出致病细菌是确诊关键。

2. 棘阿米巴性角膜炎 棘阿米巴性角膜炎是由棘阿米巴原虫感染引起的角膜溃疡,其常有长期配戴角膜接触镜史,与污水接触史。棘阿米巴性角膜炎患者在感染早期即可出现与体征不符的严重神经痛,这是区别其他感染性角膜炎的一个重要症状,病原微生物检查找出棘阿米巴包囊及滋养体,是确诊的关键。

3. 单纯疱疹病毒性角膜炎 单纯疱疹病毒性角膜炎往往有反复发作史,其眼部刺激症状较细菌性角膜炎轻,角膜知觉一般减退,且单纯疱疹病毒性角膜炎病灶较干净,一般不像细菌性角膜炎出现明显的浸润。

【治疗】

1. 药物治疗 在真菌菌种不明确前,采用经验治疗,首选5%那他霉素滴眼液联合0.3%~0.5%氟康唑滴眼液及0.1%~0.2%两性霉素B滴眼液频繁滴眼。病情如好转,不一定必须根据药敏试验结果调整用药;如果治疗无明显效果,则应根据药敏试验结果及时调整方案。

前房炎症反应重者,可给予非甾体类抗炎药滴眼并联合短效的散瞳药活动瞳孔,慎用长效散瞳药。

严重的真菌感染,即真菌侵犯眼内(合并内皮斑、前房积脓、可疑眼内炎),应在局部用药的同时联合口服或者静脉滴注抗真菌药物(注意复查药物对肝肾功的影响)。

临床治愈后,应维持用药 2~4 周,以防复发。

感染期局部及全身禁用糖皮质激素,以免真菌感染扩散。

2. 手术治疗　当病变累及角膜浅基质层时,可行手术清创并联合结膜瓣遮盖术。当病变累及深基质层,且药物疗效欠佳时,可及早行角膜移植手术治疗。

第三节　单纯疱疹性角膜炎

【概述】

单纯疱疹病毒(HSV)感染引起的角膜炎症称为单纯疱疹病毒性角膜炎。它是由病毒感染引起、免疫炎症反应参与、损害角膜与眼表组织的复杂眼病。此病的特点是多类型、易复发,而且往往因反复发作而严重危害视功能,是一种世界性的重要致盲眼病。

【常见病因及危险因素】

单纯疱疹病毒是一种感染人的 DNA 病毒,分为两个血清型,Ⅰ型和Ⅱ型。Ⅰ型的感染部位是头颈部,大多数眼部疱疹是由此型病毒引起,Ⅱ型的感染部位是生殖器,偶尔也引起眼部感染。单纯疱疹病毒对人的传染性很强,人群中的绝大多数均感染过该病毒,血清抗体阳性率为 90%,大部分人群为无症状性的潜伏感染,三叉神经任何一支支配区的皮肤、黏膜等靶组织的原发感染均可导致三叉神经节感觉神经元的潜伏感染。近年,有文献指出角膜、虹膜、泪腺也是 HSVⅠ型病毒的潜伏组织。

感冒、发热、疲劳、月经、手术、焦虑、长期局部糖皮质激素的应用是本病的高危因素。当机体抵抗力下降,如感冒、劳累或局部、全身使用糖皮质激素、免疫抑制剂时,潜伏病毒容易再次活化引起眼部 HSK 的复发感染。

角膜浅层型的发病是 HSV 直接感染角膜上皮细胞,在细胞内增殖导致细胞变性坏死,脱落形成上皮缺损,形成典型的树枝状角膜炎。如进一步扩大加深,则可形成地图状角膜炎。

角膜深层型的发病并非单纯的病毒破坏,还有宿主对病毒抗原的免疫反应,是以细胞免疫为主的迟发型超敏反应。HSV 由上皮或内皮进入角膜基质后,炎症细胞、抗原抗体复合物或基质内不断复制的病毒,致胶原板层溶解,产生不同类型的深层炎症,主要有免疫型和基质坏死性角膜炎。

【临床表现】

1. 原发感染　主要表现为角膜上皮型病变,常有全身发热、耳前淋巴结肿大、面部疱疹,眼部表现为眼睑皮肤疱疹、滤泡性或假膜性结膜炎、点状或树枝状角膜炎,其特点为树枝短、出现晚、存在时间短(1~3 天),偶可导致角膜基质炎。

2. 复发感染　复发感染的特点是不侵犯全身,一般无全身症状。多为单侧,少数累及双眼或两眼先后受累。根据角膜的解剖及发病的病理生理分类将 HSK 分为:上皮型角膜炎、神经营养性角膜炎、基质型角膜炎、内皮型角膜炎。

(1) 上皮型角膜炎:是病毒侵犯角膜上皮细胞引起的病变,感染初期表现为角膜上皮层可见灰白色、近乎透明、稍隆起的针尖样小疱,点状或排列成行或聚集成簇,一般仅持续数小时至十余小时,因此常被忽略。排列成行的疱疹不久即扩大融合,中央上皮脱落,形成树枝状溃疡,树枝末端膨大,病变多位于角膜中央区,22%~26%的树枝状溃疡经治疗后可愈合,若病情进展,则发展为地图状溃疡,边缘可呈树枝状。少数未经控制的病例,病变可继续向深部发展,累及角膜基质。角膜知觉减退是疱疹性角膜炎的一个典型体征,病变部位的角膜知觉常降低或消失,但其周围角膜的敏感性却相对增加(图9-6)。

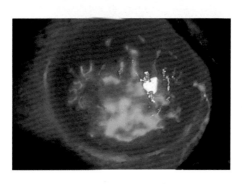

图9-6　单纯疱疹病毒性角膜炎上皮型
荧光素染色示树枝状染色,树枝末端膨大

(2)神经营养性角膜炎:是由于基底膜损伤、泪液功能紊乱、神经营养障碍以及抗病毒药物毒性等多种因素引起的角膜溃疡,表现为睑裂区持续性角膜上皮缺损,慢性无菌性圆形或椭圆形溃疡,表面较清洁。抗病毒治疗无效甚至恶化,可合并角膜基质溶解穿孔。

(3)基质型角膜炎:分为免疫性角膜基质炎和坏死性角膜基质炎。

1)免疫性角膜基质炎:又称盘状角膜炎,是机体对病毒抗原的反应引起的,盘状混浊区位于角膜中央或旁中央,边界清楚,混浊区角膜水肿、增厚,后弹力层皱褶,相应病变区内皮面可见KP。角膜上皮一般正常,荧光素染色阴性(图9-7)。

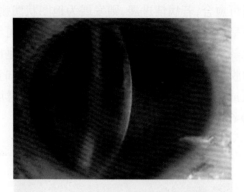

图9-7　单纯疱疹病毒性角膜炎基质型
角膜中央呈盘状水肿增厚

2) 坏死性角膜基质炎:由病毒浸润和免疫炎症反应引起,表现为角膜基质内单个或多个黄白色坏死浸润灶,常伴基质层新生血管长入,严重时基质溶解变薄、脂质变性、角膜溶解甚至穿孔。可伴前葡萄膜炎和眼压升高。

(4) 角膜内皮炎:由病毒浸润和免疫炎症反应引起,表现为全角膜或者局限性基质深层水肿,后弹力层皱褶,相应病变区内皮面可见大量KP。此型常伴随前葡萄膜炎,且炎症容易累及小梁网导致眼压升高,出现继发性青光眼(图9-8)。

上述各种类型可相互转化或并存,如上皮型可向基质型转化、免疫性基质炎可向坏死性基质炎转化。几种类型并存称混合型。某些情况下单纯疱疹病毒性角膜炎还可合并其他病原体感染,如细菌、真菌等,病情往往迁延不愈。

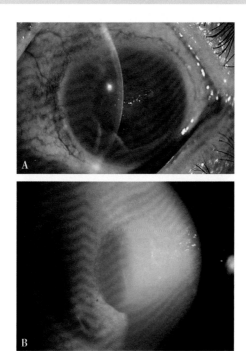

图 9-8 单纯疱疹病毒性角膜炎内皮型

A.上方角膜水肿增厚;B.同一患者显微镜(×16)
下可见病灶相应的内皮面大量色素性 KP

常用的实验室诊断技术有:血清学病毒抗体检测、病毒分离如泪液拭子或角膜病变组织刮片行病毒分离。

【诊断及鉴别诊断】

目前 HSK 的诊断多依靠病史(反复发作史)和角膜病变的形态做临床诊断,实验室诊断不是必需的临床诊断条件。

带状疱疹性角膜炎:是由带状疱疹病毒感染所致,三叉神经第一支分布区域皮肤上有串珠样疱疹,疱疹不越过中线,伴有剧烈神经痛,眼部病变发生在神经痛及皮损之后,眼部受累表现为睑皮炎、结膜炎、角膜炎、巩膜炎、葡萄膜炎、视网膜病变。角膜炎大多数为浅层点状混浊或可发展成树枝状角膜炎,少数为盘状角膜基质炎。

【治疗】

发病机制决定治疗原则,因此不同类型的单纯疱疹病毒性角膜炎应根据其发病机制采用相应的治疗方法。

1. 药物治疗　原发疱疹感染和上皮型角膜炎主要是局部抗病毒治疗,常用药物有更昔洛韦滴眼液和凝胶,一般治疗2周后角膜病灶明显好转,改善后期可辅助人工泪液,促进眼表泪膜恢复。上皮型病毒性角膜炎禁用糖皮质激素,激素可激活病毒,延迟上皮愈合。

基质型角膜炎治疗原则是在局部抗病毒治疗基础上联合局部抗炎,对于盘状角膜炎局部抗炎可使用糖皮质激素,但对于坏死性角膜基质炎,要慎用糖皮质激素(在角膜上皮完整且角膜基质暂无溶解穿孔的情况下,可酌情使用激素,因为激素可延迟上皮愈合、激活胶原酶活性)。当病情好转后激素应逐渐减量(包括强度和频率),使用激素时应监测眼压,当出现激素副作用而无法使用激素时可局部使用免疫抑制剂替代激素。

内皮型角膜炎治疗原则是在局部抗病毒治疗基础上联合局部抗炎,抗炎一般使用糖皮质激素,使用时应根据病情及时调整用量以及注意激素副作用。当无法使用激素时,可用免疫抑制剂替代。

神经营养性角膜炎应停用所有对角膜有毒性的局部用药,给予不含防腐剂的人工泪液,必要时考虑羊膜移植。

病毒性角膜炎(上皮型、基质型、内皮型)在局部抗病毒治疗的情况下,应全身使用抗病毒药物,可缩短病程且减少复发。

2. 手术治疗 当药物治疗效果不明显、长时间不愈合或者出现角膜明显变薄或穿孔时,应行适当的手术如羊膜移植、结膜瓣遮盖或者角膜移植手术进行治疗。当角膜炎症已完全愈合,遗留角膜瘢痕影响视力,应行光学性角膜移植术恢复视力。

第四节 丝状角膜炎

【概述】

各种原因引起角膜表面出现的、由变性的上皮及黏液组织组成的丝状物均称为丝状角膜炎。本病临床症状严重,治疗较困难,易复发。

【常见病因及危险因素】

最常见于干眼、接触镜戴用过长、复发性角膜上皮糜烂、药物毒性角膜病变、神经营养不良性角膜病变,包眼时间过长等。

【临床表现】

1. 症状 异物感、畏光流泪等。瞬目时症状加重,而闭眼时症状可减轻。

2. 体征 角膜上可见色泽较暗、卷曲的丝状物一端附着于角膜上皮层,另一端游离,可被推动,长度从 0.5mm 至数毫米不等。丝状物可在不同位置反复出现(图 9-9)。

3. 检查 丝状物可被孟加拉红染色。

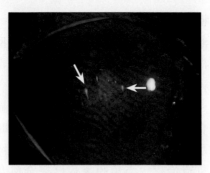

图9-9　丝状角膜炎（箭头所示为丝状物）

【诊断及鉴别诊断】

根据临床症状及体征可明确诊断。

角膜异物：有外伤史，眼表刺激症状严重，可继发感染。

【治疗】

查找病因，针对病因治疗，矫正危险因素。患者因丝状物引起异物感明显时，可表麻后机械拭去角膜丝状物，然后在结膜囊涂抗生素眼膏，包眼12~24小时。适当应用抗生素眼液及眼膏，防止继发感染。试用营养角膜上皮的药物，适当口服维生素类药。10%半胱氨酸可减低丝状物黏性，有利于卷丝的去除。局部使用高渗剂对本病也有治疗作用，常用者为5%氯化钠溶液，白天每天滴眼3~4次，晚上用眼膏。角膜上皮剥脱后，可配戴软性角膜接触镜，以减轻症状，同时点用不含防腐剂的人工泪液。

第五节　角膜缘免疫性疾病

角膜缘血管丰富，角膜缘和中央部之间在免疫相关的细胞和活性因子的分布上存在显著差异，角膜缘的淋巴细胞以及补体成分含量高于角膜中央部。此外,角膜缘含有抗原呈递细胞 - 树突状细胞。因此,临床上角膜缘易发生免疫性角膜病。

一、蚕食性角膜溃疡

【概述】

蚕食性角膜溃疡是一种自发性、慢性、边缘性、进行性、疼痛性角膜溃疡。多发于成年人,单眼者常见于老年人。男女比例相近,病情进展缓慢。

【病因及病理机制】

本病的确切病因至今不明。可能是感染、外伤或其他生物学因素改变角膜的抗原性,或使隐蔽的角膜抗原释放,激活机体体液和细胞免疫反应。抗原抗体形成复合物沉积于角膜缘,使局部炎症细胞活化,释放胶原酶和基质金属蛋白酶引起角膜溶解。

【临床表现】

1. 症状 疼痛较重,随着病情发展,角膜刺激症状发展为不可缓解的疼痛。伴眼红、畏光、流泪、视力下降等。

2. 体征 溃疡从角膜缘发生,可发生于任何部位。开始为角膜缘充血和灰色浸润,几周内逐渐向纵深发展为局限性溃疡。溃疡先从角膜缘环形延伸,进而向中央侵袭,形成特征性穿凿样进展缘。溃疡进展时角膜缘可被上皮覆盖,伴大量新生血管长入,溃疡和角膜缘之间无透明角膜间隔。严重者角膜基质被环形蚕食,仅剩中央岛状,甚至发生角膜穿孔(图 9-10)。

【诊断及鉴别诊断】

根据临床的症状和体征,疼痛较重,溃疡和角膜缘之间无透明角膜间隔。排除其他原因引起的

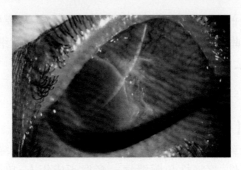

图 9-10　蚕食性角膜溃疡

角膜缘弧形溃疡,溃疡部位基质溶解变薄,
结膜组织自角膜缘长入

角膜缘溃疡性角膜炎后诊断。

1. Wegener 肉芽肿　眼的局部表现与 Mooren
溃疡类似,但常发生角膜溃疡穿孔,可累及全身各
组织和器官,故又名动脉炎 - 肺肾病综合征。

2. Terrien 边缘变性　无痛,单眼或双眼对称
性非炎症性角膜边缘部变薄扩张。

【治疗】

1. 药物治疗　全身和局部使用免疫抑制剂:
肾上腺皮质激素、抗生素、环磷酰胺、环孢素等。

2. 手术治疗　药物治疗无效可行球结膜切除
术,可联合角巩膜组织切除、冷冻。板层角膜移植
术或穿透性角膜移植术,但活动期不建议行穿透性
角膜移植术。手术的关键是彻底切除病变组织,防
止复发,术后合理应用免疫抑制剂。

二、金黄色葡萄球菌性边缘性角膜炎

【概述】

　　金黄色葡萄球菌性边缘性角膜炎是一种常见
的单眼或双眼边缘性角膜浸润或溃疡,常见于慢性

葡萄球菌性睑缘炎患者。

【常见病因及危险因素】

可能是金黄色葡萄球菌自身的抗原引起机体的体液免疫反应,在角膜缘以内 1~2mm 处的角膜发生炎性浸润和溃疡。

【临床表现】

1. 症状 疼痛、流泪、畏光及异物感。

2. 体征 角膜缘内有单个或多个卵圆形或新月形的浸润,与角膜缘有透明间隔,好发部位是 2 点、4 点、8 点及 10 点外,可能与葡萄球菌性睑缘炎有关。发展后浸润可融合,形成溃疡。新生血管可长入病灶。有自限性,但易复发,造成角膜变薄、瘢痕化和血管化(图 9-11)。

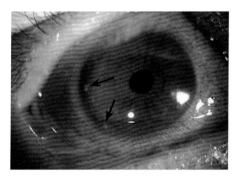

图 9-11 角膜周边 7 点、9 点有圆形浸润灶,病灶与角膜缘之间有透明间隔

【诊断及鉴别诊断】

好发于成年人,儿童罕见。根据临床的症状和体征,溃疡与角膜缘有明显的透明间隔。常伴有溃疡型睑缘炎,睑缘细菌培养为凝固酶阳性的金黄色葡萄球菌。

1. 靠角膜周边的单纯疱疹病毒性角膜炎　在上皮缺损基础上才形成溃疡,角膜知觉减退。角膜印迹细胞学抗 HSV 染色常为阳性。

2. 泡性角膜炎　与角膜缘无透明带间隔,细菌培养常为阴性。

【治疗】

1. 睑缘炎　清洁、热敷,抗生素眼膏(如红霉素、氧氟沙星眼膏)涂擦睑缘,每日 2 次。

2. 浅层角膜溃疡　局部抗生素滴眼液、低浓度的肾上腺皮质激素滴眼液如 0.02% 氟米龙滴眼液,每日 4 次。

3. 反复发作　1% 环孢素滴眼液和非甾体类抗炎滴眼液,并口服阿奇霉素或四环素。溃疡持续不愈合且无感染者可行羊膜遮盖。

4. 病情不能控制　即将穿孔或已穿孔,行角膜移植。

三、泡性角膜炎

【概述】

泡性角膜炎是累及结膜、角膜缘及角膜的免疫性眼病,双眼均可发生,儿童较多见。

【常见病因及危险因素】

最常见为细菌(金黄色葡萄球菌、淋病奈瑟菌)感染,其次是结核分枝杆菌感染,少数见于衣原体、原虫、念珠菌感染。

【临床表现】

1. 症状　眼红、眼痛、畏光、流泪、异物感、视力下降。

2. 体征　可双眼发病,早期为角膜缘或角膜上圆形浸润。后期自角膜缘长入束状新生血管,尖端指向角膜中央,称为束状角膜炎。病灶在基质层,但很少发生穿孔。有自愈性,易复发,伴有瘢痕和新生血管。也可继发感染(图9-12)。

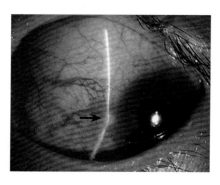

图9-12 泡性角膜炎
角膜缘灰白泡状结节,病灶周围血管充血

【诊断及鉴别诊断】

根据儿童或青年人反复发作的病史,典型临床的症状和体征:有典型的泡状或束状损伤,以及对肾上腺皮质激素治疗反应特别敏感即可作出诊断。

1. 炎性睑裂斑 睑裂区角膜缘的球结膜处出现三角形隆起、灰黄色斑块。

2. 靠角膜周边的单纯疱疹病毒性角膜炎 病灶较靠近角膜中央,角膜知觉减退。角膜印迹细胞学抗HSV染色常为阳性。

【治疗】

1. 增强机体抵抗力。

2. 药物 局部使用肾上腺皮质激素滴眼液和眼膏,怀疑混合感染时,局部加用抗生素滴眼液。对于复发者可加用环孢素滴眼液。

3. 手术 严重病例可行羊膜移植,明显角膜瘢痕者在炎症静止时可行板层角膜移植。

第六节 角膜变性

角膜变性是指由于某些先期的疾病引起角膜组织退化、变质并使功能减退的疾病。引起角膜变性的原发疾病通常是眼部炎症性疾病,少部分原因未明,但与遗传无关。

一、角膜老年环

【概述】

角膜老年环是角膜周边部基质内的类脂质沉着。约60%的50~60岁老年人有老年环,超过80岁的老人几乎全部有老年环。双眼对称发病。

【常见病因及危险因素】

与年龄相关,是老年性退行性病变。若发生于年轻人,则可能与脂质代谢紊乱相关。

【临床表现】

1. 症状 无自觉症状,对视力无明显影响。双眼对称发病。

2. 体征 角膜周边出现宽1mm的灰白色混浊带,该环形首先出现在上下方角膜缘,后两侧,最后成环形。该环与角膜缘之间有透明带相隔,内界较模糊,外界清晰。裂隙灯下见混浊位于后弹力膜前的深基质层内(图9-13)。

【诊断及鉴别诊断】

根据年龄和临床表现可诊断。

【治疗】

无须治疗。

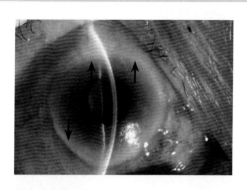

图 9-13　老年环

二、带状角膜变性

【概述】

带状角膜变性又称钙沉着性角膜病变,通常为钙盐沉积在角膜上皮下及前弹力层造成的病变,常继发于各种眼部疾病或系统性疾病。

【常见病因及危险因素】

1. 眼部慢性炎症　慢性葡萄膜炎、角膜基质炎、青光眼等。

2. 伴钙、磷代谢紊乱的全身性疾病　甲状旁腺功能亢进、慢性肾衰竭等。

3. 遗传性因素　如原发遗传性带状角膜病变。

4. 长期暴露于汞剂或含汞的溶液中　如长期使用含汞滴眼液。

【临床表现】

1. 症状　早期无自觉症状,部分有异物感、畏光、流泪。病变位于角膜中央时,视力下降。

2. 体征　初期的角膜混浊极轻微,混浊明显时位于睑裂区角膜周边部。混浊斑与角膜缘之间有一条 1mm 左右的狭窄透明带。鼻、颞侧混浊逐渐向中央发展融合成宽为 3~5mm 的带状病变。沉着的钙盐最终变成白色隆起斑块,粗糙不平,可发生上皮缺损(图 9-14)。

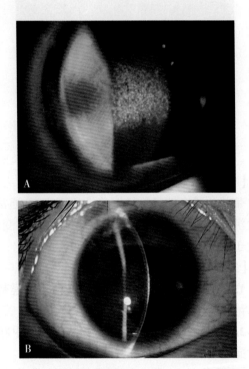

图 9-14　带状角膜变性

A. 睑裂区灰白混浊带;B. 同一患者裂隙光照片,可见病灶位于上皮下浅层

【诊断及鉴别诊断】

根据病史和典型的临床表现可诊断。

【治疗】

1. 治疗原发病。

2. 轻症者　观察,点用人工泪液。

3. 重症者　配戴软性角膜接触镜缓解症状。

以往在表面麻醉下先刮除角膜上皮,再在病变处敷以浸有依地酸二钠的纤维海绵片,数分钟后再刮除钙质,这种方法已很少在临床应用。目前多提倡在表面麻醉下,刮去变性区角膜上皮及前弹力层,角膜创面行羊膜覆盖术。

4. 角膜混浊者 行板层角膜移植术或准分子激光治疗。

三、边缘性角膜变性

【概述】

边缘性角膜变性是一种双侧性周边部角膜扩张病。男女发病率为 3:1,常于青年时期开始,进展缓慢,病程长。

【常见病因及危险因素】

病因未明,目前认为与免疫炎症相关。

【临床表现】

通常 Terrien 边缘性角膜变性的患者没有明显的自觉症状,只有出现角膜明显变薄、膨隆形成后,造成明显的角膜散光、视力下降且难以矫正时才来就诊。

根据病变发展可分为以下 4 期:

1. 浸润期 角膜周边部出现与角膜缘平行的灰白色混浊带,伴新生血管长入,混浊区与角膜缘有正常透明带间隔。该期多无自觉症状,发展缓慢。

2. 变性期 病变区逐渐深入基质层,角膜变薄,形成弧形沟状凹陷。浅层组织逐渐被溶解吸收形成小沟,沟内有脂质沉着。患者可有轻度异物感(图 9-15)。

3. 膨隆期 病变区角膜进一步变薄,出现单个或多个菲薄囊泡样膨隆区。此期会出现明显

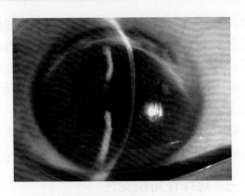

图 9-15　边缘性角膜变性

上方周边角膜明显变薄,基质可见脂质沉着

不规则散光,视力下降。此期受外伤可出现角膜穿孔。

4. 圆锥角膜期　病变角膜张力下降,在眼压作用下向前膨隆呈圆锥状,波及中央角膜出现圆锥角膜样改变。此期咳嗽或外伤时可发生角膜破裂,眼内容物脱出。

【诊断及鉴别诊断】

裂隙灯检查典型临床表现,并结合超声角膜测厚,角膜曲率及角膜地形图检查可诊断。

Mooren 溃疡:Mooren 溃疡的患者眼部剧痛,体征上表现为上皮缺损、溃疡进行缘呈特征性“潜掘状”,很容易与 Terrien 边缘角膜变性区别。

【治疗】

1. 浸润期　有刺激症状,使用糖皮质激素或环孢霉素 A 滴眼液。

2. 影响视力　验光配镜。

3. 角膜明显变薄或穿孔　角膜明显变薄或小范围穿孔,考虑行板层角膜移植术。穿孔范围大伴眼内容物脱出者,行穿透角膜移植术。

四、脂质变性

【概述】

脂质变性是一种角膜内脂质沉着症。有原发性和继发性两种。

【常见病因及危险因素】

1. 原发性脂质变性　罕见，病因不明，可能与角膜缘血管通透性增加有关。

2. 继发性脂质变性　继发于眼外伤，角膜水肿，角膜溃疡和慢性角膜基质炎时。最常见于既往有单纯疱疹病毒性角膜炎或带状疱疹病毒性角膜炎患者。

【临床表现】

1. 症状　常为单眼发病。表现为突然发生的视力急剧下降。

2. 体征　脂质变性呈扇形，有羽毛状边缘的灰色或黄白色局部沉着。该浸润块位于基质层内，病灶边缘可见胆固醇结晶。继发病灶与角膜新生血管形成有关，而原发性病变是无血管的。

【诊断及鉴别诊断】

根据病史和临床表现进行诊断。

【治疗】

局部滴用肾上腺皮质激素，可减轻炎症反应，并抑制角膜新生血管的形成和进展，甚至使血管退缩，可使脂质沉着消退。晚期严重影响视力者可施行板层或穿透性角膜移植术。

第七节　大泡性角膜病变

【概述】

大泡性角膜病变是由于各种原因严重损毁角膜内皮细胞,导致角膜内皮细胞失代偿,使其失去液体屏障和主动液泵功能,引起角膜基质和上皮下持续性水肿的疾病。

【常见病因及危险因素】

各种可能通过物理、化学、生物、机械作用损伤角膜内皮的因素都是大泡性角膜病变的危险因素。最常见的病因是眼前段手术尤其是白内障摘除和人工晶状体植入术、无晶状体眼的玻璃体疝接触内皮、婴儿产伤损害了角膜内皮、绝对期青光眼、单纯疱疹病毒或带状疱疹病毒感染损失角膜内皮、角膜内皮营养不良疾病等。

【临床表现】

1. 症状　绝大多数患者有上述病史。早期患眼表现为晨重暮轻的视物模糊,伴随异物感。随着内皮细胞数量减少,患者可出现持续性视力下降。晚期因角膜大泡,患者异物感、疼痛加剧。当角膜上皮水疱破裂时,患者瞬目可出现剧烈疼痛。如继发眼部感染,极易出现角膜溃疡。

2. 体征　结膜呈不同程度的混合充血,裂隙灯下可见角膜上皮雾状或有大小不等的水疱,基质增厚、水肿,角膜后层切面不清或皱褶混浊(图 9-16)。

3. 检查　角膜内皮显微镜检查内皮细胞密度 <500 个 /mm^2 或成像不清楚,临床共聚焦显微镜检查可见内皮细胞密度降低或成像不清。病程持久者,角膜基质新生血管长入,基质层混浊。

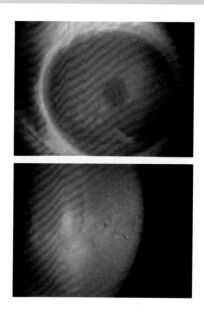

图 9-16　大泡性角膜病变
上图见全角膜混浊水肿,下图见上皮
下水疱形成

【诊断及鉴别诊断】

根据相关病史、典型临床症状和体征、辅助检查(角膜内皮显微镜检查、角膜共聚焦显微镜检查)可以诊断大泡性角膜病变。

单纯疱疹病毒性角膜炎内皮型:与大泡性角膜病变相比,单纯疱疹病毒性角膜内皮炎通常有反复发作病史,且患者视力下降较急,不同于大泡性角膜病变的视力逐渐下降的过程。单纯疱疹角膜内皮炎可常伴眼压升高,其眼表充血炎症往往较大泡性角膜病变明显,且往往伴随大量的色素性KP(大泡性角膜病变KP不多),病原学检查可发现单纯疱疹病毒感染。

【治疗及预后】

轻症可局部应用高渗剂,上皮有缺损时应加用促上皮修复滴眼液及局部用抗生素预防感染。亲水性角膜接触镜可减少角膜大泡与眼睑摩擦,减轻异物感及疼痛感,但应严格定期随访,镜片应定期更换。症状顽固、对视功能影响较大者应考虑行穿透性角膜移植术或深板层角膜内皮移植术。其他的方法有角膜层间烧灼术、角膜层间晶状体状囊膜植入术等。

第八节　圆锥角膜

【概述】

圆锥角膜是一种以角膜扩张为特征,表现为角膜中央部局限性圆锥样突起、角膜基质变薄并产生高度不规则散光的角膜病变。

【常见病因及危险因素】

圆锥角膜的发病机制不明确,可能与先天发育异常有关,呈常染色体显性或者隐性遗传。可单独发病,也可伴有其他先天性疾病。常见的流行病学高危因素包括种族(亚洲和阿拉伯人)、年龄(30岁以下人群)、遗传背景、圆锥角膜家族史、机械性因素(眼睛摩擦、配戴角膜接触镜)等。相关高危疾病包括特异性角结膜炎、春季卡他性结膜炎、透明边缘角膜变性、结缔组织病(Ehlers-Danlos综合征、Marfan综合征等)、唐氏综合征、眼睑松弛综合征、小角膜、无虹膜、Leber先天性黑矇等。

【临床表现】

1. 症状　一般在青春期双眼先后发病,发病年龄越小,病程进展越快。主要症状是近视和散光逐渐加剧,视力进行性下降,早期能以近视镜片矫正,因不规则散光逐渐加深而需配戴角膜接触镜。出现典型圆锥角膜后,光学眼镜不能有效矫正视力。

2. 体征　圆锥角膜的典型特征为:①角膜中央或旁中央锥形突出扩张,扩张区角膜基质变薄(图 9-17);②Vogt 线:在角膜中央区可见基质板层皱褶增多而引起的数条混浊或半透明的白色细线,多为垂直状(图 9-18);③Fleischer 环:在圆锥底部的角膜上皮和基质内有铁质沉着,泪液浸渍后在裂隙灯钴蓝光下可见一棕褐色环(图 9-19);④Munson

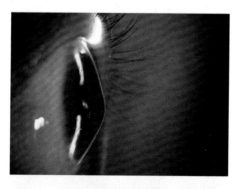

图 9-17　圆锥角膜侧面图:角膜呈锥样隆起

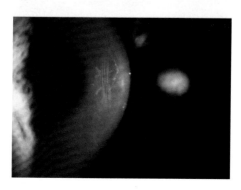

图 9-18　圆锥角膜:Vogt 线

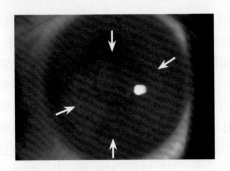

图 9-19　圆锥角膜：Fleischer 环

征：患眼下转时，突出的锥体压迫下睑缘导致下睑弯度变畸形；⑤发生急性圆锥角膜时，角膜后弹力层破裂，角膜中央区急性水肿混浊，视力明显下降，愈合后可形成白色瘢痕（图 9-20）。

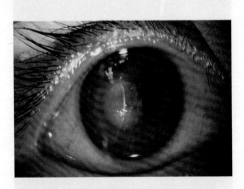

图 9-20　急性圆锥角膜

3. 检查　目前最有效的早期诊断方法是角膜地形图检查，显示角膜变陡斜，早期多始于颞下方，角膜曲率增加，角膜中央的屈光度变大，>47D（正常角膜屈光力为 43D 左右），随着病变进展，角膜陡斜依次扩张到鼻下、颞上、鼻上象限。其他的检查方法还有 Placido 盘、角膜曲率计、三维眼前节分析系统、波前像差仪、共聚焦显微镜、OCT 等。

【诊断及鉴别诊断】

典型的圆锥角膜可根据临床体征及角膜地形图检查来确诊。对可疑的进行性近视散光的青少年,应常规进行角膜地形图检查。

1. 假性圆锥角膜　正常角膜会在某些情况出现类似圆锥角膜的角膜地形图表现,称为假性圆锥角膜。最常见的是配戴角膜接触镜(硬性或软性),角膜地形图表现为下方角膜变陡,与圆锥角膜的角膜地形图难以鉴别。但停止配戴 1~2 周后其角膜地形图可恢复正常。

2. 球状角膜　球形角膜为先天性角膜异常,可侵及全角膜,累及范围极大。表现为角膜基质及周边部均匀变薄,仅为正常角膜厚度的 1/5 左右,在某些病例甚至可以见到周边部较中央部更薄,在外力的撞击下极易发生角膜穿孔。组织学检查角膜各层组织均具备。

3. 屈光术后进展性角膜扩张　也称继发性圆锥角膜,表现为进行性、非炎症性的中央角膜变薄、膨隆扩张引起屈光回退、散光增加,最佳矫正视力下降,角膜地形图的角膜曲率增加等。屈光手术史是两者的鉴别要点,术前隐性圆锥角膜是其重要发生因素。

【治疗及预后】

早期可根据验光结果配戴框架眼镜或者透氧性硬性角膜接触镜(RGP)提高视力。随着病情进展,接触镜不能有效矫正视力,应施行角膜基质环植入术、角膜胶原交联术或者角膜移植术。早、中期的圆锥角膜且中央角膜无混浊者,可考虑行板层角膜移植。急性圆锥角膜宜行前房注气术,等角膜瘢痕形成后择期手术。

第九节　角结膜皮样瘤

【概述】

　　角结膜皮样瘤是一种类似肿瘤的先天性异常，肿物由纤维组织和脂肪组织构成，来自胚胎性皮肤，属典型的迷芽瘤。

【临床表现】

　　1. 症状　一般无明显症状，当肿瘤增大引起角膜散光或者肿瘤侵犯瞳孔区时，可引起视力下降及弱视。

　　2. 体征　皮样瘤是一种边界清楚的黄白色实质性肿物，累及球结膜、角巩膜缘或角膜；典型的皮样瘤位于颞下方角膜缘附近，可见到细小的白色毛发。少数情况下也能扩张到角膜中央或者其他象限。出生时常较小，可随着年龄增长逐渐长大（图 9-21，图 9-22）。

　　角结膜皮样瘤可作为单一的疾病发生，也可与 Goldenhar 综合征（眼耳椎管发育异常综合征）一起

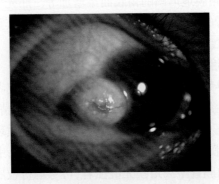

图 9-21　角结膜皮样瘤

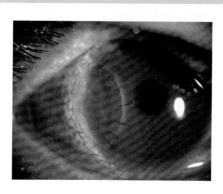

图 9-22 角结膜皮样瘤板层角膜移植术后

出现。因此,应检查患者有无同侧或双侧耳前皮肤赘生物,听力下降、眼睑缺损、眶结膜皮样脂瘤和颈椎腰椎异常。

3. 检查 UBM 可以明确肿物累及角巩膜部位的深度,对确定手术方式有重要的帮助。

【诊断及鉴别诊断】

根据典型临床体征可诊断。

巩膜化角膜:为一种非进行性、非炎症的角膜巩膜化,表现为全部或部分角膜无角巩膜缘界限,病变角膜的颜色为巩膜样改变,有大量的新生血管深入角膜。同时可能伴有房角异常,球形晶状体。

【治疗】

如果皮样瘤比较小并不影响视力,可以观察。如果皮样瘤较大,可能会产生散光从而影响视力,可通过手术切除,一般建议在 1~3 岁手术,遮盖视轴区者尽早手术。

第十节　与接触镜相关的角膜问题

由于角膜接触镜配戴、护理不当引起的各种结膜和角膜损伤。

一、毒性/过敏性结膜炎

【常见病因及危险因素】

由于接触镜护理液中的某些化学物质引起的毒性或过敏性反应。

【临床表现】

1. 症状　戴镜后不久即出现眼红、眼部刺激。

2. 体征　结膜充血、滤泡、浅层点状角膜炎或上皮下浸润。

【治疗】

停戴角膜接触镜；点用不含防腐剂的人工泪液；出现角膜浸润者应用广谱抗生素眼液，排除感染后可短期点用糖皮质激素眼液；定期检查镜片洁净度。

二、巨乳头性结膜炎

【常见病因及危险因素】

镜片与结膜长期接触摩擦引起的机械性刺激；机体对镜片及其附着物的过敏反应。

【临床表现】

1. 症状　眼痒、异物感、少量黏性分泌物。

2. 体征　上睑结膜充血肥厚、可见巨大乳头或中等大小乳头。接触镜上可见沉积物，镜片可移动度大。晚期可出现上睑下垂。

【治疗】

彻底清洗镜片,减少镜片配戴时间;重者应暂停戴镜片;局部滴用肥大细胞膜稳定剂或者组胺、肥大细胞膜稳定剂混合制剂,重者可局部滴用低浓度糖皮质激素滴眼液。

三、角膜新生血管

【常见病因及危险因素】

长时间、过度戴接触镜或长期配戴过紧低透氧镜片。

【临床表现】

1. 症状　可无症状或仅轻度刺激症状。

2. 体征　角膜浅层新生血管,通常位于上方角膜缘,也可全周 360°,重者见基质层新生血管。

【治疗】

可更换成较平坦或高含水量或更薄的镜片,如超过 2mm 浅层新生血管及基质层新生血管应立即停戴角膜接触镜。严重者可局部点用糖皮质激素滴眼液。

四、感染性角膜炎

【概述】

接触镜配戴者如出现任何角膜浸润,应作为感染的体征加以特别重视,要尽快采取措施来防止感染的发生。首先应立即停止配戴接触镜,迅速正确地找出问题所在。有时角膜浸润是由于免疫反应而起,但无论如何,抗感染治疗不得延误。

【常见病因及危险因素】

清洗液或镜片盒等细菌、真菌或阿米巴污染;

长时间、不当配戴角膜接触镜造成角膜缺氧,角膜知觉减退为发病危险因素。

【临床表现】

1. 症状　突发眼红、痛、刺激感、畏光、流泪、视力下降。

2. 体征　结膜混合性充血、角膜浸润或溃疡,前房可有积脓。

【治疗】

立即停戴角膜接触镜。行眼部病原学检查后局部点用广谱强效抗生素滴眼液。按感染性角膜炎处理。

五、代谢性角膜上皮损害

【常见病因及危险因素】

长时间戴接触镜,因角膜缺氧、乳酸堆积。二氧化碳代谢障碍造成角膜上皮损害。

【临床表现】

1. 症状　眼红、异物感、烧灼感、视物模糊。

2. 体征　中央角膜上皮水肿,可发展为点状角膜上皮炎或无菌性角膜溃疡。

【治疗】

停戴角膜接触镜,或可更换为高透氧性角膜接触镜,上皮缺失者预防性使用抗生素滴眼液。

(梁凌毅　柯洪敏　黄小波)

参 考 文 献

1. 葛坚,王宁利. 眼科学. 第 3 版. 北京:人民卫生出版社, 2015.

2. 李凤鸣,谢立信.中华眼科学.第 3 版.北京:人民卫生出版社,2014.

3. 赵堪兴,杨培增.眼科学.第 8 版.北京:人民卫生出版社,2013.

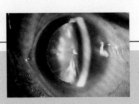

第十章
晶状体病

第一节　年龄相关性白内障

【概述】

各种原因直接或间接破坏晶状体的组织结构、干扰其正常代谢从而导致晶状体透明性下降称为白内障。白内障根据不同病因可以分为年龄相关性、先天性、并发性、药物中毒性、代谢性、外伤性和后发性白内障。年龄相关性白内障，又称老年性白内障，是最常见的一类白内障，多为双眼发病，但双眼发病时间及晶状体混浊程度可以不同，常见于50岁以上的中老年人，发病率随着年龄增长而增加。

【常见病因及危险因素】

年龄相关性白内障是晶状体老化引起的退行性变，与多种因素作用相关。年龄、职业、吸烟、酗酒、营养不良、紫外线辐射以及糖尿病、高血压等都是年龄相关性白内障的危险因素。

【临床表现】

1. 症状

（1）无痛性渐进性视力下降。

（2）对比敏感度下降。

（3）眼前出现固定的黑影，不随眼球运动而变化。

（4）单眼复视或多视。

（5）屈光改变，原有的老视度数减轻或原有的近视度数加深。

（6）视物有眩光或光晕。

（7）色觉改变，颜色看起来不鲜艳或发暗。

（8）夜间视力不佳。

需要注意的是，"飞蚊症"并不是白内障的症状。老年人常主诉的眼前黑影飘动（点状、条状、片状、云状、发丝状或网状等），俗称"飞蚊症"，是由于玻璃体液化和混浊引起，一般不影响视力，无须治疗。但如果短时间内黑影较多、明显影响视力，可能是眼底病引起的玻璃体积血，需要及时进行眼底检查。

2. 体征　年龄相关性白内障分为皮质性、核性和囊下性白内障三种类型（图10-1）。

（1）**皮质性白内障**：皮质性白内障是年龄相关性白内障中最常见的一种类型。根据其临床发展过程及表现形式，皮质性白内障可分为4期：初发期、膨胀期、成熟期和过熟期（图10-2）。

1）初发期：此期表现为在晶状体周边皮质出现辐轮状排列的混浊、水隙或水疱，由液体积聚导致晶状体纤维呈放射状或板层分离所致。散瞳裂隙灯下检查，可以看到典型的楔形混浊，底边位于

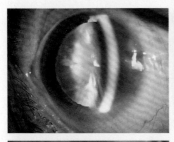
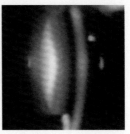
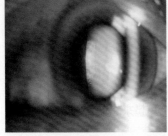

图 10-1　三种类型的年龄相关性白内障
左上:皮质性,右上:核性,左:后囊下性

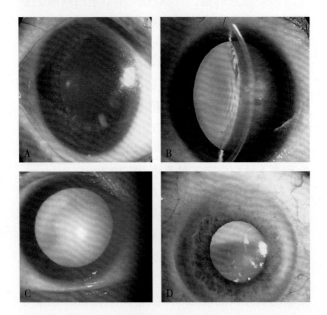

图 10-2　皮质性白内障的临床分期
A. 初发期;B. 膨胀期;C. 成熟期;D. 过熟期

晶状体赤道部,尖端指向中央瞳孔区。因瞳孔区未受累,故极少影响视力。此期发展缓慢,往往数年才发展到下一期。

2）膨胀期:此期晶状体纤维水肿和纤维间液体的不断增加,使晶状体发生膨胀,厚度增加。裂隙灯下可见前囊膜由于张力增加而呈现绢丝样反光;晶状体膨胀可使前房变浅,对于有闭角型青光眼高危因素的患者,很容易诱发青光眼的急性发作。此期患者视力明显减退。用电筒斜照检查时可见瞳孔区内出现新月形投影,称为虹膜投影(图 10-3),为此期特点。

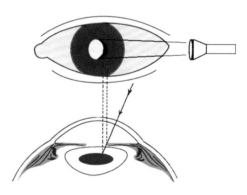

图 10-3　虹膜投影示意图

3）成熟期:此期以晶状体完全混浊呈乳白色为特点,晶状体肿胀消退,虹膜投影消失,前房深度恢复正常。视力降至手动或光感。

4）过熟期:此期晶状体皮质发生液化并从囊膜溢出,使晶状体内容减少,囊膜皱缩,可伴有虹膜震颤,有时可看到黄褐色的晶状体核沉到囊袋下方,可随体位改变而移动。过熟期白内障的晶状体悬韧带往往有退行性改变,容易发生晶状体异位。

当液化的皮质进入前房时可引起晶状体蛋白过敏性葡萄膜炎;当前房中巨噬细胞吞噬晶状体皮质时可堵塞房角,引起晶状体溶解性青光眼。

(2) **核性白内障**:核性白内障往往和核硬化并存。最初混浊出现在胚胎核,然后逐渐向外扩展直到老年核。晶状体核混浊的进展可伴随着颜色的变化,从黄色、棕色、琥珀色至黑褐色。晶状体核颜色与核硬度有一定的相关性,即颜色越深,核越硬。患者出现辨色力下降,眼球屈光状态呈现近视改变。

(3) **囊下性白内障**:以囊膜下浅皮质混浊为主要特点的白内障类型。混浊多位于后囊膜下,也可位于前囊膜下,呈微细颗粒状或盘状"锅巴样"混浊。由于晶状体混浊部位距离眼球光学系统节点更近,因此即使在混浊早期,也会显著影响视力。

3. 分级　临床上常用 LOCS Ⅱ分级,是依据充分散瞳状态下裂隙灯照相和后照法,对晶状体混浊程度进行分级。

临床常用 Emery 核硬度分级(图 10-4):

Ⅰ级:透明,无核,软性。

Ⅱ级:黄色或黄白色软核。

Ⅲ级:深黄色中等硬度核。

Ⅳ级:棕色或琥珀色硬核。

Ⅴ级:棕褐色或黑色极硬核。

4. 检查

(1) **裂隙灯显微镜检查**:可明确晶状体混浊的部位和程度。

(2) **检眼镜检查**:对于白内障患者应尽可能检查眼底,在没有禁忌证的情况下应散大瞳孔进行检

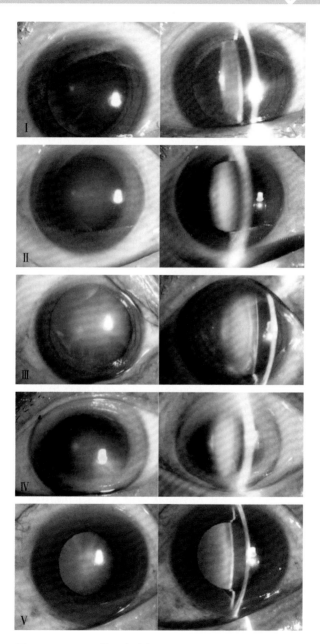

图 10-4 Emery 核硬度分级

查,尤其是在晶状体混浊程度与视力不相符合时,应排除眼底病变的可能。

(3) 视力及其他视功能检查:有助于判断手术预后。

【诊断及鉴别诊断】

年龄相关性白内障根据临床表现及裂隙灯检查可诊断,须与其他类型白内障相鉴别。

【治疗】

1. 非手术治疗　目前临床上尚无药物能够有效阻止或逆转白内障的进展。使用辅助营养类药物、醌型物质(如吡诺克辛)、抗氧化损伤药物(如谷胱甘肽)、醛糖还原酶抑制剂(如苄达赖氨酸)以及一些中药(石斛夜光丸、障翳散和障眼明等)可能延缓白内障的发展,但疗效不确切。

2. 手术治疗　手术是目前唯一有效治疗白内障的方法。白内障手术历经了囊内摘除术、囊外摘除术、超声乳化白内障吸除术、飞秒激光辅助超声乳化白内障吸除术的发展,手术创口越来越小,手术时间明显缩短,手术并发症明显减少,术后效果得到显著提高。

(1) 白内障手术时机:随着显微手术仪器设备和技术的不断更新与发展,尤其是白内障超声乳化吸除联合折叠式人工晶状体植入手术的应用与开展,使白内障手术的安全性与术后效果大大提高,患者已经不需等到完全失明时才做手术,当白内障引起的视力下降影响了患者的日常生活和工作时,便可接受手术。而手术越晚,白内障越成熟,手术风险越高。

对不同的患者来说,接受手术的时机早晚,会有较大的差别。对一个从事精细工作、对视力要求较高的人(如画家、建筑师、飞行员和司机等),可以适当早些手术,当白内障造成的患眼视力下降到0.5时,就可以接受白内障手术;而对一个视力要求不高的人(如家庭主妇和退休在家的老人),可适当延迟手术。

手术前必须对患者进行详细的检查,排除其他影响白内障手术的全身疾病和眼部疾病,并详细解释手术的过程、风险与可能预后,在患者完全理解白内障手术的风险和术后可能的结果的情况下,确定手术时机。

(2) 白内障囊外摘除术(图 10-5):现代白内障囊外摘除手术优点是:无须大型昂贵的手术设备,所需手术器械及手术操作相对简单、手术费用较低,手术学习曲线相对短。缺点是:手术切口和手术损伤较大,术后发生散光较大。对于不具有超声乳化白内障吸除手术条件的地方可以行现代白内障囊外摘除术;此外,晶状体核硬度较大(4 级以上),角膜内皮细胞计数较低(<800 个 /mm^2),或白内障伴有不全晶状体异位的患者可以行此术式。

(3) 超声乳化白内障吸除术(图 10-6):超声乳化白内障吸除术是应用超声乳化仪、通过微小切口将混浊的晶状体粉碎和吸出的一种手术方式。该手术具有切口小、时间短、术后反应轻、视力恢复快等优点,是目前公认治疗白内障的最先进的手术方式。超声乳化白内障吸除术的原理是通过超声乳化手柄经角膜或巩膜的切口进入眼内,其前端的超声乳化针头在术眼内通过超声频率的振动将混浊的晶状体粉碎成乳糜状,并借助能保持眼内恒定液流的灌注抽吸系统,吸除乳化的晶状体组织。

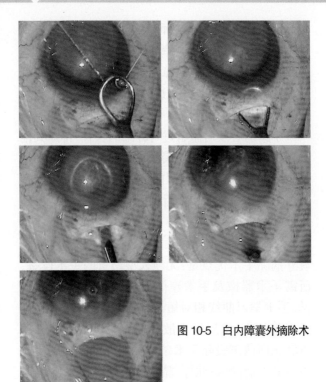

图 10-5 白内障囊外摘除术

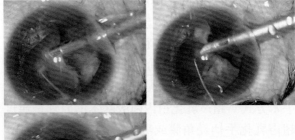

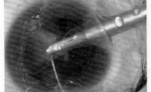

图 10-6 超声乳化白内障
摘除术

(4) 无晶状体眼的屈光矫正:摘除晶状体后的眼球称为无晶状体眼。由于晶状体阙如,呈现高度远视状态,无调节力,视物模糊,其矫正方法主要包括以下几种:

1) 框架眼镜:配戴简单方便,容易调整更换,适用于双眼无晶状体眼的患者。由于无晶状体眼为高度远视眼,看远时需要 +10~+14D 的凸透镜,可产生 25%~30% 的放大率,且伴有视野缩小、视物变形等症状,不是最理想的矫正方法。特别是单眼无晶状体眼患者配戴该眼镜后,双眼形成的像具有像差,不能在视中枢形成双眼单视,发生复视而无法耐受。

2) 角膜接触镜:由于其紧贴角膜,较普通眼镜更靠近眼光学结点,矫正效果更佳。其视网膜成像放大率一般为 7%~12%,可维持双眼单视,尤其适合于单眼无晶状体眼患者。由于镜片可随眼球转动,无明显棱镜作用,避免了环形暗点的产生,像差和色差不明显,周边视野大。但角膜接触镜也存在有局限性,取戴操作不如普通眼镜方便,对于老年患者配戴有困难;由于镜片直接与角膜接触,若配戴不当可引起角膜炎等并发症。

3) 人工晶状体(图 10-7):是无晶状体眼的最佳矫正方法,视网膜像放大率仅为 0.2%~2%,大大减轻了双眼屈光参差和像差等现象,可获得双眼单视,故其光学效果明显优于框架眼镜和角膜接触镜。根据植入的位置可分为前房型和后房型;根据制作材质可分为硬性和软性;根据功能可以分为单焦点、多焦点、散光矫正型人工晶状体。

无并发其他眼部疾病患者的白内障手术预后较好,如术后存在屈光不正或老视可在术后 3 个月

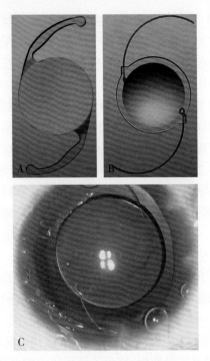

图 10-7　人工晶状体
A. 一片式；B. 三片式；C. 人工晶状体植入眼内

验光配镜矫正。术后注意随访，如并发后发性白内障可行激光后囊膜切开术治疗。

第二节　并发性白内障

【概述】

并发性白内障是指由其他眼部疾病引起的晶状体混浊，是由于眼部炎症或退行性病变导致晶状体营养障碍而变混浊。

【病因】

并发性白内障常见于高度近视、葡萄膜炎、视网膜色素变性、青光眼、眼内肿瘤以及玻璃体视网膜术后等。

【临床表现】

由于原发病不用,并发性白内障所表现的晶状体混浊形态各异(图10-8)。除晶状体混浊外,并发性白内障常伴有原发病的体征。

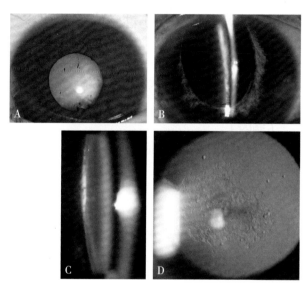

图10-8　并发性白内障
A. 虹膜睫状体炎并发白内障;B. 青光眼并发性白内障;
C、D. 视网膜色素变性并发白内障

1. 虹膜睫状体炎并发性白内障　常见瞳孔后粘连、瞳孔膜闭、瞳孔呈不规则形状,晶状体混浊多从前囊下皮质开始。

2. 青光眼并发性白内障　急性闭角型青光眼发作后,晶状体前囊膜下可出现"泼牛奶"状类圆形混浊斑,称为"青光眼斑"。

3. 中间葡萄膜炎／后葡萄膜炎并发性白内障　常表现为晶状体后囊下混浊。

4. 高度近视并发性白内障　常表现为晶状体核性混浊。

5. 视网膜色素变性并发性白内障　常表现为前囊下或后囊下颗粒状混浊。

第三节　外伤性白内障

【概述】

眼部外伤引起的晶状体混浊统称为外伤性白内障。

【病因】

眼球机械性损伤(包括眼球钝挫伤和穿通伤)、化学伤、电击伤、电离辐射等均可导致外伤性白内障的发生。

【临床表现】

不同致伤原因导致的外伤性白内障,其晶状体混浊形态不同(图10-9),并伴有其他眼部外伤表现。

1. 眼球穿通伤致白内障　眼球穿通伤可导致晶状体囊膜破裂,房水经囊膜破口浸入晶状体内引起其发生混浊。当囊膜破口较小时,破口可以闭合,表现为晶状体局限性混浊;当囊膜破口较大时,晶状体皮质可溢出于前房,房水进入晶状体导致其迅速完全混浊,溢出的晶状体皮质可导致葡萄膜炎和青光眼。

2. 眼球钝挫伤致白内障　眼球钝挫伤可导致瞳孔缘虹膜色素上皮脱落,附着于晶状体前表面形成"Vossius 环",相应囊膜下皮质出现混浊。眼球

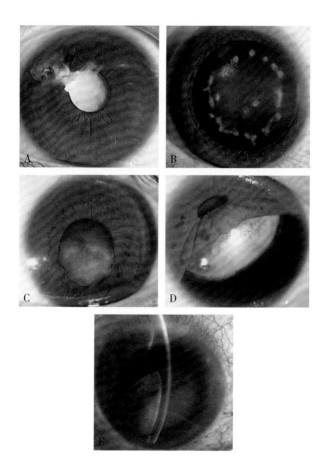

图 10-9 外伤性白内障

A. 眼球穿通伤引起晶状体囊膜破裂;B. 眼球钝挫伤 Vossius 环;C. 外伤性白内障伴虹膜损伤;D. 外伤性白内障伴虹膜根部离断;E. 外伤性晶状体异位

钝挫伤还可以扰乱晶状体纤维排列从而形成花瓣状混浊。严重眼球钝挫伤可引起虹膜根部离断和晶状体异位。

3. 电击性白内障　受雷电打击或身体触电可以引起晶状体前囊膜及囊膜下皮质片状白色混浊。

4. 铁锈沉着症　铁质异物进入眼内后逐渐氧化形成氧化铁,与组织蛋白结合形成不溶性含铁蛋白,可广泛沉着于眼内组织,可在晶状体前囊下形成棕色点状沉着,可呈环状分布于晶状体周边或瞳孔缘后。

5. 铜质沉着症　铜质异物进入眼内,在晶状体前囊膜上可形成葵花状混浊。

第四节　代谢性白内障

【概述】

由于代谢障碍引起的晶状体混浊称为代谢性白内障。

【病因】

常见于糖尿病、半乳糖血症、甲状旁腺功能不足以及肝豆状核变性(与铜的代谢障碍有关)等。

【临床表现】

1. 糖尿病性白内障　可分为真性糖尿病性白内障和糖尿病患者的年龄相关性白内障两种类型,前者多见于青壮年胰岛素依赖型糖尿病患者,常双眼发病,早期表现为晶状体后囊下颗粒状混浊,晶状体混浊发展迅速,可在数周至数月内发展至完全混浊。后者与非糖尿病年龄相关性白内障表现相似,只是发病年龄更早、发展更快。

2. 半乳糖血症性白内障 为常染色体隐性遗传性疾病,患者由于缺乏半乳糖 -1- 磷酸尿苷转移酶和半乳糖激酶,半乳糖无法转化为葡萄糖而聚积于晶状体内,导致渗透压升高,晶状体吸水膨胀而导致混浊。

3. 低血钙性白内障 由于甲状旁腺功能不足,引起血钙过低,可表现为手足搐搦、骨质软化和白内障,典型的晶状体混浊表现为包绕胎儿核和成人核的板层混浊。

4. 肝豆状核变性 可引起棕黄色铜氧化物颗粒沉积在晶状体的前囊膜和后皮质,形成典型的葵花状混浊。

第五节 药物及中毒性白内障

【概述】

药物及中毒性白内障是由于长期应用某些药物或接触某些化学物品引起的晶状体混浊。

【病因】

常见对晶状体有毒性作用的药物有皮质类固醇、氯丙嗪、缩瞳剂和氯喹等,化学药品有三硝基甲苯、二硝基酚、萘和汞等。

【临床表现】

1. 皮质类固醇性白内障 长期全身或局部使用皮质类固醇,可导致晶状体后囊下盘状混浊。患者常伴有满月脸和向心性肥胖等体征(图 10-10)。

2. 氯丙嗪性白内障 表现为晶状体表面星形混浊。

3. 缩瞳剂性白内障 可表现为前囊膜下彩色苔藓状混浊。

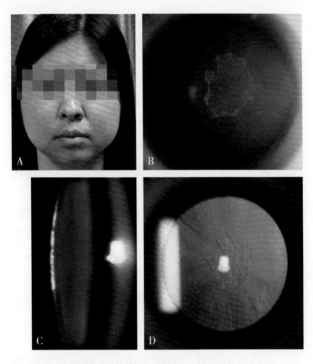

图 10-10　皮质类固醇引起的药物性白内障
A. 患者长期服用皮质类固醇呈现满月脸；B. 晶状体后囊下混浊；C. 裂隙灯切面图；D. 裂隙灯后照法显示后囊下盘状混浊

4. 三硝基甲苯性白内障　可表现为晶状体皮质花瓣状混浊。

第六节　后发性白内障

【概述】

　　后发性白内障是指白内障囊外摘除术后，或外伤性白内障部分皮质吸收后形成的晶状体后囊膜混浊。

【病因】

主要是白内障摘除术后残留的晶状体上皮细胞增生和向肌成纤维细胞的转分化而引起的后囊膜混浊或机化膜。

【临床表现】

后发性白内障可表现为前后囊膜粘连包裹混浊皮质形成的 Soemmering 环,上皮细胞增殖形成珍珠样小体——Elschnig 珠,后囊膜纤维化或混合型(图 10-11)。

【治疗】

位于视轴区的后囊膜混浊会影响视力,可行 YAG 激光后囊膜切开术。

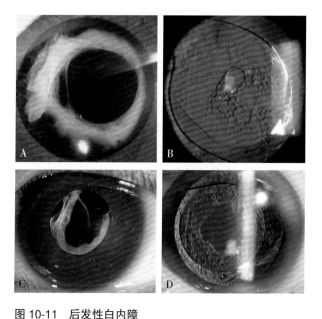

图 10-11 后发性白内障

A. Soemmering 环;B. Elschnig 珠;C. 后囊膜纤维化;D. 激光后囊膜切开术后

第七节　先天性白内障

【概述】

先天性白内障指出生前后即存在或出生后才逐渐形成的先天遗传或发育障碍的晶状体混浊。出生后 1 年内形成的白内障定义为婴儿性白内障。先天性白内障是一种常见的儿童眼病，是造成儿童失明和弱视的重要原因。新生儿中先天性白内障的患病率为 0.5% 左右，可为家族性，也可散发；可单眼或双眼发病；也可伴发其他眼部异常。

【常见病因及危险因素】

遗传性先天性白内障可有常染色体显性、隐性、性连锁隐性遗传三种遗传方式。环境因素包括妊娠期（特别是前 3 个月）宫内感染、妊娠期营养不良或服用某些药物以及患系统疾病等。

【临床表现】

1. 症状　由于先天性白内障患儿发病年龄低，缺乏主诉因而有时难以发现，一般由家长发现患儿瞳孔区发白、不能固视（眼球震颤）、斜视、不能追物或追光等才会引起注意。

2. 体征　明显的白内障肉眼下即可见瞳孔区白色混浊。裂隙灯下可以检查到白内障的形态各异，包括全白内障、核性、绕核性、膜性、前极、后极、粉尘状、缝状、珊瑚状等（图 10-12）。

3. 检查　裂隙灯检查或裂隙灯照相可明确白内障形态和混浊程度。B 超可以辅助检查白内障是否合并有永存原始玻璃体增生等眼后段异常。

【诊断及鉴别诊断】

详见第三章第十五节白瞳症的鉴别诊断。

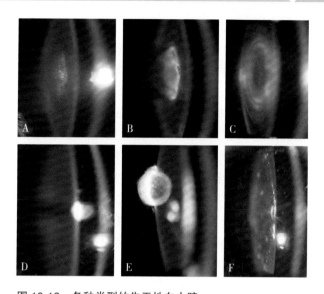

图 10-12　各种类型的先天性白内障

A. 核粉尘状；B. 核性；C. 绕核性；D. 前极性；E. 后极性；F. 皮质蓝色点状

【治疗及预后】

先天性白内障影响婴幼儿正常的视觉发育，容易产生形觉剥夺性弱视，故其治疗方案有别于成人。治疗方案的选择、手术指征与时机的确定以及定期复查的依从性对患儿双眼视觉的重建和恢复尤为重要。

1. 非手术治疗　对于先天性白内障非手术治疗的指征虽然尚缺乏大量的循证医学依据，但临床上已有一些共识，主要的依据是晶状体混浊的部位、程度与范围。对于混浊位于非视轴区、混浊位于视轴区但程度较轻（非致密性混浊）或范围较小（直径小于 3mm）以及患儿全身情况无法耐受全身麻醉等情况，宜采用非手术治疗。治疗方法包括散瞳、屈光矫正、弱视治疗和定期随访，并根据患儿视功能情况及时调整治疗方案。

2. 手术治疗　先天性白内障的手术指征需要根据晶状体混浊的密度、部位、范围及其对视功能的影响来确定。对于单眼或双眼晶状体完全性混浊、位于晶状体中央，直径≥3mm 的致密性混浊、位置接近眼球屈光系统结点的后极性混浊、患眼出现斜视、中心固视能力丧失或眼球震颤，在排除影响手术麻醉的全身情况后，应及时手术。

婴幼儿出生后存在一段视觉发育潜伏期，随之是一直持续到 7~8 岁的视觉发育敏感期，在敏感期内即使是轻微的视觉障碍都会对视觉发育造成影响，因此，对于有手术指征的小儿白内障，理论上应在视觉发育敏感期到来之前进行手术，以尽量减轻形觉剥夺对视觉发育的影响。单眼与双眼形觉剥夺对视觉发育的影响不同，因此，对于单眼致密性白内障患儿，选择在出生 4~6 周时手术，对于双眼致密性白内障患儿，建议最好在 10 周以内手术。

对于小儿人工晶状体植入的时机目前仍有争议，一般建议 2 岁以上植入。术后需要定期验光检查，并辅助弱视训练。

第八节　白内障超声乳化吸除术

【术前评估】

1. 裂隙灯及检眼镜检查　评估角膜透明性、瞳孔大小和对光反射、晶状体混浊程度和部位、虹膜情况、眼底情况。

2. 泪道冲洗　排除泪囊炎症。

3. 视功能评估　了解患者的屈光状态及最佳

矫正视力。

4. 角膜内皮检查 了解内皮细胞的数量和形态,内皮细胞计数低于 1000 个 /mm²,或内皮细胞显著形态异常,应慎重考虑白内障手术方式。

5. 眼球生物测量 准确测量眼轴长度和角膜曲率等参数,用以计算人工晶状体度数,是手术获得满意屈光效果的基础。

6. 全身检查 包括血尿常规、血生化、肝功能、血脂、凝血功能、传染病(乙型肝炎、丙型肝炎、梅毒和 HIV)检测、胸片和心电图检查,了解患者全身状况,排除手术禁忌证。

【手术步骤】

(一) 切口构筑

1. 巩膜隧道切口

(1) 优点

1) 切口自闭性最好。

2) 感染风险最低。

3) 手术源性角膜散光小。

4) 尤其适合合并角膜病变(如角膜移植术后、周边角膜变性等)。

5) 角膜热损伤风险较低。

6) 对角膜内皮损伤较轻。

7) 避免与 RK、AK 或 LASIK 切口重叠。

8) 适合初学者(便于及时转化为 ECCE),硬核白内障。

(2) 缺点

1) 不适用于存在巩膜、结膜疾病的患者。

2) 对青光眼滤过术后或拟行滤过手术的患者有影响。

3) 不适用于眼瘢痕性类天疱疮。

4）可引起结膜下出血。

5）制作步骤相对复杂，手术时间较长。

6）制作易受眉弓、眼眶、睑裂大小等解剖因素的影响。

7）可能需要两把不同手术刀制作切口。

（3）构筑方法（图10-13）

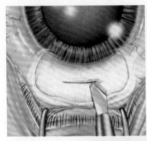
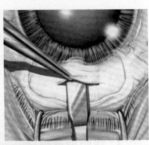
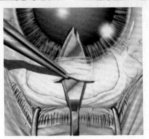

图10-13　巩膜隧道切口

1）制作以上穹隆为基底的结膜瓣，分离至距角膜缘5mm处。

2）角膜缘后1~2mm处做约1/2厚度的垂直切口（直线或反眉弓形），宽度为3.5~4mm，烧灼浅层巩膜血管。

3）使用月形刀自巩膜切口底部向前及两侧分离巩膜板层直至透明角膜内0.5mm。

4）在分离至角巩膜缘时应略微抬起月形刀刀

头后再向前分离板层以避免过早进入前房。

5）使用 3~3.2mm 穿刺刀在隧道末端平行虹膜刺入前房,穿刺刀肩部应完全通过内切口以保证内切口达到标示的尺寸。

2. 透明角膜/角膜缘切口

（1）优点

1）术中出血少,适合接受抗凝治疗的患者。

2）术野暴露充分,操作方便。

3）制作容易、省时。

4）术后外观良好,术后无红眼。

5）保留结膜和巩膜,为滤过手术创造条件。

（2）缺点

1）恢复时间长。

2）眼内炎风险相对高。

3）异物感。

4）可能会造成周边眩光。

5）组织不能拉伸。

6）可能会造成热损伤。

7）损伤角膜与后弹力层。

8）不规则散光和切口渗漏。

（3）三平面切口构筑方法(图 10-14)

1）第一个平面(垂直于角巩膜缘平面):用 15°刀垂直角巩膜缘进刀,深度约 1/2 角巩膜厚度。

2）第二个平面(平行于角巩膜缘弧度):用 3.0~3.2 角膜穿刺刀顺角巩膜弧度,沿 1/2 角巩膜深度板层,隧道长度约 2mm。

3）第三个平面(平行于虹膜平面):用 3.0~3.2 角膜穿刺刀,平行虹膜平面穿刺进入前房,刀肩部要进入前房以确保内口直径,原路退刀不要挤压切口后唇,以免退刀时前房塌陷。

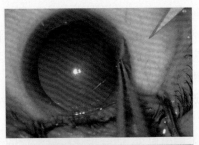

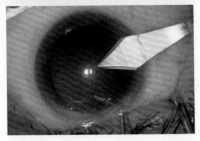

图 10-14   透明角膜切口

（二）连续环形撕囊

是超声乳化白内障手术成功的基础。

1. 优点

（1）不残留不规则前囊膜游离片，排除了游离片对后续步骤操作的影响，特别是清除皮质时，I/A针头容易误吸前囊膜游离片。

（2）无放射状裂口，增加囊袋内操作的安全性，如进行劈核、旋转核、机械碎核和植入人工晶状体等操作时，能最大限度保证囊袋的完整性，不容易发生放射状撕裂。

（3）完整的囊袋能充分张开，增加操作空间。

（4）把 IOL 限制在囊袋中，维持 IOL 长期稳定居中。

（5）在发生后囊膜破裂的情况下，完整的前囊膜边缘仍可作为支撑、将人工晶状体安全固定于睫状沟。

（6）成功的连续环形撕囊可以有效减少术中术后并发症。

2. 步骤及技巧（图 10-15）

（1）使用黏弹剂填充前房，尽可能压平晶状体前囊膜。

（2）用截囊针或撕囊镊在靠近瞳孔中央处刮开前囊膜。

（3）用撕囊镊夹住囊膜瓣／用截囊针推动囊膜瓣，将囊瓣翻转。

（4）夹持或推动囊瓣沿切线方向撕囊（尽量减少径向力）。

（5）需放开囊膜瓣并重新夹住囊膜瓣根部以获

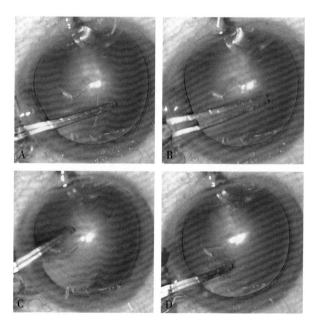

图 10-15　连续环形撕囊

得更好的控制力。

(6) 以瞳孔缘为参照,撕囊边缘与瞳孔边缘保持平行,可使撕囊口更居中。

(三) 水分离和水分层(图 10-16)

1. 水分离的目的

(1) 减轻囊袋内操作对囊膜和悬韧带的牵拉。

(2) 使清除皮质更容易。

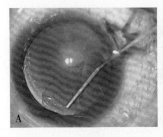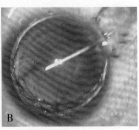

图 10-16　水分离和水分层

2. 水分离的方法

(1) 将注水针头伸至撕囊口下。

(2) 轻轻挑起囊膜,轻柔注水。

(3) 向下轻压核,使液体从周边流出。旋转核块,确保水分离充分。

(4) 必要时可以进行多点水分离,但要注意注水层次。

3. 水分层的目的

(1) 将超声能量集中应用于硬核。

(2) 在超声乳化过程中,在硬核与囊膜之间形成保护垫。

4. 水分层的方法

(1) 将冲洗针头伸入晶状体内直至抵住硬核。

(2) 轻柔多点注水直至看到核周形成多个金色环或晶状体核能在囊袋内转动。

（四）超声乳化晶状体核

拦截劈核法（图 10-17）。

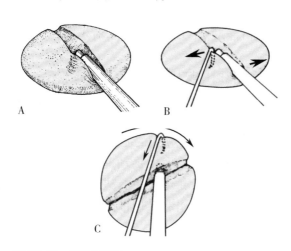

图 10-17 拦截劈核法
A. 刻槽；B. 分核；C. 劈核

1. 刻槽

（1）刻槽方法

1）自切口至切口对侧。

2）针头斜面向上。

3）每次刻槽的深度为针头直径的 1/3~1/2。

4）脚踏 3 挡前进，2 挡后退。

5）长度：在撕囊口的范围内。

6）宽度：一个半针头直径（能容纳针头和套管）。

7）深度：2/3 晶状体厚度（能看到槽底红光反射）。

（2）刻槽注意事项

1）足够深，保证瓣核完全，刻槽的深度与晶状体的形状一致，即中央深、周边浅，以免穿破后囊膜。

2）足够宽（达到套管宽度）。

3）只在超声乳化针头向前移动且不全堵塞时释放超声能量，针头无核块堵塞时不要释放超声能量。

4）刻槽时应保持超声乳化针头处于不完全堵塞状态，完全堵塞时会因核块乳化不全而在前房内产生乳白色混浊，影响术野清晰度。随着刻槽由浅入深，越接近后囊膜，所用的能量应越小。

5）刻槽时不要用力推动晶状体，当使用的能量过低或超声乳化针头行进速度过快时，会推动晶状体，容易引起悬韧带损伤和晶状体不全脱位。

6）采用适当的超声能量、液流设置和负压。

2. 分核

（1）分核的着力点是关键，辅助器械和超声乳化针头应尽可能达到刻槽的底部，如果着力点在槽的上边缘，则常常不能奏效。

（2）向两侧分开用力，不可用力过大，过猛。

（3）如果分核不成功，可继续刻槽，瓣核困难常常与刻槽的深度有关。

3. 劈核

（1）旋转已经分开的 1/2 核块。

（2）脚踏踩至 3 挡，将超声乳化针头埋入半核块中抓住核块，将辅助钩从环形撕囊口边缘下伸入至核赤道部。

（3）右手超声乳化针头固定核块，左手辅助钩从赤道部向针头方向对冲劈核。

（五）灌注抽吸晶状体皮质

1. 灌注抽吸过程中，前房始终保持在较生理情况下更深的状态。

2. 灌注抽吸手柄出入前房,脚踏板处于1挡位置即灌注功能状态,抽吸孔接近皮质时,将脚踏板置于2挡位置即灌注抽吸功能状态。抽吸孔阻塞后,线性增加吸力,将皮质牵拉到瞳孔中央区,然后在直视下完成抽吸。

3. 首先抽吸游离皮质,然后抽吸与后囊膜相粘连的皮质;先抽吸手柄容易达到的部位,最后抽吸主切口下的残留皮质。

4. 操作过程中始终注意抽吸口,避免误吸虹膜、前囊膜或后囊膜,如果误吸,应立即停止,将脚踏板切换至反流挡,使误吸组织从抽吸孔回退。

5. 主切口下皮质抽吸　使用90°弯曲单手灌注抽吸手柄,或使用双手灌注抽吸手柄,通过交换灌注手柄与抽吸手柄操作,完成360°包括主切口下囊袋内的皮质抽吸。

6. 虹膜下皮质抽吸　游离皮质和大部分囊袋内皮质抽吸干净后,需检查整个囊袋与虹膜下是否残留皮质,将辅助器械经瞳孔缘将虹膜向周边拉开,暴露局部虹膜下的囊袋,检查是否残留皮质,如有则在直视下抽吸。

【术中并发症】(图10-18)

1. 切口相关并发症　切口过宽,会导致术中切口渗漏和前房不稳;切口过窄会增加器械进出前房的阻力,增加角膜后弹力层撕脱和切口热烧伤的风险;切口隧道过长,引起角膜皱褶影响术者视线;隧道过短,容易引起虹膜脱出和前房不稳。

2. 角膜后弹力层脱离　器械进出前房或植入

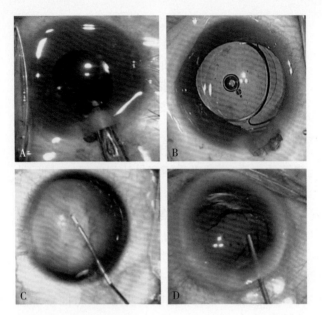

图 10-18　术中并发症
A. 切口过短；B. 虹膜脱出；C. 撕囊口裂开；D. 后囊膜破裂

人工晶状体操作不当，可造成角膜后弹力层脱离。当前房内出现漂浮的透明膜状物时，要仔细观察判断其是否是角膜后弹力层，注意与前囊膜碎片相鉴别，此时应暂停手术操作，以免脱离范围扩大。对于小范围脱离，可在后弹力层脱离的对侧注水形成前房，多能自行复位，也可注入无菌空气泡甚至惰性气体进行复位；对于大范围的后弹力层脱离，如顶压失败，可缝线固定。

3. 撕囊相关并发症　撕囊口过小，影响术中操作空间；撕囊口过大，会损伤晶状体悬韧带，人工晶状体也难以稳定在囊袋内；撕囊口放射性撕裂，可引起后囊膜破裂和核块坠入玻璃体腔。

4. 后囊膜破裂　在手术过程中任何一个操作

不慎都有可能引起后囊膜破裂。若后囊膜破裂发生于手术早期,仍有较大块核残留时,应扩大切口,在黏弹剂辅助下,用注水囊圈将残留核块娩出。当后囊膜破口较大伴玻璃体疝,需行前段玻璃体切除术。

5. 悬韧带离断　水分离不充分、超声刻槽时用力"推核"、超声乳化核或抽吸皮质时误吸拉拽囊膜等会引起悬韧带损伤。

6. 虹膜损伤　处理周边部和虹膜附近的核块时,可能误吸虹膜引起其损伤。处理方法是使用内聚型黏弹剂推开虹膜,止血并防止进一步损伤。

7. 暴发性脉络膜上腔出血　是白内障术中少见但危急且后果严重的并发症,一旦发生,预后不良。其发生机制是眼内压过低导致脉络膜血管扩张、渗漏和破裂。典型临床表现为患者突发眼部剧痛,可伴恶心呕吐,眼压急剧升高导致眼球变硬,眼底红光反射消失,伤口裂开,眼内容物自切口脱出。紧急处理方案,一旦发现暴发性脉络膜上腔出血应立即关闭切口,用有足够张力的缝线使伤口紧密缝合,防止眼内容物脱出。全身及局部使用大剂量皮质激素以减轻眼内炎症反应,使用高渗剂和碳酸酐酶抑制剂降低眼压,待病情稳定后再考虑二期手术。

【术后并发症】(图 10-19)

1. 角膜水肿　手术创伤、术后炎症反应和术后高眼压等因素会导致不同程度的角膜水肿。局限性角膜水肿一般不需特殊处理,弥漫性或持续性角膜水肿需要针对病因进行治疗,加强抗炎,如有角膜后弹力层脱离应尽快使其复位,小范围脱离可

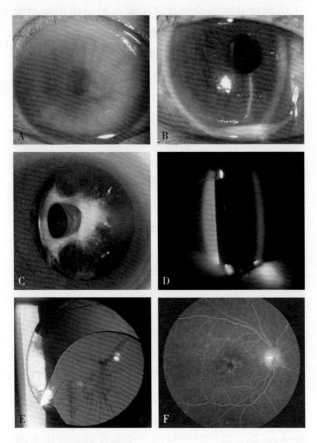

图 10-19 术后并发症
A. 角膜水肿；B. 感染性眼内炎；C. 囊袋皱缩；D. 囊袋阻滞综合征；E. IOL 异位；F. 黄斑囊样水肿

通过前房内注入空气或惰性气体，大范围脱离需要进行缝合使其复位。

2. 术后高眼压 需针对病因进行处理，如黏弹剂残留，可用消毒钝针头按压侧切口放出适量房水进行减压，如炎症引起高眼压，应加强抗炎，并用降眼压药物控制眼压。

3. 术后炎症反应　手术操作会引起不同程度的炎症反应,前房内操作越多时间越长,炎症反应越重。轻者可表现为房水闪辉阳性,房水中可见细胞,严重时可见前房内纤维素渗出、虹膜前后粘连、瞳孔变形、炎性膜形成、瞳孔膜闭、虹膜膨隆和继发性青光眼等。

4. 感染性眼内炎　是后果极其严重的一种术后并发症,故围术期的预防措施非常重要,所有预防措施的目的均为最大限度地降低眼表菌群。快速诊断和及时手术干预是影响预后的关键。一旦怀疑感染性眼内炎,应立即抽取前房水进行病原学检测,同时局部和全身应用广谱抗生素。一旦确诊感染性眼内炎,应选取敏感抗生素进行全身及局部用药,炎症发展迅速的应及时行玻璃体切除术,并向玻璃体腔注射敏感抗生素。

5. 囊袋皱缩综合征　发生机制是在悬韧带脆弱的基础上,残留晶状体细胞增殖和纤维增生,使囊膜受到牵拉皱缩,可引起人工晶状体异位。显著的囊袋皱缩可通过 YAG 激光进行松解。

6. 囊袋阻滞综合征　可发生于术中,多见于晶状体核较大而撕囊口较小,灌注液积聚于囊袋内引起囊袋阻滞;可发生于术后早期,由于撕囊口被 IOL 光学面阻塞,引起瞳孔阻滞;可发生于术后数月或数年。处理方法是 YAG 激光后囊膜切开。

7. 人工晶状体异位　与术后炎症反应、撕囊口不完整及囊膜机化收缩、IOL 非对称性植入(一个襻在囊袋内,另一个襻在睫状沟)、IOL 质量和残留的晶状体皮质或上皮细胞增殖等因素有关。轻度的位置异常表现为 IOL 偏中心,一般不需特殊处理,可随访观察 IOL 位置改变及矫正 IOL 偏中心引起的屈光不正。重度的位置异常表现为 IOL 脱位或夹持,可引起单眼复视或高度散光,严重影响视功能,往往需要手术进行复位或取出。

8. 后发性白内障　是白内障术后最常见的并发症。视轴部位后囊膜混浊会导致视力下降,可进行 YAG 激光后囊膜切开。

9. 黄斑囊样水肿　是血-视网膜屏障受损,黄斑旁毛细血管渗漏所致。术前局部使用非甾体类抗炎药能有效减少术后黄斑囊样水肿的发生。

【围术期用药】

1. 术前 1~3 天使用广谱抗生素滴眼液,可降低眼表细菌培养阳性率。

2. 术前使用非甾体类抗炎药物,通过抑制环氧合酶生成前列腺素和(或)抑制脂氧合酶产生白三烯,从而抑制手术诱发的瞳孔缩小和炎症反应,维持术中瞳孔散大,减轻眼胀或疼痛等不适症状,并可预防术后黄斑囊样水肿,辅助糖皮质激素发挥抗炎作用以减少糖皮质激素用量。

3. 术后抗炎抗感染治疗　可选择甾体或非甾体类抗炎滴眼液和广谱抗生素滴眼液,术后用药 2~4 周。

第九节　晶状体异位

【概述】

晶状体借助悬韧带与睫状体相连,悬挂在虹膜与玻璃体之间,位于瞳孔区正后方。当悬韧带发育异常或由于外伤、眼内肿瘤等原因断裂,晶状体离开其正常的位置,称为晶状体异位。

【常见病因及危险因素】

先天性晶状体异位多具有遗传性(马方综合征、同型脱氨酸尿症等)。后天性晶状体异位最常见于眼外伤尤其是眼球钝挫伤。自发性晶状体异位可见于眼内肿瘤推拉晶状体离开正常位置;眼内炎症破坏晶状体悬韧带;牛眼或高度近视葡萄肿引起的晶状体悬韧带变性或营养不良等。

【临床表现】

1. 症状　晶状体不全异位会出现视力下降或视物模糊、散光(难以矫正的高度散光或不规则散光)、单眼复视;伴有全身异常的晶状体不全异位如马方综合征等不仅会有眼部的症状,还会出现骨骼以及心血管循环系统的异常,要仔细询问患者的病史和家族史;晶状体全异位会出现视力的急剧下降,如异位于前房或嵌顿于瞳孔区,会影响房水的正常循环,引起眼压升高,出现眼痛伴同侧头痛甚至恶心呕吐。严重的眼外伤,晶状体可经角巩膜伤口脱至结膜下,甚至眼外。

2. 体征　晶状体不全异位在裂隙灯下检查可见晶状体震颤,虹膜震颤,小瞳孔或散瞳下可见到晶状体的赤道部或拉长的悬韧带。晶状体全异位于前房,裂隙灯检查可见前方内油滴状晶状体,晶状体接触角膜会引起角膜的水肿混浊;晶状体异位于玻璃体腔,裂隙灯下检查可见前房加深,晶状体阙如,虹膜震颤,需要散瞳,用前置镜检查才能看到异位于玻璃体腔的晶状体(图 10-20)。

3. 检查　散瞳裂隙灯检查和 UBM 检查可以确定晶状体不全异位的范围和程度;异位于玻璃体

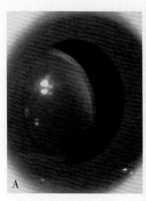

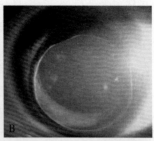

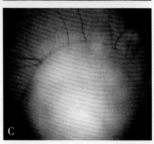

图 10-20 晶状体异位
A. 晶状体不全异位;B. 晶状体全异位至前房;C. 晶状体全异位至玻璃体腔

腔的晶状体全异位 B 超可辅助诊断。

【诊断及鉴别诊断】

根据临床体征和裂隙灯检查可诊断,必要时结合 UBM 或 B 超检查。

【治疗及预后】

1. 非手术治疗 对于异位范围小、可以通过验光戴镜提高视力的晶状体不全异位无须手术治疗。定期随诊观察异位范围、程度是否进展。

2. 手术治疗 对于异位范围较大、戴镜难以矫正的不全异位和异位于玻璃体腔或前房的晶状体全异位需要手术治疗。针对晶状体不全异位的范围以及全异位晶状体的位置,须采取不同的手术方式和技巧,并可能需要采用虹膜/囊袋拉钩、囊袋张力环等辅助器械,手术难度较高。

(张新愉 曲博 陈伟蓉)

参 考 文 献

1. 眼科学,葛坚.北京:人民卫生出版社,2005.

2. Paul Riordan-Eva. 眼科学总论.赵桂秋,译.北京:人民卫生出版社,2006:225.

3. 张振平.晶状体病学.广州:广东科技出版社,2005.

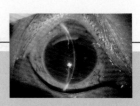

第十一章
青光眼

第一节　原发性闭角型青光眼

原发性闭角型青光眼(primary angle-closure glaucoma,PACG)是由于周边虹膜组织机械性阻塞前房角导致房水流出受阻,从而造成眼压升高的一类青光眼。

PACG 主要分布在亚洲地区,中国尤著;40 岁以上多见,50~70 岁者最多。我国 PACG 常见人群患病率约 1.79%,40 岁以上人群中高达 2.5%。女性多见,男女比率约 1∶4。危险因素包括年龄、短眼轴、窄房角、浅前房、厚晶状体和青光眼家族史。临床上分为急性和慢性两种,以下分别阐述。

一、原发性急性闭角型青光眼

【临床表现】

1. 诱因　情绪激动,长时间在暗环境工作及近距离阅读,气候变化季节更替亦可能导致 PACG 急性发作。大部分患者单眼发病,但双眼均具有急性房角关闭的解剖易感因素如浅前房、窄房角、短眼轴等(图 11-3)。

2. 症状　急性起病,突发性视力急剧下降,伴有剧烈疼痛、眩晕、恶心、呕吐。易误诊为胃肠道疾病。

3. 体征

(1) 裂隙灯检查:周边前房浅是其主要特征(图 11-1)。急性发作期可见睫状充血或混合充血、角膜雾状水肿、角膜后沉积物、瞳孔固定并中度散大、虹膜萎缩、房水闪辉、虹膜后粘连和周边虹膜前粘连、晶状体青光眼斑(图 11-2)。

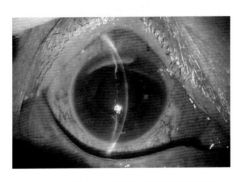

图 11-1　原发性急性闭角型青光眼,睫状充血,角膜雾状水肿,浅前房

眼压急剧升高,若持续时间长,可出现角膜后色素沉着、晶状体青光眼斑、虹膜节段性或局灶性萎缩(图 11-2),称为原发性急性闭角型青光眼三联征,这些体征眼压下降后并不消失,一般终生存在。

(2) 眼底检查:可见视乳头充血、水肿,视乳头

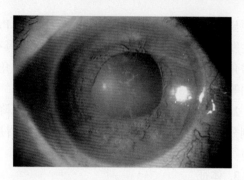

图 11-2　原发性急性闭角型青光眼,瞳孔固定并中度散大,虹膜局灶萎缩,青光眼斑

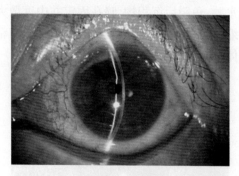

图 11-3　原发性急性闭角型青光眼对侧未发作眼,同样具有浅前房、窄房角的解剖特征

周围血管出血,有时可伴有视网膜中央静脉阻塞。

(3) 房角镜检查:临床前期和先兆期,房角狭窄但全周开放。急性发作期眼压控制、角膜恢复透明后方可行房角镜检查,可见不同程度房角粘闭,Schlemm 管充血。缓解期患者可遗留不同程度房角粘闭,小梁网遗留较多色素,尤以下方为甚。慢性期则表现为广泛房角粘闭。

(4) UBM:可在静态下评估房角的宽窄和开闭状态。可见浅前房、窄房角等体征。

（5）A 超：闭角型青光眼患者具有短眼轴、晶状体相对大且厚等特点。

【临床分期】

1. 临床前期 对侧眼曾有 PACG 发作史，或有明确 PACG 家族史。眼部检查浅前房等解剖特征，暗室激发实验可呈阳性。

2. 先兆期 急性发作前出现的间歇性小发作，临床症状轻微，休息或睡眠后自行缓解。

3. 急性发作期 起病急，眼部体征明显。

4. 缓解期 经治疗或自然缓解后，眼压恢复至正常范围。角膜水肿消退，视力恢复至发作前水平或略有降低，房角可重新开放，也可遗留不同程度粘连关闭，范围一般 <1/2 周。

5. 慢性期 急性发作期未经及时恰当的治疗，或由于房角广泛粘连则可迁延为慢性期。此期患者症状未完全缓解，眼压中度升高。角膜基本恢复透明，房角检查发现广泛粘连关闭。此期可发生视神经损害，表现为视杯扩大，盘沿变窄，随之出现视野缺损。

6. 绝对期 急性发作期治疗延误或其他期未能得到恰当治疗，眼压持续高，视力最终完全丧失。

【诊断及鉴别诊断】

1. 诊断 根据典型症状（急性起病，视力下降）、体征（眼压升高、睫状充血，角膜水肿，瞳孔散大，青光眼斑），患眼及对侧眼均具有青光眼解剖特征（浅前房，房角窄，眼轴短等）可诊断。

2. 鉴别诊断 急性闭角型青光眼出现结膜充血，需与急性结膜炎、急性虹膜炎相鉴别（表 11-1）。

表 11-1 三种常见红眼病的鉴别诊断

	急性闭角型 青光眼	急性结膜炎	急性虹膜炎
症状	剧烈头痛、眼痛、眼胀,可伴恶心、呕吐	异物感、痒、畏光、流泪	眼痛、眼红、畏光、流泪
视力	急剧下降	一般正常	下降
眼压	明显升高	正常	正常或降低
分泌物	无	有	无
充血	睫状充血或混合型充血	结膜充血	睫状充血
角膜	雾状水肿,可出现色素性角膜后沉着物(KP)	透明	可出现羊脂状或尘状角膜后沉着物(KP)
前房	浅	正常	正常
房水	前房闪辉	透明	前房闪辉和前房细胞
瞳孔	固定并中度散大	正常	瞳孔收缩或形状不规则
晶状体	可出现特征性的青光眼斑	与年龄相符的晶状体密度/混浊程度改变	可出现晶状体混浊

急性闭角型青光眼出现呕吐,故需与胃肠炎、神经系统疾病相鉴别:后者一般不伴眼部体征,经查体及测眼压后可予鉴别。

【治疗】

1. 药物治疗迅速降低眼压 20% 甘露醇 1.0~1.5g/(kg·d)快速静脉静滴;也可口服乙酰唑胺 250mg/次,2 次/日,眼压控制后可停用。

局部频滴 1% 毛果芸香碱滴眼液,q5 分钟 ×4

次,q15 分钟 ×4 次。

局部降眼压药物,β 受体阻滞剂如噻吗洛尔滴眼液,卡替洛尔滴眼液等、碳酸酐酶抑制剂如布林佐胺滴眼液等,通过减少房水生成减低眼压;或 α 受体激动剂如溴莫尼定滴眼液,除减少房水生成外,还能增强葡萄膜巩膜房水外流途径。

局部应用类固醇激素,以减轻继发性炎症反应。

2. 激光或周边虹膜切开(切除)术

手术指征:急性闭角型青光眼临床前期、缓解期、先兆期。

3. 白内障超声乳化吸出联合人工晶状体植入术

手术指征:①符合白内障手术指征又需要做虹膜周边切除术的青光眼患者可采用单纯白内障摘除术来治疗;②诊断明确的原发性急性闭角型青光眼,用药下眼压控制正常,发作时间在 2 周之内,可采用单纯白内障摘除术来治疗。

4. 小梁切除术

手术指征:①对于已形成广泛周边虹膜前粘连,房角粘连关闭超过 1/2,特别是急性闭角型青光眼慢性期者应选择滤过性手术;②当急性发作眼高眼压用药无法控制时,需及时行小梁切除术。

二、原发性慢性闭角型青光眼

【临床表现】

1. 症状　约 2/3 以上原发性慢性闭角型青光眼者有反复小发作的病史。发作时表现为眼部酸胀感、视矇及虹视,部分有头晕或头痛。情绪紧张、过度疲劳、长时间阅读或近距离工作、看电影、失眠及下象棋等因素可与发作相关。有些女性可在月经期或前后显示有规律性发作。冬季比夏季发作常见。

初期大部分患者经过睡眠和充分休息自觉症状可消失。约 1/3 患者无任何自觉症状。偶尔遮盖健眼始发现患眼已失明或有严重视力障碍。

2. 体征　眼压升高;浅前房,窄房角并伴有不同程度周边前粘连;青光眼性视神经损害及视野损害。

(1) 房角镜检查:不同类型的慢性闭角型青光眼房角形态不同。

1) 瞳孔阻滞型:房角形态和急性闭角型青光眼类似,虹膜根部附着点靠后,房角隐窝深,周边虹膜中到高度膨隆,房角狭窄,各象限房角宽度有明显差异,上方最窄,依次为下方、鼻侧、颞侧。房角可表现为反复发作性功能关闭。

2) 高褶虹膜型:虹膜根部附着点靠前,房角隐窝浅,周边虹膜轻或中度膨隆,周边虹膜厚并向房角处堆积,房角关闭表现为爬行性粘连,即开始粘连发生于房角最深处,以后逐渐向上达巩膜嵴、小梁网,甚至 Schwalbe 线,所以房角开放区和关闭区之间呈过渡性分界。少部分患者粘连关闭区相对应的周边虹膜不同程度局限性膨隆,房角镜检查加压后,膨隆区很少减轻。

(2) 视野检查:慢性闭角型青光眼早期视野表现为正常,如未能得到及时有效治疗,房角关闭进行性增加,眼压持续性增高,则可造成青光眼视神经损害,其程度和发作次数与高眼压持续时间相关。早期最常见注视点周围 10° 范围以内的旁中心暗点,鼻上方多见,或鼻侧阶梯(指鼻侧视野水平分界线附近等视线的上下错位或压陷)。随病程进展,旁中心暗点逐渐扩大,多个暗点相互融合形成典型的弓形暗点(Bjerrum 暗点),延伸至鼻侧的中央水平分界线,形成较大的鼻侧阶梯。晚期上下方弓形暗点相连则形成管状视野。

(3) OCT:视网膜神经纤维层变化取决于疾病发展的不同阶段。早期多为局限性变薄,进展期约 50% 为局限性缺损并弥漫性变薄,晚期几乎均为弥漫性变薄。

【临床分期】

分为早期、进展期、晚期、绝对期。

1. 早期　眼压、眼底、视野均正常,但房角狭窄或可见到局限性周边虹膜前粘连。

2. 进展期和晚期　眼底有典型青光眼性视乳头损害征象,有青光眼性视野损害。进展期和晚期之间无明显界限,只是病情严重程度不同,进展期为波动性眼压升高,晚期则为持续性眼压升高。

3. 绝对期　患者最终视力丧失。

【诊断与鉴别诊断】

1. 诊断

(1) 具备发生闭角型青光眼的解剖特征,如浅前房、房角窄、短眼轴。

(2) 有反复轻度至中度眼压升高的症状或无症状。

(3) 房角狭窄,高眼压状态下房角关闭。

(4) 进展期至晚期可见青光眼性视神经损害(图 11-4)及视野损害(图 11-5)。

(5) 眼前段不存在急性高眼压造成的缺血性损害体征。

2. 鉴别诊断

(1) 需与原发性开角型青光眼(窄角型)鉴别:高眼压状态下房角镜检查证实房角关闭,则可诊断

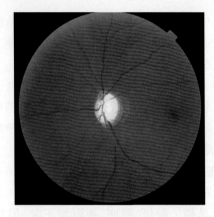

图 11-4 原发性慢性闭角型青光眼，青光眼性视神经损害

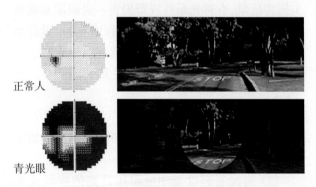

正常人

青光眼

图 11-5 原发性慢性闭角型青光眼，青光眼性视野损害

为慢性闭角型青光眼；若高眼压状态下房角虽然狭窄，但完全开放，合并典型的青光眼视神经损害、视野缺损，则可诊断为原发性开角型青光眼(窄角型)。

(2) 继发性青光眼：对年轻的闭角型青光眼患者，特别要注意是否有眼部其他疾病继发青光眼，如周边部葡萄膜炎、脉络膜病变、黄斑部病变等，必要时行眼底荧光素血管造影或小瞳下 OCT 检查以资鉴别。

【治疗】

1. 药物治疗降低眼压　局部降眼压药物:同前述;眼压 40mmHg 以上可口服乙酰唑胺或其他高渗剂。

2. 激光或周边虹膜切开(切除)术　手术指征:慢性闭角型青光眼早期。

3. 白内障超声乳化吸出联合人工晶状体植入术　手术指征:①符合白内障手术指征又需要做虹膜周边切除术的青光眼患者可采用单纯白内障摘除术来治疗;②慢性闭角型青光眼进展期房角粘闭在 1/2~3/4,眼压在 20~30mmHg,局部使用抗青光眼药物后眼压可控制在正常范围。

4. 小梁切除术　手术指征:慢性闭角型青光眼进展期房角粘闭在 1/2 以上,眼压在 30mmHg 以上,局部使用降眼压药物后眼压不能控制在正常范围内;慢性闭角型青光眼晚期和绝对期。

5. 青光眼白内障联合手术　手术指征:符合滤过性手术指征(如前所述)的白内障患者。

第二节　原发性开角型青光眼

【概述】

原发性开角型青光眼是我国最常见的青光眼类型之一,一般指由于病理性高眼压引起特征性视神经损害和视野缺损,眼压升高时前房角开放的一种青光眼。该病有较强的家族化倾向,故患者近亲需要定期进行检查。

【常见病因及危险因素】

本病的危险因素主要包括种族(黑色人种和白

色人种患病率较高)、年龄、有原发性开角型青光眼家族史、高度近视、高眼压症、眼压对皮质类固醇敏感者和糖尿病及心血管系统异常等。其发病机制目前倾向于小梁网房水排出系统病变使房水流出阻力增加。

【临床表现】

1. 症状 原发性开角型青光眼发病隐匿,进展缓慢,多数患者无自觉症状,尤其是在早期。随着病情发展,部分患者表现有轻度眼胀、视力疲劳或视物模糊,少数患者可有虹视、头痛。视野严重受损的晚期患者,则出现夜间视力变差、夜盲和行动不便的症状。少数患者直至失明都可无任何自觉症状。

2. 体征

(1) 视力:中心视力一般不受影响,甚至在晚期青光眼患者仅保留管状视野时,仍可保持有正常的中心视力。

(2) 眼压:眼压升高(≥21mmHg)。

(3) 前房深度和前房角:前房深度正常,高眼压下前房角仍开放。对少数高龄患者,随年龄增大,晶状体逐渐增厚,晶状体虹膜隔前移,也可出现不同程度浅前房和窄房角,此时易与原发性慢性闭角型青光眼混淆,重要鉴别点在于这种患者高眼压状态下行动态前房角镜检查,无房角粘连闭合,房角仍然开放。

(4) 视乳头改变:盘沿面积减少、上下盘沿变窄(图11-6)和视乳头凹陷(即杯盘比)扩大、加深(图11-7)。若杯盘比≥0.6,则要高度怀疑青光眼。

(5) 视网膜神经纤维层萎缩缺损:青光眼早期由于视网膜神经节细胞损害,节细胞节后纤维的萎缩和丢失,可出现视网膜神经纤维层的萎缩缺损,且可出现在视野缺损以前。可表现为局限性萎缩(图11-8)、弥漫性萎缩(图11-9)、混合性萎缩三种形式。

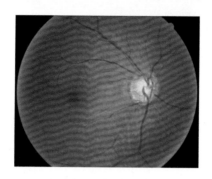

图 11-6 原发性开角型青光眼,盘沿面积缩小、上下盘沿变窄

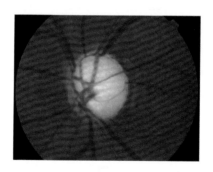

图 11-7 原发性开角型青光眼,视杯扩大、加深

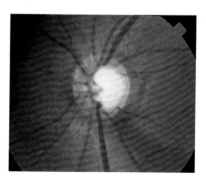

图 11-8 原发性开角型青光眼,颞下方视网膜神经纤维层楔形缺损

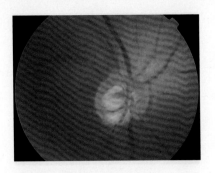

图 11-9　原发性开角型青光眼,下方
视网膜神经纤维层弥漫性缺损

3. 检查

(1) 房角镜检查:全周房角开放,无粘连。

(2) 眼底彩照:视乳头特征性凹陷,视网膜神经
纤维层缺损。

(3) 视野检查:纤维束性视野缺损是青光眼视
野缺损的特征性改变,其表现与视网膜神经纤维层
分布和走向一致。一般根据视野缺损程度分为早
期、进展期和晚期。

1) 早期青光眼视野损害表现(图 11-10,图 11-11):

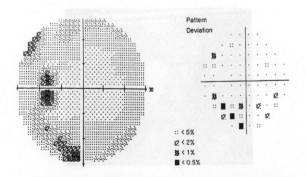

图 11-10　原发性开角型青光眼,早期青光眼性视野缺损,
下方弓形区旁中心暗点

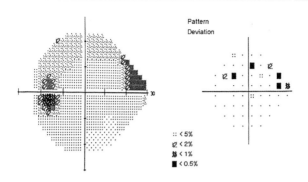

图 11-11 原发性开角型青光眼,早期青光眼性视野缺损,鼻侧阶梯

最常见的是旁中心暗点,出现率可高达 75%~88%,暗点多数分布在视野 15°~20° 环上,在自动视野计阈值检查中表现为局限性视网膜光敏感度下降。由于青光眼早期对视神经的损害首先发生在视乳头的颞上或颞下以及上方或下方弓状区的神经纤维,尤以颞下最为常见,因此相应的青光眼早期视野损害多数位于上、下方 Bjerrum 区(中心视野 5°~25° 区域),并以上方 Bjerrum 区更为常见,尤其是靠近生理盲点处。

2)进展期视野损害表现(图 11-12):随青光眼

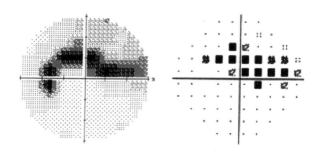

图 11-12 原发性开角型青光眼,进展期青光眼性视野缺损,上方弓形暗点

病情进展,视野损害可呈现典型的神经纤维束性视野缺损,旁中心暗点进一步发展互相融合形成弓状暗点,如上、下弓状纤维都受损则形成环状暗点,一端与生理盲点相连,鼻侧止于水平线上。当视网膜神经纤维进一步损害时,视野损害逐步向鼻侧视野进展并向周边鼻侧视野突破,形成鼻侧视野缺损。

3) 晚期青光眼视野损害表现(图 11-13):晚期青光眼视野大部分丧失,仅残存 5°~10° 中心视岛或颞侧视岛,最后视力完全丧失。

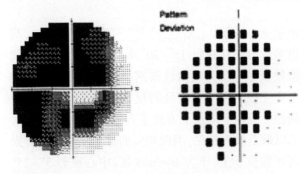

图 11-13　原发性开角型青光眼,晚期青光眼性视野缺损,管状视野

(4) OCT 检查:早期大部分为局限性变薄,进展期约 50% 为局限性缺损并弥漫性变薄,晚期者几乎均为弥漫性变薄。

【诊断及鉴别诊断】

1. 诊断　根据患者典型体征(眼压升高、视网膜神经纤维层缺损或视乳头改变、前房角开放)以及视野改变,同时排除其他导致眼压升高的因素,即可诊断。

2. 鉴别诊断　慢性闭角型青光眼:详见原发性闭角型青光眼一节。

【治疗】

1. 药物治疗 是原发性开角型青光眼的首选治疗方法,用药一般从低剂量药物局部治疗开始,如不能控制眼压,再增加药物浓度或联合用药。

2. 选择性激光小梁成形术 主要适用于视野和视神经损害较轻,无法耐受药物治疗的原发性开角型青光眼,也可用于正常眼压性青光眼的降压治疗。

3. 手术治疗

(1)滤过性手术:对于眼压无法用药物控制或者用药依从性差的原发性开角型青光眼,应选择滤过性手术,目前广泛应用的术式主要为小梁切除术,青光眼引流钉植入术也是一个选择。目前新发展起来的微创青光眼手术适用于开角型青光眼,其远期疗效仍在观察中。

(2)青光眼白内障联合手术:开角型青光眼患者用最大耐受抗青光眼药物治疗和(或)激光治疗后眼压仍未能控制,同时患眼合并有白内障时可选用联合手术治疗。

(3)白内障超声乳化吸出联合人工晶状体植入术:白内障手术无助于原发性开角型青光眼的眼压控制,仅适用于眼压用药物控制良好的、有白内障手术指征的患者。

第三节 正常眼压性青光眼

【概述】

正常眼压性青光眼是指眼压不超过正常值范围上限(Goldmann 压平眼压 <21mmHg,建议测量

24小时眼压曲线,至少进行6次检查,眼底有青光眼特征性损害(视网膜神经纤维层缺损或视乳头改变)和(或)视野出现青光眼性缺损,房角开放,并排除其他疾病引起的眼底和视野改变的一类青光眼。其人群发病率为0.15%~2.1%,多见于老年人,国外多见于女性,但我国男性患者多于女性,应该注意这类患者可能合并体位性低血压、血流动力学异常、角膜厚度偏薄、近视眼等。

【常见病因及危险因素】

正常眼压性青光眼病因和发病机制尚不明了,目前假说较多,包括血管因素、视乳头局部解剖因素、免疫学因素、神经系统退行性病变、颅内压与眼压失衡等学说。

【临床表现】

1. 症状　发病隐匿,无明显自觉症状,早期对中心视功能影响不大。随病情发展,进展期和晚期患者中心视力受累。

2. 体征

(1) 眼压:眼压水平是在统计学正常范围内(21mmHg)。部分患者24小时眼压波动大,差值可在8mmHg以上。

(2) 眼前段结构:前房深度正常,房角镜检查见全周房角开放,无粘连。

(3) 视乳头改变:除杯盘比(C/D)扩大外,还常见视乳头片状出血,往往提示青光眼出现进展或恶化(图11-14)。

(4) 视网膜神经纤维层缺损:眼底彩照和OCT检查均可显示。早期即可表现为神经纤维层缺损,早期多为局限性,晚期则为弥漫性。

(5) 伴随的全身疾病:正常眼压性青光眼常伴

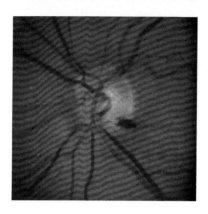

图 11-14　正常眼压性青光眼,视盘旁出血

有全身血液流变学和血流动力学异常或危象。因此要注意患者可能存在的全身疾病,如低血压、动脉硬化、偏头痛、糖尿病、冠心病或脑卒中等心脑血管疾病,不能忽视全身疾病的治疗。

【诊断及鉴别诊断】

1. 诊断　当具有以下特征即可诊断正常眼压性青光眼:

(1) 眼压 <21mmHg,至少两次 24 小时眼压曲线和多次眼压测量均未超过 21mmHg,并排除可引起眼压降低的各种因素,如使用降眼压药物或全身应用 β 受体阻滞剂及洋地黄药物等。

(2) 具有青光眼视乳头改变和视网膜神经纤维层缺损。

(3) 具有青光眼性视野缺损。

(4) 前房角开放。

(5) 排除能引起类似视野改变的视网膜、视神经及颅内疾病。

2. 鉴别诊断

(1) 原发性开角型青光眼:停用可影响眼压的

药物或排除其他影响因素后,并使用压平式眼压计准确测量眼压,反复多次测量(至少 6 次)或测量24 小时眼压曲线,明确眼压范围以区别原发性开角型青光眼或正常眼压性青光眼。

(2) 其他类型青光眼:一些继发性青光眼如皮质类固醇性青光眼、青光眼睫状体炎综合征、葡萄膜炎继发性开角型青光眼、外伤性青光眼和色素播散综合征等,可引起一过性高眼压并引起视乳头和视野损害,但由于病因消除或控制后,眼压可恢复正常,故易误诊为正常眼压性青光眼。了解详细的既往相关病史很重要。

(3) 缺血性视神经病变:缺血性视神经病变最终也可导致视神经萎缩,部分前段缺血性视神经病变的患者可形成类似青光眼性的视乳头凹陷,易与正常眼压性青光眼混淆。缺血性视神经病变一般起病急,视力急骤下降,伴有眼痛和头痛,视乳头苍白区大于凹陷,可有视乳头表面出血或水肿,视野改变常为不以水平中线或垂直中线为界的象限缺损或水平半盲,并与生理盲点相连,这是鉴别要点之一。眼底荧光素血管造影早期视乳头小血管扩张,荧光渗漏,呈现边界模糊的高荧光,晚期可表现为视乳头低荧光。前段缺血性视神经病变常伴有颞动脉炎、巨细胞动脉炎、高血压、动脉硬化、糖尿病、失血性休克和红细胞增多症等。

(4) 先天性或后天获得性视乳头异常:视乳头缺损、先天性视乳头小凹、先天性视乳头发育不良、生理性视乳头大凹陷、先天性视乳头倾斜综合征等易与青光眼性视乳头凹陷混淆,可通过视乳头形态学检测、视网膜神经纤维层检查、眼底荧光血管造影、视野检查等进行鉴别。

【治疗】

一般主张局部降眼压药物治疗,首选前列腺素衍生物类药物。对早期或视野损害未侵及固视点的患者,眼压应控制在 12mmHg 以下,对晚期或固视点视野已受损害的患者,眼压则应控制在 8~10mmHg 以下。若药物或激光手术难以将眼压降至一个满意的、较低的水平,对需要获得较低眼压水平的患者,可考虑选择滤过性手术治疗。

降眼压治疗同时应对全身性疾病尤其是血管性疾病进行治疗。

第四节　高眼压症

【概述】

高眼压症是指眼压多次测量超过正常值范围上限,但眼底和视野无青光眼性改变,房角为宽角,并已排除继发性青光眼。高眼压症在 40 岁以上人群中的患病率为 4%~10%,每年 0.5%~1% 的高眼压症患者可发展为原发性开角型青光眼。

【病因】

高眼压存在至少两种可能性:①处于正常人群眼压分布的极端,为非病理状态;②尚未引起视功能损害或目前尚不能确诊的早期原发性开角型青光眼。

【临床表现】

1. 症状　部分患者无自觉症状,部分患者可出现与眼压升高相伴随的症状,如眼红、眼胀、眼痛、虹视、头痛等。

2. 体征

(1)视力:需要与既往视力比较,如出现视力下降,则应排除 POAG 或其他可引起视力下降的疾病,如老年性白内障、眼底疾病等。

(2) 眼压测量:建议使用压平眼压计(即 Goldmann 眼压计)。

(3) 角膜厚度测量:中央角膜厚度与眼压呈正相关,而且可成为判断高眼压症预后的最重要危险因素之一。眼压若高于 25mmHg、中央角膜厚度小于 545μm,且具备其他发展为青光眼的危险因素者,则应考虑给予控制眼压治疗。

(4) 房角检查:呈开放状态。

(5) 视野检查:视野正常,建议使用国际标准计算机自动视野计。

【诊断及鉴别诊断】

眼压多次测量超过正常值范围上限,眼底和视野无青光眼性改变,房角开放,排除对眼压值产生影响的眼部或全身疾病,可诊断为高眼压症。

1. 假性高眼压 常由于角膜厚度偏厚和眼压检测技术误差所导致,可通过测量中央角膜厚度及使用压平眼压计测量眼压予以鉴别。

2. 开角型青光眼 开角型青光眼表现为眼压高于正常眼压,且出现眼底损害、视野呈青光眼性视野缺损。

【治疗及预后】

近年来大多数学者认为,"保护性"降眼压治疗可用于以下高眼压症患者。"保护性"降眼压治疗多采用药物治疗或激光选择性小梁成形术,选择药物的原则与原发性开角型青光眼相同。

1. 眼压≥30mmHg。

2. 角膜厚度偏薄。

3. 有青光眼家族史。

4. 对侧眼为 POAG。

5. 高度近视。

6. 视乳头大凹陷。

7. 伴有可引起视乳头低灌注的全身血流动力学和血液流变学异常如糖尿病、高血压、脑血管卒中病史、周围血管痉挛、高粘血症等。

对角膜厚度偏厚的轻度高眼压症如眼压 <30mmHg, 不伴有青光眼性视神经及视野损害者，目前倾向于定期随访观察暂不作治疗，但应定期复查眼压、视乳头、视野和神经纤维层厚度，每年1~2 次。

第五节 青光眼睫状体炎综合征

【概述】

青光眼睫状体炎综合征，又名青睫综合征或青光眼睫状体危象，是一种反复发作的轻度、特发性、单侧、非肉芽肿性前部葡萄膜炎，伴有眼压显著升高的综合征。常见于 20~50 岁患者，多为单眼发病，偶有双眼发病报道。

【常见病因及危险因素】

具体病因不详，已证实前列腺素在发病机制中起重要作用。

【临床表现】

1. 症状 本病反复发作，多发生在青壮年时期，常单侧发病。少数病例系双眼发病，但绝不同时发病。发作时眼部轻度不适，视力正常，或仅有轻度视力模糊及虹视，眼压高（40~60mmHg），2 周内可自然恢复至正常。

2. 体征 发作时一般患眼不充血，常出现角膜后细小、孤立、没有色素、圆形或羊脂状沉着物（图 11-15）。患眼瞳孔正常或轻度散大，无虹膜前或后粘连，反复发作者可有虹膜异色。高眼压状态时房角检查呈开放状态。需注意本病可与原发性开角型青光眼合并存在，此种情况下除具有本综合征的特征外，还具有 POAG 的基本体征。

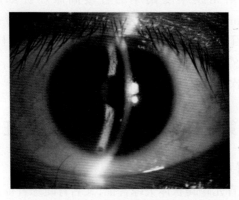

图 11-15　青光眼睫状体炎综合征，羊脂状 KP

【诊断及鉴别诊断】

根据上述临床特点，本病诊断并不困难。需与下列疾病鉴别：

1. 虹膜睫状体炎　该病多次发作后有虹膜前或后粘连，KP 多为色素性，若为灰白色，则易相互融合。病情严重者前房中常有渗出物。

2. 原发性虹膜异色征（Fuchs 综合征）　眼压升高为持续性，85% 患者出现白内障、虹膜萎缩变薄等改变。

【治疗】

青睫综合征是一种自限性疾病。发作期可采用以下方法进行治疗，间歇期不需治疗。

1. 抗炎治疗　糖皮质激素,如0.1%地塞米松或1%泼尼松龙,非激素类抗炎药如双氯芬酸钠,发作时频繁滴眼,眼压控制后需逐渐减量。

2. 降眼压治疗　降眼压可选择β受体阻滞剂、α受体激动剂、局部或全身应用碳酸酐酶抑制剂。亦可口服乙酰唑胺或全身用高渗剂以降低眼压。

3. 手术治疗　一般不主张手术治疗,若合并有其他类型青光眼者则考虑手术治疗。手术方案以滤过性手术为主,如小梁切除术,引流钉植入术等。

第六节　眼内出血所致青光眼

【概述】

眼内出血常见于眼外伤、眼内手术和某些严重眼部疾病等,继发性青光眼为其常见并发症。

【常见病因及危险因素】

主要包括:①前房积血:积血量越多,青光眼发生率越高;伴其他眼组织损伤者发生率更高。②溶血性青光眼:眼球挫伤后大量眼内出血数天至数周内发生,系含血红蛋白的巨噬细胞、红细胞碎片阻塞小梁网,造成房水引流受阻,属开角型青光眼。③血影细胞性青光眼:外伤、手术或视网膜疾病造成前房或玻璃体积血2周至3个月,红细胞逐渐转变为棕褐或黄褐色,双凹面变为球形,柔韧性下降,称为血影细胞。血影细胞进入前房堆积于小梁网,影响房水排出,造成眼压升高。

【临床表现】

1. 症状　常见症状包括眼痛、眼胀、视力下降。眼压较高时可出现恶心、呕吐。有外伤史、内眼手术史或血液病、眼内肿瘤、虹膜红变等病史。

2. 体征　角膜水肿，眼压升高。前房内可见红细胞或积血、凝血块，还可合并其他眼部损伤如虹膜根部离断、晶状体脱位、眼内异物等。大量前房积血伴高眼压时可引起角膜血染。血影细胞性青光眼裂隙灯显微镜检查可见角膜内皮面有黄褐色细胞，前房或玻璃中均可见类似细胞。若细胞数量多，则会下沉并形成假性积脓。

3. 检查　对无法观察眼后段的患者均应行 B 超检查，有助于发现玻璃体积血。必要时可行房水或玻璃体液细胞学检查。

【诊断及鉴别诊断】

根据病史，症状及体征可作出诊断。需与新生血管性青光眼相鉴别，该病也可以有前房积血，但既往有眼底出血病史，虹膜、房角可见新生血管，瞳孔缘色素外翻。

【治疗】

治疗目的是促进血液及病理性红细胞的吸收和防止再出血，降低眼压（包括药物和手术）。

1. 药物　局部使用抑制房水生成的药物。应限制使用促进继发性出血的药物。

2. 手术

（1）前房冲洗手术指征：①眼压升高用药物无法控制者；②对视神经造成危害者；③可能出现角膜血染者；④前房充满血液持续超过 4 天；⑤药物不能控制眼压的镰状细胞贫血的前房积血者。

（2）前房冲洗手术目的：对于前房积血患者，将前房中的积血排出，尤其是已凝固的血块；对于溶血性青光眼及血影细胞性青光眼患者，将前房内病理性红细胞冲洗干净。

（3）健康视乳头一般可忍受 5.33~6.67kPa（40~50mmHg）5~6 天，若视乳头已存在青光眼性萎缩，则 <4.0kPa（30mmHg）的压力持续 24~48 小时，就会导致进一步损害。

（4）清除前房血块的方法包括：①前房冲洗术；②直接用冷冻头将血块吸出；③用超声乳化凝固的血块或用玻璃体切除器切除血块。

（5）对溶血性及血影细胞性青光眼患者，若玻璃体积血较多，经前房冲洗后眼压仍未能控制，可作玻璃体切除以彻底清除病理性红细胞。

第七节　新生血管性青光眼

【概述】

新生血管性青光眼（NVG）是因眼部缺血病变引起新生血管长入虹膜、房角导致房角阻塞引起的青光眼。含新生血管的纤维组织可导致开角性房角阻塞；随病程进展，纤维血管膜持续收缩，导致周边虹膜前粘连，导致房角永久性粘连闭合，继发闭角型青光眼。

【常见病因及危险因素】

危险因素为眼部缺血性病变，常见有缺血性视网膜中央静脉阻塞、糖尿病视网膜病变、眼缺血综合征（颈动脉阻塞性疾病）、眼内肿瘤、视网膜脱离及其术后、慢性葡萄膜炎等。

【临床表现】

1. 症状　眼压通常在 7.98kPa（60mmHg）以上或更高，眼痛和畏光明显，因同时有原发基础疾病存在，视力下降明显。

2. 体征　结膜中度充血,角膜水肿,房水轻度闪辉,虹膜可见新生血管和葡萄膜外翻(图11-16),存在不同程度房角粘连性闭合。视网膜可见原发疾病改变,长时间高眼压者可见青光眼视乳头改变。

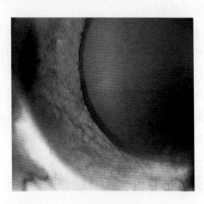

图 11-16　新生血管性青光眼,虹膜新生血管,葡萄膜外翻

3. 检查

(1) 房角镜检查:早期可见新生血管网越过巩膜突到达小梁网,晚期广泛虹膜前粘连,房角部分或全部关闭。

(2) UBM 检查:了解房角情况、虹膜变薄、前粘连情况(图 11-17)。

(3) FFA:了解视网膜病变性质、部位、程度,为视网膜光凝或冷冻治疗提供依据。

(4) B 超:可帮助排除眼内肿瘤和视网膜脱离。对于无视网膜疾病者可行颈动脉多普勒检查,除外颈动脉疾病。

【诊断及鉴别诊断】

1. 诊断　根据病史,症状及体征,典型新生血管性青光眼的诊断并不难。根据临床表现和病程

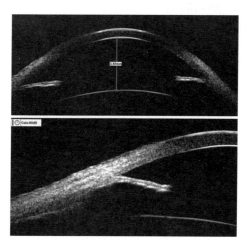

图 11-17 新生血管性青光眼 UBM 表现，虹膜变薄、前粘连，房角关闭

可将新生血管性青光眼分成三期：

（1）青光眼前期：瞳孔缘和（或）房角可见新生血管，无眼压升高。

（2）青光眼房角开放期：虹膜、房角可见新生血管，眼压升高，房角开放。

（3）青光眼房角关闭期：虹膜、房角可见新生血管，眼压升高，房角纤维血管膜收缩牵拉，使周边虹膜前粘连，房角关闭。

2. 鉴别诊断

（1）早期患者鉴别诊断：应与几种虹膜有明显新生血管的疾病进行鉴别：

1）Fuchs 异色性虹膜睫状体炎：本病可有虹膜新生血管。眼部通常不充血，虹膜血管小，可有自发性前房积血，但前房积血在进行眼部操作时更常见，如房角镜检查或前房穿刺术后。血管可以跨过巩膜嵴至小梁，但很少引起粘连性房角关闭或新生血管性青光眼。可因小梁网炎症发生继发性青光眼。有虹膜颜色变淡，轻型慢性前葡萄膜炎、白内障及继发青光眼的临床特征。

2）剥脱综合征：虹膜新生血管也可见于本症。裂隙灯检查可见典型的灰白色碎屑样剥脱物沉积于角膜内皮、瞳孔缘、晶状体前囊、悬韧带及前房角，少数合并青光眼。

3）炎症：炎症也可引起永存性的虹膜新生血管，有时应与进展期新生血管性青光眼进行临床鉴别，尤其是白内障摘除术后的糖尿病患者，当有严重的虹膜炎和继发性血管充血时与突发性新生血管性青光眼很相似，这时应考虑到炎症细胞在血管生成过程中的作用。

4）其他：视网膜脱离或斜视术后的患者有时虹膜上可见新生血管，这是由于损伤了睫状前血管，从而引起前段局部缺氧所致。

（2）晚期患者鉴别诊断：急性闭角型青光眼：虽然新生血管性青光眼其原发病往往都有较长的病程，如糖尿病性视网膜病变或视网膜中央静脉阻塞，但其新生血管性青光眼的症状和体征常常是很突然的，而且发作时患者有眼痛和头痛，也可表现为角膜水肿和瞳孔散大，因此应与急性闭角型青光眼相鉴别（部分急性闭角型青光眼晚期也可有虹膜新生血管）。可在全身用高渗剂、局部用甘油使角膜清亮后认真检查虹膜和房角，注意观察新生血管，其次要认真检查对侧眼，一般窄房角或闭角型青光眼通常见于双眼，而新生血管性青光眼的对侧眼前房往往是深的。

【治疗】

应积极治疗原发病。对视网膜中央静脉阻塞、糖尿病视网膜病变、眼缺血综合征等导致视网膜缺血的疾病,适时行充分的全视网膜光凝术。

1. 青光眼前期 此期瞳孔缘可见小的虹膜新生血管,眼压正常。以治疗原发病为主,尽快行全视网膜光凝,有玻璃体手术指征的患者术中可行全视网膜光凝。

2. 青光眼早期和进展期 此期眼压升高、房角开放或部分粘连闭合,视功能损害。

(1) 若眼底可见,需尽早行全视网膜光凝治疗,以促进新生血管回退和炎症消退,防止房角进一步关闭,改善滤过手术的成功机会。并同时予药物降眼压治疗。药物不能控制眼压时,可行滤过手术。全视网膜光凝与滤过手术间隔至少1周,最好3~4周。

(2) 若眼底窥不清,可先降眼压治疗再行全视网膜光凝。药物降眼压治疗应注意禁用缩瞳剂,这是由于缩瞳剂会引起炎症和充血,且对广泛粘连性关闭的房角没有增加房水外流的作用。同理,肾上腺素类和前列腺素类药物也不宜使用。

(3) 药物治疗在房角开放期尚可控制眼压,在房角关闭期多不能有效控制眼压,常需手术治疗。常用术式有小梁切除术(联合抗代谢药物),(适用于新生血管较少较细小者)、引流物植入术或睫状体破坏性手术。当眼压得到控制后或滤过手术后4周滤过泡稳定后,进行全视网膜光凝治疗。

3. 晚期或绝对期青光眼 此期视功能所剩无几,治疗目的主要是控制疼痛。

(1) 药物治疗:常用 β 受体阻滞剂、α 受体激动剂、局部或全身应用碳酸酐酶抑制剂和高渗剂、1%阿托品和皮质类固醇。当有大泡性角膜病变时,可用软性接触镜。

（2）睫状体破坏手术：包括睫状体冷凝术、激光睫状体光凝术、Nd:YAG 激光经巩膜睫状体光凝术、高能量激光和眼内 CO_2 激光睫状体光凝术、高频率超声波睫状体破坏术以及睫状体透热术等。

（3）球后注射无水酒精或氯丙嗪：球后注射无水酒精或氯丙嗪以缓解疼痛并获得长期效果。

第八节　晶状体源性青光眼

由于晶状体自身肿胀体积增大、位置异常以及晶状体蛋白溢入前房引起的继发性青光眼均称为晶状体源性青光眼。

一、膨胀期白内障继发青光眼

【概述】

晶状体膨胀前后径增加，体积变大，晶状体-虹膜隔向前移位，前房变浅，房角关闭，属于继发性闭角型青光眼的一种。此外，由于晶状体向前移位，其前囊与虹膜背紧密相贴，加剧了生理性瞳孔阻滞，从而引起眼压升高。

【临床表现】

1. 症状　临床表现与原发性急性闭角型青光眼相似，但本症有长期视力减退，两眼前房深度、房角宽度不对称，对侧眼激发试验为阴性。

2. 体征　高眼压状态下，结膜呈混合性充血，角膜雾状水肿，患眼前房明显变浅，瞳孔散大，晶状体混浊兼有水裂（图 11-18）。对侧眼前房深度尚正常（图 11-19），双眼前房深度不对称。

3. 检查　前房角镜检查可见不同程度房角关闭，如果高眼压状态持续较久，可引起广泛持久性

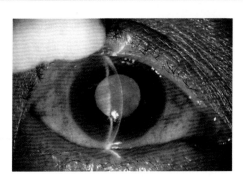

图 11-18 晶状体膨胀继发青光眼，混合性充血，角膜雾状水肿，患眼前房明显变浅，瞳孔散大，晶状体混浊、膨胀

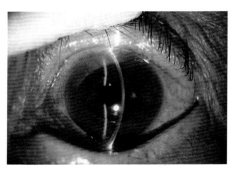

图 11-19 晶状体膨胀继发青光眼对侧眼，前房深度正常

房角粘连。

【诊断及鉴别诊断】

根据单眼闭角型青光眼改变，合并膨胀期白内障，双眼前房深度不对称，可作出诊断。需与原发性闭角型青光眼合并白内障相鉴别，后者双眼都具有浅前房、窄房角的解剖特征。

【治疗】

1. 应用局部及全身药物治疗使眼压下降至正

常或接近正常,缓解症状并为手术实施创造良好条件。本症用药物治疗仅能暂时降低眼压及缓解症状,达不到根本治疗的目的。

2. 若短时间内(如 3 天内)眼压得以控制,前房角重新开放大于 1/2 周者,可考虑行白内障超声乳化术。房角粘连大于 1/2 周,病程较短(1 个月内)者,可考虑行白内障超声乳化联合房角分离术,术后部分房角可重新开放。

3. 若病程长,周边虹膜已发生粘连,或经全身及局部降压治疗后眼压不降的患者,应行青光眼白内障联合手术。术前后加强抗炎治疗。

二、晶状体脱位继发青光眼

【概述】

外伤性或自发性(如 Marfan 综合征、Marchesani 综合征、无虹膜、高度近视、先天性青光眼等)晶状体脱位引起的瞳孔阻滞(可由晶状体引起,玻璃体引起或晶状体与玻璃体同时导致);前房角损伤;小梁网炎症、水肿;机械性刺激引起神经血管反射和房角发育障碍等,都可继发青光眼。

【临床表现】

(一)晶状体全脱位入前房

1. **症状**　急性眼压升高。

2. **体征**　前房变深,虹膜后凹,晶状体呈大油滴状,光照时晶状体赤道部边缘呈金色反光(图 11-20)。晶状体与角膜及虹膜接触造成角膜水肿混浊、内皮失代偿。

(二)晶状体半脱位

1. **症状**　视力障碍。可出现晶状体性近视、散光、单眼复视。

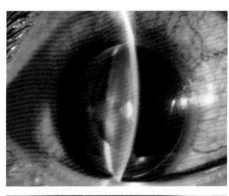

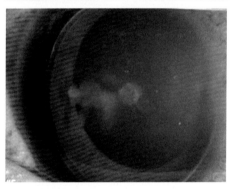

图 11-20 晶状体全脱位入前房

2. 体征

（1）**前房深度改变**：患眼前房深浅不一，悬韧带松弛者患眼前房普遍比对侧眼浅（图 11-21）。

（2）**房角改变**：无玻璃体嵌顿者往往可见晶状体前倾侧房角变窄或粘连闭合，后倾侧则房角增宽；合并玻璃体嵌顿及瞳孔阻滞者房角较窄甚至发生粘连闭合。

（3）**虹膜震颤**：轻微半脱位时，虹膜震颤常不易发现，需仔细观察。

（4）**晶状体位置**：裂隙灯下可见脱位区晶状体赤道部，可见断裂悬韧带附着于晶状体前囊上。脱

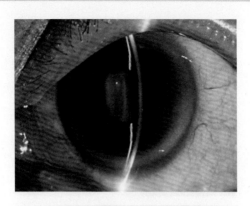

图 11-21　晶状体悬韧带松弛，前房普遍变浅

位轻微者晶状体赤道部不可见，可散瞳检查。注意检查完毕用药缩小瞳孔，以免晶状体脱位进入前房（图 11-22）。

（三）晶状体脱位于玻璃体腔

1. 症状　视力障碍，多表现为高度远视。

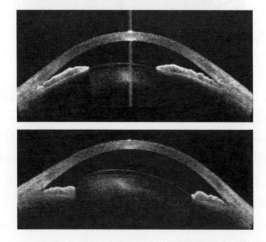

图 11-22　晶状体半脱位，散瞳前可见前房普遍变浅，散瞳后晶状体位置变化，部分赤道部脱出于瞳孔缘

2. 体征　如伴玻璃体瞳孔阻滞,则可出现前房变浅、房角变窄或粘连;如无玻璃体疝,患者就诊时前房深度加深或正常,但房角已有粘连,表明这些粘连可能是曾有玻璃体瞳孔阻滞,已自行缓解;如无瞳孔阻滞则前房加深,房角变宽(图 11-23)。此外可见虹膜震颤,晶状体悬浮在玻璃体腔内或视网膜表面,可与视网膜相粘连。有时晶状体随体位改变,冲击视网膜,干扰视网膜功能;少数患者可出现视网膜裂孔。

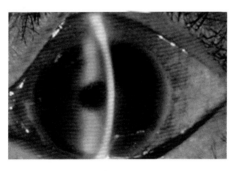

图 11-23　晶状体全脱位入玻璃体腔,继发性青光眼,角膜水肿,前房深,瞳孔区未见晶状体

【诊断及鉴别诊断】

眼压升高同时合并晶状体脱位,一般可以确诊。晶状体脱位范围小时,可无明显虹膜震颤,须与对侧眼相比较,UBM 有助于判断脱位的部位和范围。注意与原发性急性闭角型青光眼相鉴别。

【治疗】

1. 晶状体脱位于前房　药物治疗多无效。尽快摘除脱位于前房的晶状体。术前应用全身和局部降眼压药,缩瞳,以保持晶状体存留在前房。术中可先在扁平部行玻璃体穿刺,降低后房压力,防止暴发性脉络膜大出血。若房角已广泛粘连,则应进行青光眼白内障联合手术。

2. 晶状体不全脱位 晶状体不全脱位继发青光眼,常是由于瞳孔阻滞所致。因此若晶状体透明,无明显视力障碍,则可先用药物降低眼压。缩瞳剂可加重瞳孔阻滞应慎用,可长期用睫状肌麻痹剂,或激光周边虹膜切开术解除瞳孔阻滞。如半脱位的晶状体已混浊或影响视力或有明显的单眼复视现象,则应摘除晶状体,可考虑行白内障囊内摘除、囊外摘除联合人工晶状体植入、囊袋张力环应用下的白内障超声乳化摘除术。对晶状体半脱位而玻璃体嵌入瞳孔区或进入前房形成瞳孔阻滞者,经散瞳或周边虹膜切除仍不能解除瞳孔阻滞,或玻璃体与角膜内皮相贴时,应经前房或扁平部行玻璃体切割术。若瞳孔阻滞未能及时处理,或由于长期慢性炎症致房角广泛粘连引起闭角型青光眼者,需行滤过手术。

3. 晶状体脱位于玻璃体腔 患者如无葡萄膜反应、晶状体溶解或视网膜脱离,可采取保守治疗,若发生晶状体溶解,药物不能控制眼压或视网膜脱离需施手术治疗。

三、晶状体溶解性青光眼

【概述】

多发生于过熟期白内障患者。由于外伤或其他原因引起的晶状体脱位囊膜破裂者,也可发生本症。晶状体囊渗透性增加,可溶性晶状体蛋白从晶状体囊膜渗透入房水后,巨噬细胞吞噬皮质和大分子量可溶性晶状体蛋白后,阻塞房水流出道,导致眼压升高。

【临床表现】

1. 症状 多突然发病,但均有长期视矇史。多为老年患者。出现眼球及眼眶周围疼痛、头痛、恶心、呕吐以及衰竭等全身症状,视力非常差,光定位可不准甚至无光感。眼压可以渐渐升高并保持一定时间中度高眼压水平,或眼压急剧升高。

2. 体征 结膜混合充血,角膜水肿,前房深或正常,房水中等混浊,可见大小不等的白色或褐黄色小片物,个别病例可见前房积脓。有时虹膜面可见类似棉絮状白色晶状体皮质堆积,也有些病例前房充满着结晶体。瞳孔对光反应存在但迟钝。晶状体混浊,前囊常有散在白色小钙化点或呈皱纹状。此外,前囊表面可见典型白色或黄褐色斑点。晶状体核呈棕色,常沉于液化的皮质下方(图 11-24)。

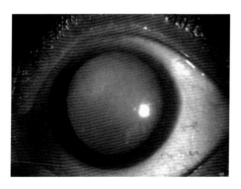

图 11-24 过熟期白内障继发性青光眼,角膜水肿,房水混浊,晶状体混浊、核下沉

3. 检查

(1)前房角镜检查:房角开放,无周边虹膜前粘连,虹膜根部、巩膜突及小梁网上可见散在灰白色

或褐黄色小点状、片状沉着物。

(2) B超检查：可确定晶状体位置(晶状体溶解性青光眼也可发生于晶状体脱位于玻璃体腔者)。

【诊断及鉴别诊断】

典型的过熟期白内障引起的晶状体溶解性青光眼，根据病史、典型的特殊改变以及其他临床症状，诊断不难。需与下列疾病进行鉴别：

1. 膨胀期白内障继发青光眼　晶状体除了混浊合并水裂外，前房变浅，房角通常关闭，瞳孔散大呈固定状，对光反射消失。而本症患者前房较正常眼深一些，虹膜外观正常，瞳孔仅轻度或中度散大，对光反射存在，房角开放。

2. 晶状体蛋白过敏性青光眼　虹膜充血水肿，其颜色和纹理都有改变，由于虹膜组织肿胀及后粘连，因此瞳孔缩小及对光反射消失，严重病例可有周边虹膜前粘连，造成房水流出的双重障碍，引起眼压升高。

3. 原发性急性闭角型青光眼　本症临床症状与急性闭角型青光眼相似，对可疑病例应在局部麻醉下，详查前房、房角及晶状体情况后再作出正确诊断。

4. 交感性眼炎　多双侧发病，对本症患者试作前房冲洗，可见症状缓解。

【治疗】

1. 药物治疗　降低眼压，有炎症存在时应积极控制炎症，局部及全身降眼压药物、皮质类固醇和睫状肌麻痹剂等，眼压下降至手术安全范围后即行白内障手术。

2. 手术治疗　如药物治疗无效，可考虑先行前房穿刺缓解症状，继而做白内障摘除术及前房冲洗。一般主张作白内障囊外摘除联合前房冲洗术，或白内障超声乳化摘除术,必须将晶状体皮质碎片彻底冲洗干净,可考虑同时植入人工晶状体。

第九节　恶性青光眼

【概述】

恶性青光眼又名睫状环阻滞性青光眼,是青光眼术后或其他内眼手术后极严重的一种并发症。属继发性闭角型青光眼,最常见于原发性闭角型青光眼(有晶状体眼)手术后。

【常见病因及危险因素】

由于各种原因使正常房水流向异常,向后逆流入玻璃体腔,使得玻璃体前移,推挤晶状体虹膜隔前移,导致前房普遍变浅甚至消失,继发房角关闭眼压升高。恶性青光眼常发生于浅前房、窄房角、眼轴短、角膜直径小或晶状体过大的闭角青光眼,尤其是长期高眼压对药物治疗无反应者。

【临床表现】

1. 症状　可出现视力下降、眼胀、头痛。

2. 体征

(1) 浅前房或扁平前房,周边部及中央部均变浅(前房普遍性变浅)(图 11-25);晶状体较厚,位置靠前,眼轴短等。可伴有高度远视。

(2) 眼压升高或在正常范围。

(3) 对缩瞳剂治疗无反应或反而加重病情;对睫状肌麻痹剂有效,滴药后眼压下降前房加深。

(4) 有青光眼手术史的患者,虹膜周切口通畅。

(5) 眼底检查无脉络膜隆起。

3. 检查

(1) UBM 可见虹膜与角膜相贴,后房消失,睫

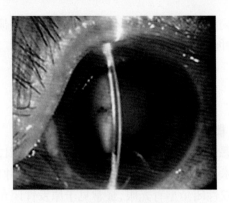

图 11-25　恶性青光眼，前房普遍变浅

状突与晶状体赤道部距离短，睫状突可前旋顶压周边虹膜（图 11-26）。

（2）B 超可除外脉络膜脱离或脉络膜上腔出血。

（3）A 超测量眼轴长短。

【诊断及鉴别诊断】

典型的（传统的）恶性青光眼诊断可根据以下几点考虑：发生于急性或慢性闭角型青光眼患者，行周边虹膜切除或小梁切除术后，眼压升高，前房普遍变浅或消失，晶状体虹膜隔明显前移，用缩瞳

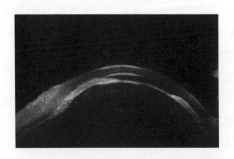

图 11-26　恶性青光眼，UBM 检查可见虹膜与角膜相贴，后房消失，睫状突前旋顶压周边虹膜

剂治疗使病情恶化,用散瞳睫状肌麻痹剂可缓解病情,加深前房,有可能使房角开放,眼压下降。对侧眼易感,在同样诱因下也可能发生恶性青光眼。

应与以下疾病鉴别:

1. 瞳孔阻滞性闭角型青光眼 两病治疗截然相反,因此必须认真鉴别。本病常见于老年女性,常为自发性发作,无眼部手术史,有眼压高和虹膜膨隆,前房浅仅限于周边部,双眼前房深度相同,周边虹膜切除后前房加深,缩瞳剂可使眼压下降,但睫状肌麻痹剂可诱发急性发作。

2. 脉络膜上腔出血 常表现为眼部疼痛和眼压升高,充血显著,前房变浅或消失,B 超可见脉络膜隆起,后巩膜切开可引流出血液。

【治疗】

常规抗青光眼手术对恶性青光眼往往无效,且有使病情恶化的危险;局部滴用睫状肌麻痹剂、全身用高渗剂及碳酸酐酶抑制剂是治疗本病的基础,局部及全身应用皮质类固醇是有效的辅助治疗方法。

1. 药物治疗 药物治疗主要包括散瞳、抗炎、脱水、降眼压。

(1)睫状肌麻痹剂散瞳。

(2)高渗剂脱水,浓缩玻璃体,加深前房。

(3)全身及局部加强抗炎治疗,皮质类固醇抗炎,可减轻炎症反应和睫状体水肿,防止晶状体或玻璃体同睫状体粘连。若无禁忌证建议全身激素治疗(如甲泼尼龙 80mg 或地塞米松 10mg 静脉滴注),局部用 1% 泼尼松龙滴眼液。

(4)局部应用碳酸酐酶抑制剂降眼压,合并用 β 受体拮抗剂、α 受体激动剂,更为有利。

（5）严重或药物反应不佳者,可考虑结膜下注射散瞳合剂和地塞米松。

经上述治疗5天后,约50%病例前房恢复,眼压下降。此后可逐渐减少药物至停药。但阿托品仍需长期甚至终身应用,每天1次或隔天1次,或隔2~3天或每周1次。

2. 激光治疗 如果药物治疗疗效不佳可试用激光进行治疗。对于无晶状体眼性恶性青光眼,可用Nd:YAG激光进行晶状体后囊膜切开术,并在玻璃体前界膜处打孔,沟通前后房及玻璃体腔。

3. 手术治疗 若药物和激光治疗无效则可施行手术治疗。

（1）睫状体扁平部抽吸玻璃体积液联合前房形成(前房内注入黏弹剂)。

（2）晶状体摘除联合前段玻璃体切除术:当上述手术失败时,可摘除晶状体,并由瞳孔区用线状刀深切到玻璃体腔的水袋内,同时施行前段玻璃体切割术。在超声乳化白内障摘除术中,术中囊袋内植入人工晶状体后,辅以后囊连续环形撕囊和前段玻璃体切除,效果很好(图11-27);对于角膜内皮数量太少,且晶状体混浊的恶性青光眼患者,可采用经平坦部的白内障切除和玻璃体切割术治疗。

4. 对侧眼的处理

（1）对侧眼若房角开放,应尽早行预防性周边虹膜切除术,其中以激光虹膜切开术更为安全。缩瞳剂有可能诱发房角关闭和恶性青光眼!

（2）对侧眼若房角关闭明显,治疗效果难以肯定。施抗青光眼手术后发生恶性青光眼机会较多,术后应注意控制炎症,滴用睫状肌麻痹剂。如对侧眼不作及时处理,可能会导致双眼视力下降甚至失明。

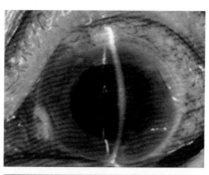

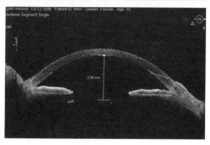

图 11-27 恶性青光眼 Phaco+IOL+ 前段玻璃体切除术后,眼压下降,前房加深

5. 预防

(1) 术前尽量将眼压控制在正常水平,避免高眼压下手术。

(2) 术中避免眼压骤然大幅度下降。

(3) 有发生恶性青光眼倾向的患者,如:眼前节结构拥挤者、术中发现有后房压力增高、晶状体虹膜膈前移者或另一只眼曾发生过恶性青光眼者,应采取积极的预防措施,包括如下方面:

1) 若使用了缩瞳剂,术前应停用缩瞳剂 3~7 天。

2) 术中采取宽基底虹膜切除,使用可拆除缝线,并较牢固缝合巩膜瓣。术中如果已明确有房水逆流入玻璃体腔,可行玻璃体抽水囊。必要时用黏弹剂维持前房深度。

3）术毕即可预防性使用睫状肌麻痹剂散瞳。

4）术后数小时即作裂隙灯检查,发现有恶性青光眼倾向即应按照恶性青光眼开始综合药物治疗。

5）术后睫状肌麻痹剂不应过早停用。

（4）术后密切观察眼压及前房变化,并及时予以治疗。

第十节　先天性青光眼

先天性青光眼是胚胎期和发育期内由于眼球房角组织发育异常所引起的一类青光眼,多数在出生时异常已存在,但可以到少年儿童甚至青年期才发病表现出症状和体征,可分为原发性先天性青光眼、青光眼伴有眼部或全身其他异常和继发性青光眼三大类。

一、原发性先天性青光眼

【概述】

原发性先天性青光眼是指单纯小梁网的先天发育异常,导致房水的正常排出过程受到障碍,从而造成眼压升高以及眼球的解剖结构和生理功能随之受到损害或破坏的一种眼部疾病。原发性先天性青光眼亦称发育性青光眼,它可以发生于婴幼儿期、儿童期及青少年期,但绝大多数在一岁以前发病。因此,它也被称为原发性婴幼儿性青光眼。大多数原发性先天性青光眼的患者呈散发病例。大约10%的患者有明显的常染色体隐性遗传的特点。

【临床表现】

1. 症状　畏光、流泪和眼睑痉挛是婴幼儿期青光眼的主要症状(图 11-28),同时也是大部分患者来

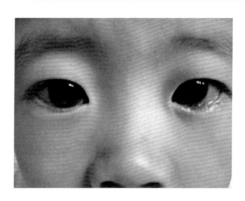

图 11-28　先天性青光眼,左眼畏光流泪

诊的主要原因。造成这一症状的主要原因是眼压升高引起角膜水肿,刺激了角膜上皮内丰富的感觉神经。这些症状和体征对判断青光眼手术后患者眼压是否控制正常,也是一个重要的参考指标。

2. 体征

(1) 角膜:通常是伴着眼压的持续增高和病情的不断加剧而先后发生的,致角膜水肿、增大(图 11-29)和后弹力层破裂(图 11-30)。与成人青光眼不同的是婴幼儿型青光眼,即使眼压不太高也可出现角膜水肿。

(2) 前房加深和轴性近视:是婴幼儿期青光眼的重要特征。

(3) 眼压增高:一般婴幼儿型青光眼眼压超过21mmHg,有角膜增大即应考虑为青光眼。

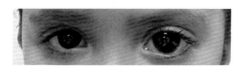

图 11-29　先天性青光眼,左眼角膜扩大

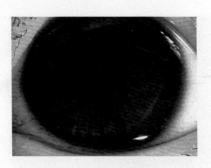

图 11-30　先天性青光眼,角膜水肿,可见 Habb's 线(后弹力膜破裂)

(4) 视乳头萎缩和凹陷增大:婴幼儿时期视乳头上的结缔组织弹性比较大,对眼压变化的影响比青少年或成年人较敏感。由于这一解剖特点,所以婴幼儿患者杯盘比(C/D 值)的可逆性很大。

3. 检查

(1) 眼压测量:可使用 Schiötz 眼压计测量眼压。正常婴幼儿的眼压值比正常人稍偏低,但 21mmHg 仍被认为是一个有用的上限值,先天性青光眼眼压大都超过 25mmHg,通常在 30mmHg 以上。

(2) 角膜直径的测量:新生儿的正常角膜直径是 10~10.5mm,一岁后增加到 11~12mm,若大于 12mm 则应考虑先天性青光眼。

(3) 前房角镜检查:前房角的检查有助于对原发性先天性青光眼的诊断与鉴别诊断。婴幼儿患者的房角检查,通常是在麻醉的情况下,借助 Koeppe 14~16 号的房角镜和手持裂隙灯来完成。原发性先天性青光眼的房角特征主要表现为房角呈宽(开)的状态,并存在小梁发育不良,如:虹膜平坦地附止在巩膜嵴上或巩膜嵴前的水平(图 11-31)等。

(4) 超声波检查:A 型超声波测量眼球轴长常

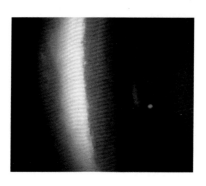

图 11-31　先天性青光眼,房角镜检查可见虹膜附止高位

规用于先天性青光眼的诊断和随访,眼球轴长可作为显示青光眼疾病程度及青光眼术后疗效的指标。B 型超声波检查,可排除眼内占位病变引起的继发性先天性青光眼,并可显示视乳头是否有凹陷,可以粗略估计是否青光眼。

(5) 眼底照相:先天性青光眼患者如果角膜尚透明,应该散瞳检查眼底,记录 C/D,可发现青光眼性视乳头凹陷性萎缩。

(6) 散瞳验光检查:先天性青光眼患者眼轴增长,绝大部分合并轴性近视。经手术治疗,眼压控制正常后,应尽早用睫状肌麻痹剂作散瞳验光检查,矫正双眼的屈光不正。特别是单眼发病者更为需要。大量的临床资料表明:屈光不正和弱视是影响原发性先天性青光眼成功手术后视功能的重要原因之一。

【诊断及鉴别诊断】

根据角膜直径增大、雾样水肿、后弹力层破裂、视乳头萎缩、C/D 大、小梁网改变以及眼压升高等这些特征性的改变,原发性婴幼儿型青光眼的诊断并不困难。

在诊断原发性先天性青光眼之前,还应该详细地进行全身检查和眼部检查,排除眼部或全身先天异常伴随的青光眼、继发性青光眼。需要与原发性先天性青光眼鉴别的疾病比较多,现选其中一些临床上比较常见的疾病。

1. 先天性大角膜 角膜直径大于 14mm 者,通常在 14~16mm 之间,一般为双眼受累,角膜是透明的、无后弹力层破裂;病情是非进行性,除有屈光不正以外,视功能正常;眼压和生理凹陷正常。

2. 先天性遗传性角膜内皮营养不良 都具有畏光、流泪和角膜雾样水肿等共同的特点。但前者角膜直径大小正常,后弹力层无破裂,眼压及杯盘比值正常,这些特点又有别于原发性先天性青光眼。

【治疗】

1. 指导患者的父母,使他们知道青光眼的危害性,懂得用药的途径、方法和观察用药后的情况以及可能发生的问题,以便密切地配合医师进行治疗。

2. 药物治疗仅是用于手术前的准备阶段,其目的在于短期内降低眼压,提高角膜透明度。药物通常只是短期使用,用药浓度尽可能低,剂量尽可能偏小。点药时要注意将泪点压迫,防止药液流入鼻腔,以免造成药物中毒等,更应注意药物对循环系统和呼吸系统的影响。

降眼压药物对婴幼儿的副作用包括:噻吗洛尔有可能引起呼吸窘迫;溴莫尼定有中枢抑制作用;布林佐胺禁用于对磺胺类药物过敏及 G6PD 缺乏的儿童。

对儿童期的继发性青光眼,在选择用抗青光眼药物的同时,应重视对原发性疾病的治疗。

3. 手术治疗 原则上先天性青光眼一经确诊就要及早进行手术治疗,即使出生后 2~3 天的婴儿,在麻醉情况允许的前提下也要手术治疗。目前国际上公认治疗先天性青光眼比较满意的手术方法包括:小梁切开术,小梁切开 + 切除术。

有些病例(角膜直径大于 14mm,出生后角膜已变白的晚期患者)因巩膜变薄,角巩缘异常增宽,其小梁及 Schlemm 管已遭破坏、萎陷,或先天性 Schlemm 管缺乏,小梁切开术难于恢复房水的正常通道。对于这类病例需行滤过性手术和睫状体冷凝术或睫状体光凝术等。

二、青光眼合并眼部异常和全身异常

【概述】

许多先天性眼部和全身性异常的疾病常常会合并有青光眼,下面仅讨论具有较高青光眼发病率的眼部和全身先天性异常疾病,如 Axenfeld-Rieger 综合征和 Sturge-Weber 综合征。

(一) Axenfeld-Rieger 综合征

【概述】

Axenfeld-Rieger 综合征是指双眼发育性缺陷,伴有或不伴有全身发育异常的一组发育性疾病,其特点是:①双眼发育缺陷;②可伴有全身发育异常;③继发性青光眼;④常染色体显性遗传,多有家族史;⑤男女发病相同。事实上本病包括三种临床变异:①Axenfeld 异常:指局限于眼前段周边部的缺陷;②Rieger 异常:为眼前段周边部的异常合并虹膜改变;③Rieger 综合征:具有眼部异常和除眼部以外的全身发育缺陷。

【常见病因及危险因素】

常染色体显性遗传性疾病。在胎儿 4~6 个月时,前房形成,分化成前房角结构,此时如果角膜与虹膜间的中胚叶组织分化停滞,细胞和组织残留,就会导致眼前段的异常。近来的研究揭示,神经嵴是本病最可能受累的原始组织。眼部和口面部等组织来源于神经嵴细胞,从神经嵴细胞演变而来的眼前节组织在妊娠末期发育停止,导致虹膜和前房角原始内皮细胞的不正常和房水排出结构的变异。

【临床表现】

1. 症状 可表现为听力障碍、智力低下。继发青光眼时可出现视力下降以及与眼压升高相伴随的症状,如眼红、眼胀、眼痛、虹视、头痛等。

2. 体征

(1) 眼部异常:一般双眼发病,主要表现为角膜周边部、前房角和虹膜异常。

1) 角膜:角膜后胚胎环的存在是最典型的体征之一。其表现为 Schwalbe 线增殖突出和前移,裂隙灯检查可见到靠近角膜缘处的角膜后面有一条环形白线,此线可 360° 都出现,但也可仅局限于某一部位。角膜后胚胎环虽然是本综合征的典型体征(图 11-32),但并非每位患者都存在,少数患者可

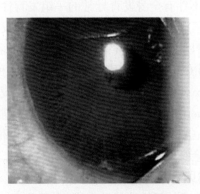

图 11-32 Axenfeld-Rieger 综合征,角膜后胚胎环

有本综合征的眼部和全身异常而无角膜后胚胎环。

2）前房角：前房角典型的改变是粗大的线样条带组织自虹膜周边部跨越房角并附着在突出的Schwalbe线上（图11-33）。

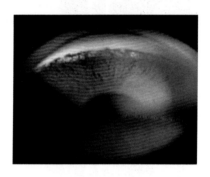

图 11-33 Axenfeld-Rieger 综合征，房角发育异常

3）虹膜：虹膜结构的缺陷在此病很常见。主要表现为虹膜基质发育不良，虹膜基质变薄，失去正常纹理，色素上皮层外翻，萎缩，基质缺损导致虹膜裂形成，瞳孔移位变形、多瞳孔或瞳孔膜闭等（图11-34）。

4）青光眼：约50%的本综合征患者合并青光眼，以儿童期或青年期多见，也见于婴儿期。多发生在有虹膜条带组织的患者，但周边虹膜组织条带的多少与发生青光眼是否成正比还未能得到证实。本综合征并发的青光眼较其他类型的青光眼更难控制，最后导致视乳头的损害萎缩而失明。

（2）全身异常：全身异常主要表现牙齿和面骨的发育性缺陷，如牙齿发育不良、牙齿缺损、牙齿形态异常、植入牙齿、小牙颌等，最常见的脱失牙是上中切乳牙和中切乳牙；面部畸形包括鼻根部及面颊部扁平、鼻壁宽、两侧距离较远、上嘴唇退缩、下嘴唇突出、短头

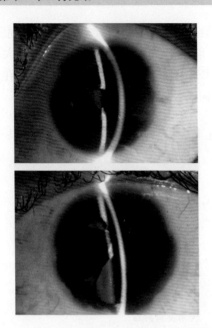

图 11-34　Axenfeld-Rieger 综合征,虹膜基
质变薄,失去正常纹理,色素上皮层外翻、萎
缩,虹膜裂形成,瞳孔移位变形、多瞳孔

颅、上颌骨发育不全。此外,全身异常还包括听力障碍、
智力低下、心血管缺陷、脊柱畸形、肌周皮肤残留、尿道
下裂眼皮肤白化病及许多神经和皮肤疾病。垂体腺
异常虽少见,但如发生此综合征则危害严重。曾有
报道先天性蝶鞍旁囊肿及原发性空蝶鞍症的病例。

3. 检查

(1) 全身体格检查:可发现牙齿和面骨的发育
异常,脊柱畸形、肌周皮肤残留、尿道下裂等。

(2) 眼压测量:继发青光眼患者的眼压升高多
呈渐进性,临床症状不是很明显,其眼压升高水平
大致上与粘连程度成正比。也有部分病例虽然前
房角已有明显异常,但眼压尚正常,应严密随访。

（3）裂隙灯检查:可发现角膜后胚胎环,虹膜失去正常纹理,色素上皮层外翻,萎缩,基质缺损导致虹膜裂形成、瞳孔移位变形、多瞳孔或瞳孔膜闭等。

（4）房角镜检查:粗大的线样条带组织自虹膜周边部跨越房角并附着在突出的 Schwalbe 线上。

（5）眼底检查:可发现视乳头的损害,如视乳头凹陷进行性扩大加深、C/D 增大等。

【诊断及鉴别诊断】

根据本病的临床特点诊断并不困难。但要注意并不是每一种变异都在一个人身上充分表现出来。即使在一个家族中同有几个成员患病,每个患者的眼部和全身异常的表现也可各不相同。因此在作出诊断前应该注意与其他疾病鉴别。

1. Peters 异常　角膜中央先天性白斑伴角膜后基质层和后弹力层缺损,并见中央虹膜粘连到白斑的周边部,前房常较浅,80%的病例是双侧发病。

2. 虹膜角膜内皮综合征（ICE 综合征）　中青年女性多见,家族史少,多单眼发病,存在角膜内皮细胞异常。

3. 先天性无虹膜　先天性虹膜缺如或"无虹膜",虹膜根部残存而临床上难以查见。

4. 单纯性 Schwalbe 线突出　单纯 Schwalbe 线突出,无本征的其他表现。

【治疗】

合并青光眼者常需手术治疗,可行青光眼滤过手术,如小梁切除术、青光眼引流阀植入术等。

（二）Sturge-Weber 综合征

详见第十九章第七节。

（黄晶晶　林明楷　刘杏）

参 考 文 献

1. 李美玉,李景波,沈亚云,等.低压性青光眼和原发开角型青光眼视乳头形态的比较.中华眼科杂志,1989,(6):322-325.

2. 周文炳,彭寿雄.青睫综合征与原发性开角型青光眼.眼科研究,1994,(1):34-36.

3. 王宁利,周文炳,叶天才,等.原发性闭角型青光眼的临床研究.中华眼科杂志,1995,(2):133-136.

4. 余敏斌,周文炳,叶天才.原发开角型和低压性青光眼早期视野及视网膜神经纤维层损害的比较.中华眼科杂志,1997,(3):173-177.

5. 葛坚,郭彦,刘奕志,等.超声乳化白内障吸除术治疗闭角型青光眼的初步临床研究.中华眼科杂志,2001,37(5):355-358.

6. 余敏斌,李劲嵘.青光眼药物治疗的新概念.中华眼科杂志,2006,42(3):283-288.

7. 张秀兰,葛坚,蔡小于,等.三种手术方式治疗原发性闭角型青光眼初步疗效比较研究.中国实用眼科杂志,2006,24:695-699.

8. 李媚,刘杏,黄晶晶,等.原发性急性闭角型青光眼视网膜神经纤维层厚度变化的初步研究.中国实用眼科杂志,2008,26(6):562-565.

9. 刘杏,李媚,王忠浩,等.原发性闭角型青光眼眼前段生物学参数的眼前段相干光断层扫描研究.中华眼科杂志,2013,49(2):109-115.

10. 中华医学会眼科学分会青光眼学组.我国原发性青光眼诊断和治疗专家共识.中华眼科杂志,2014,44(5):862-863.

11. Laganowski HC,Sherrard ES,Muir MGK,et al. Distinguishing features of the iridocorneal endothelial syndrome and posterior polymorphous dystrophy: Value of endothelial specular microscopy. Br J Ophthalmol,1991,75(4):212-216.

12. Kass MA, Heuer DK. Higginbotham EJ, et al. The ocular hypertension treatment study: a randomized trial determines that topical ocular hypotensive medication delays or prevents the onset of primary open-angle glaucoma. Arch Ophthalmol, 2002, 120 (6): 701-713.

13. Lee BL, Wilson MR. Ocular hypertension treatment study (OHTS) commentary. Curr Opin Ophthalmol, 2003, 14 (2): 74-77.

14. Yazdani S, Hendi K, Pakravan M. Intravitreal bevacizumab (Avastin) injection for neovascular glaucoma. J Glaucoma, 2007, 16 (5): 437-439.

15. Lam DS, Leung DY, Tham CC, et al. Randomized trial of early phacoemulsification versus peripheral iridotomy to prevent intraocular pressure rise after acute primary angle closure. Ophthalmology, 2008, 115 (7): 1134-1140.

16. Zhuo YH, Wang M, Li Y, et al. Phacoemulsification treatment of subjects with acute primary angle closure and chronic primary angle-closure glaucoma. Journal of glaucoma, 2009, 18 (9): 646-651.

17. Vizzeri G, Weinreb RN. Cataract surgery and glaucoma. Curr Opin Ophthalmol, 2010, 21 (1): 20-24.

18. Liang YB, Friedman DS, Zhou Q, et al. Prevalence of primary open angle glaucoma in a rural adult Chinese population: the Handan eye study. Invest Ophthalmol Vis Sci, 2011, 52 (11): 8250-8257.

19. Friedman DS, Foster PJ, Aung T, et al. Angle closure and angle-closure glaucoma: what we are doing now and what we will be doing in the future. Clin Exp Ophthalmol, 2012, 40 (4): 381-387.

20. Luo L, Li M, Zhong Y, et al. [Evaluation of Secondary Glaucoma Associated With Subluxated Lens Misdiagnosed as Acute Primary Angle-closure Glaucoma.] J Glaucoma, 2012, 22 (4): 307-310.

21. Chang TC, Summers CG, Schimmenti LA, et al. Axenfeld-Rieger syndrome: new perspectives. Br J Ophthalmol,

2012,96(3):318-322.

22. Moore DB,Tomkins O,Ben-Zion I. A review of primary congenital glaucoma in the developing world. Surv Ophthalmol,2013,58 (3):278-285.

23. Alodhayb S,Morales J,Edward DP,et al. Update on pediatric glaucoma. Semin Ophthalmol,2013,28(3):131-143.

24. Sun X,Dai Y,Chen Y,et al. Primary angle closure glaucoma: What we know and what we don't know. Prog Retin Eye Res, 2017,57:26-45.

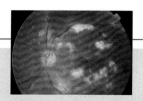

第十二章
玻璃体视网膜疾病

第一节　玻璃体后脱离

【概况】

玻璃体后脱离(posterior vitreous detachment, PVD)是指玻璃体后皮质与视网膜内层的分离。玻璃体大量液化,后皮质变薄出现破裂,是 PVD 发生的病理基础。

【常见病因及危险因素】

PVD 的发生与年龄密切相关,50 岁以下人群发生 PVD 者仅为 40% 左右,65 岁以上人群发生 PVD 者则超过 65%。此外,PVD 的发生还和外伤、近视、眼轴长、玻璃体积血、玻璃体炎症、无晶状体等多种因素有关。

【临床表现】

1. 症状　发生 PVD 时,患者会突然出现"飞蚊症"或原来"飞蚊症"加重。当玻璃体未完全与视网膜分离时,仍会对视网膜造成牵拉,患者会有"闪电"的感觉,称"闪光感"。当玻璃体已发生完全后脱离,则"闪光感"消失,患者多出现眼前环形混浊物("Weiss环")漂浮。

2. 体征 视盘前出现灰黑色"Weiss环"是PVD的主要体征,常伴有不同程度的玻璃体液化、混浊。如伴有视网膜血管撕裂,可出现不同程度的玻璃体积血。少数患者可合并周边视网膜裂孔,甚至视网膜脱离,此时玻璃体腔常可见色素颗粒。

3. 检查 散瞳后行直接检眼镜、间接检眼镜、前置镜、三面镜检查可查见PVD,建议仔细检查周边视网膜,注意有无视网膜裂孔或脱离,屈光间质混浊时B超检查可用于辅助诊断。

【诊断及鉴别诊断】

典型的临床症状、体征,必要时结合B超检查,可明确诊断。需要与以下疾病鉴别:

1. 周边部视网膜裂孔 可单独或与PVD合并发生,表现为周边视网膜圆形或马蹄形裂孔,可伴有裂孔周围视网膜脱离。

2. 孔源性视网膜脱离 视网膜裂孔伴视网膜青灰色隆起,表现为眼前固定黑影。

3. 玻璃体积血 少量玻璃体积血表现为"飞蚊症",多量则导致视力急剧下降甚至无光感。

【治疗】

玻璃体后脱离通常无须特殊治疗,口服或局部使用络合碘,有助于玻璃体混浊的吸收,如合并难以吸收的玻璃体积血或视网膜脱离,则需要及时手术。

第二节　玻璃体混浊

【概况】

玻璃体混浊是由于玻璃体随年龄增加逐渐出现液化、后脱离等生理性改变，或由于各种病理因素(如出血、炎症等)导致透明度下降所致，俗称"飞蚊症"。

【常见病因及危险因素】

引起"飞蚊症"的主要原因，是玻璃体液化和后脱离等年龄性改变，约占70%。其余为各种原因导致的玻璃体病理性混浊，包括：视网膜裂孔、孔源性视网膜脱离、玻璃体积血、玻璃体炎症、玻璃体变性、玻璃体异物等。

【临床表现】

1. 症状　眼前出现"漂浮物"或"黑影飘动"，呈小点状、短棒状、圆盘状、指环状、蜘蛛网状或不规则形等，少数因视网膜受牵拉刺激出现闪光感，严重者可导致严重视力下降甚至无光感。

2. 体征　玻璃体液化和浓缩并存，因病因不同，可见"Weiss环"、积血、炎性细胞、色素、异物等。

3. 检查　散瞳后行直接检眼镜、间接检眼镜、前置镜、三面镜检查，注意有无视网膜裂孔或脱离，屈光间质混浊时B超检查可用于辅助诊断，FFA检查对于明确发病原因有帮助。

【诊断及鉴别诊断】

典型的临床症状、体征，必要时结合B超检查，可明确诊断。对于各种病理性因素所致"飞蚊症"，注意不要遗漏原发病的诊断即可。

【治疗】

对主诉"飞蚊症"的患者,应充分散大瞳孔进行眼后段的检查,以排除各种可能存在的病变,并给予相应的处理;若患者仅有玻璃体液化和(或)后脱离,则无须特殊治疗,但要给予必要的解释,嘱咐患者定期随访,一旦发现突发黑影增多或变大,合并闪光感或眼前固定黑影,则应及时来院进一步检查。

第三节　玻璃体积血

【概况】

玻璃体为无血管组织,本身不发生出血。玻璃体积血(vitreous hemorrhage,VH)常由眼内血管性疾病或血管损伤所致,也可由玻璃体后脱离、视网膜裂孔或全身系统性疾病(如糖尿病、血液病、免疫性疾病等)引起。

【常见病因及危险因素】

眼内血管性疾病或损失均可导致玻璃体积血。全身因素包括:糖尿病、高血压、血液病、Terson综合征等;局部因素包括:玻璃体后脱离、视网膜裂孔、视网膜静脉阻塞、脉络膜新生血管及眼外伤等。

【临床表现】

1. 症状　玻璃体积血量少时,患者可主诉突发眼前红色或棕黑色烟雾飘动;出血量大则视力急剧下降,严重时仅存光感。

2. 体征　表现为不同程度的玻璃体血性混浊,可伴有原发病的相应体征。

3. 检查　散瞳后行直接检眼镜、间接检眼镜、前置镜、三面镜检查可见不同程度的玻璃体血性混浊。积血严重时,B超检查可用于辅助诊断。需注意原发病的检查和诊断。

【诊断及鉴别诊断】

玻璃体积血根据症状和眼后段检查基本可诊断,需要鉴别的是引起出血的原因。寻找病因时,应结合患者的年龄、全身病史进行分析,如视网膜静脉周围炎多见于中青年患者,老年患者则先考虑老年黄斑变性、视网膜静脉阻塞等疾病,婴幼儿突发玻璃体积血首先须排除视网膜母细胞瘤。同时,应对患者进行双眼眼后段检查,对于双眼发病的疾患,对侧眼的眼底改变有重要的提示作用。出血量大、窥不清眼底时,需进行超声波检查,排除视网膜脱离和眼内肿瘤后,可嘱患者半坐卧位休息数天后,再次进行散瞳眼底检查。

【治疗】

出血量少者,对玻璃体积血可不作特殊处理,或给予活血化瘀药物,待其自行吸收。对能看得清眼底、发现引起玻璃体积血病因的患者,应及时针对病因治疗。出血量大、窥不清眼底者,在 B 超排除视网膜脱离或眼内肿瘤后,可保守治疗 2~4 周;如玻璃体积血仍不吸收可进行玻璃体手术,清除积血后对因治疗;合并视网膜脱离时,应及时进行玻璃体手术、复位视网膜。

第四节　孔源性视网膜脱离

【概况】

孔源性视网膜脱离是指通过一个或多个视网膜裂孔,玻璃体腔内液体进入神经上皮层与色素上皮层之间,导致两者分离。玻璃体液化和视网膜裂孔是孔源性视网膜脱离的必要条件。

【常见病因及危险因素】

视网膜格子样变性、高度近视、眼外伤、无晶状体眼、一眼已有视网膜脱离、有视网膜脱离家族史等均为孔源性视网膜脱离的高危因素。对于高危眼应仔细检查周边视网膜,定期随访,及时对视网膜变性区及裂孔进行激光治疗可有效预防视网膜脱离的发生。

【临床表现】

1. 症状　视力下降、眼前幕帘遮挡感、眼前漂浮物、闪光感,累及黄斑时视力急剧下降,可伴有视物变形。

2. 体征　玻璃体可有积血、色素细胞或后脱离。可见一个或多个视网膜全层裂孔,视网膜呈青灰色隆起,脱离范围由局限性脱离至视网膜全脱离不等。新鲜视网膜脱离呈波浪状外观,随眼球运动波动(图 12-1);陈旧性视网膜脱离无波动,可于脱离视网膜后缘见到色素分界线,或视网膜固定皱褶、视网膜下增殖等(图 12-2)。

3. 检查　间接检眼镜、三面镜、前置镜行眼底检查均可查见视网膜脱离和视网膜马蹄形裂

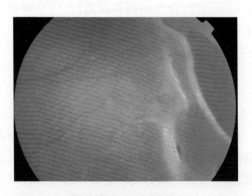

图 12-1　新鲜孔源性视网膜脱离

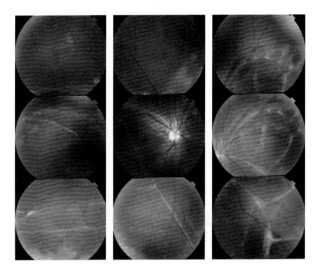

图 12-2 陈旧性孔源性视网膜脱离
可见视网膜下增殖膜

孔或圆孔。少量患者因裂孔位于极周边或裂孔过小而不能查见。屈光间质混浊时 B 超可辅助检查。

【诊断及鉴别诊断】

根据临床体征及眼底检查可诊断,必要时结合超声波检查。

1. 渗出性视网膜脱离 表面光滑的视网膜隆起,无视网膜裂孔,视网膜脱离范围和形态可随体位变化而变化。

2. 牵拉性视网膜脱离 玻璃体增殖、视网膜前或视网膜下机化条带牵拉视网膜造成视网膜脱离,多数无视网膜裂孔。

3. 脉络膜脱离 眼底见棕色球形或环状隆起,典型者表现为"Kiss 征",通常有低眼压。

【治疗】

应尽早施行视网膜复位术,手术方式包括巩

膜扣带术、玻璃体切除术等。陈旧性、无症状的视网膜脱离可长时间保持静止,可择期手术或密切观察。

有症状的视网膜脱离如不治疗均会进展,严重可导致永久性视力丧失甚至眼球萎缩。视力预后与黄斑受累程度和时间相关,黄斑未受累者预后佳,脱离时间越长视力预后越差。

第五节　中心性浆液性脉络膜视网膜病变

【概况】

中心性浆液性脉络膜视网膜病变(central serous chorioretinopathy,CSC)是以后极部类圆形视网膜神经上皮局限性浆液性脱离为特征的自限性疾病,好发于中青年男性,单眼或双眼受累,预后相对好,但可复发。

【常见病因及危险因素】

本病病因尚不明确,目前考虑与血清儿茶酚胺浓度升高或外源性和内源性糖皮质激素等有关。A 型性格的人对 CSC 易感,常见的诱发或加重因素包括睡眠不足、情绪波动、精神压力大、妊娠或大剂量应用糖皮质激素等。

【临床表现】

1. 症状　患眼突发无痛性轻度视力下降,伴视物变暗或色调变黄、变形、变小或变远,并有中央相对暗区。

2. 体征　特征性眼底改变为黄斑区圆形或类圆形 1~3PD 大小微隆起的视网膜神经上皮浆液性脱离区,颜色稍灰,边缘可见弧形光晕,中心凹反光

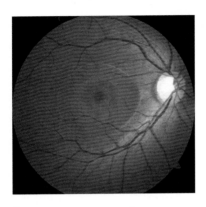

图 12-3　右眼 CSC 眼底图

消失(图 12-3)。疾病后期,病变区视网膜下可见细小黄白点。恢复期视网膜下液逐渐吸收,水肿消退,可见后极部视网膜色素不均匀或紊乱。

3. 检查　散瞳后行直接检眼镜、间接检眼镜、前置镜、三面镜检查。FFA 检查,疾病活动期可见病变区内强荧光点,随造影时间延长而渗漏,呈炊烟状或墨渍样扩大。ICGA 检查可见病变区域脉络膜毛细血管扩张,亦可用于排除脉络膜新生血管引起的神经上皮脱离。OCT 检查可见黄斑区视网膜神经上皮浆液性脱离,其下有一个或多个浆液性 RPE 脱离,RPE 光带连续无中断。OCT 除用于 CSC 的诊断,还可用于疗效观察与疾病随访,具有快速无创的优点(图 12-4)。

【诊断及鉴别诊断】

结合常见发病年龄、病史和典型眼底改变,基本可诊断。本病需与孔源性视网膜脱离(RRD)所致的黄斑区视网膜浅脱离鉴别,鉴别要点在于散瞳详细检查中周和周边部视网膜;CSC 的神经上皮脱离仅局限于后极部,RRD 则累及中周和周边部,并

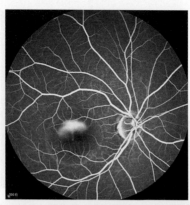

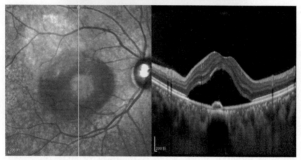

图 12-4　右眼 CSC 检查结果

上图为 FFA:病变区内荧光素渗漏呈炊烟状;下图为 OCT:中心凹下神经上皮层脱离,其下有一个浆液性 RPE 脱离

能在周边部发现视网膜全层裂孔。

【治疗】

本病有自限性,对初次发病患者,视网膜下液吸收后一般可恢复正常视力,应告知此特点,并强调消除可能诱因(如睡眠不足、精神压力、糖皮质激素应用等)的重要性,待其自行恢复,或辅以活血化瘀药物。

病程长或反复发作者,中心视力易受损,导致不同程度视功能损害。应根据 FFA 对距离黄斑中心凹 500μm 以外的渗漏点进行视网膜光凝,促进视网膜下液吸收,缩短病程;对距离中心凹 500μm 以内的渗漏点,热激光会导致中心暗点的出现,宜采用半量光动力疗法进行治疗。近年来,亦有学者指出,早期激光或 PDT 干预应作为 CSC 治疗的首选。

此外,全身或局部糖皮质激素可加重液体漏出,导致泡状视网膜脱离,应禁用。

第六节　年龄相关性黄斑变性

【概况】

年龄相关性黄斑变性(age-related macular degeneration,AMD)又称老年性黄斑变性,是指 50 岁以上人群中,黄斑部出现玻璃膜疣、地图状萎缩和(或)合并脉络膜新生血管及其引起的出血、渗出、水肿、神经上皮脱离、色素上皮脱离等严重损害视功能的不可逆致盲眼病。双眼先后或同时发病,进行性发展,严重影响中老年人生活质量。AMD 是发达国家老年人致盲的主要原因,据统计欧美国家 75 岁以上人群中,AMD 患病率高达 40% 以上;我国 50 岁以上人群 AMD 的平均患病率为 15.5%,并有逐步上升的趋势。AMD 根据病理改变的不同可分为两型:萎缩型(干性)和渗出型(湿性)。

【常见病因及危险因素】

AMD 的确切病因尚不明确,目前认为是遗传因素与环境因素综合作用的结果。发病高危因素包括:吸烟、高龄、人种、家族史、肥胖、高血压和心脏病、长期慢性光损伤、营养不均衡等。

【临床表现】

两种类型 AMD 的主要临床表现见图 12-5、图 12-6。

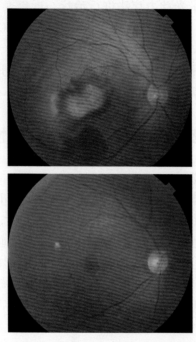

图 12-5　AMD 眼底改变
上图为湿性 AMD；下图为干性 AMD

【诊断及鉴别诊断】

结合发病年龄、病史、典型眼底改变及相关辅助检查，AMD 基本可诊断。渗出型 AMD 主要需与萎缩型 CNV 相鉴别（表 12-1）。

1. 特发性脉络膜新生血管　好发于年轻患者，单眼发病，病变范围小（1/2~1/3PD）。

2. 病理性近视黄斑 CNV　发生于高度近视患者，可见后巩膜葡萄肿、豹纹状眼底等改变

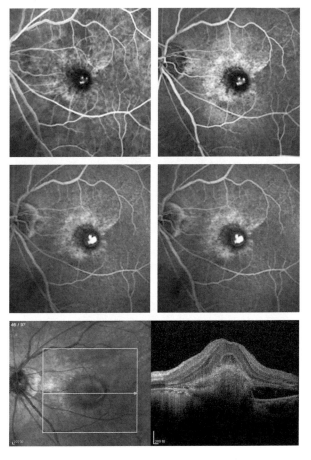

图 12-6 湿性 AMD 的 FFA 及 OCT

表 12-1 渗出型 AMD 与萎缩型 CNV 的主要鉴别点

		萎缩型 AMD (干性 AMD)	渗出型 AMD (湿性 AMD)
病程特点		隐匿起病,缓慢进行性萎缩	起病急骤,缓解后可复发,最终瘢痕形成
双眼对称性		大多双眼对称,程度相近	多双眼先后发作,程度不一
症状		双眼缓慢进行性视力下降,可伴视物变形	突发单眼视力严重下降,多伴视物变形和(或)中心暗点
眼科辅助检查	体征	早期可见后极部视网膜散在大小不一、黄斑色类圆形玻璃膜疣,可融合;中心凹反光消失,RPE 色素紊乱,脱失及增殖;晚期出现地图状萎缩区,透见裸露的脉络膜大血管	后极部视网膜下出血、渗出、水肿,有时可见青灰色脉络膜新生血管(CNV)膜,或浆液性浆液性色素上皮脱离,少数出血量大者可突入玻璃体继发玻璃体积血。部分病例在后极部视网膜可见较大的、融合的玻璃膜疣。CNV 及出血机化后,形成视网膜下盘状瘢痕。部分病例在静止后一段时间,可出现 CNV 活动,再发出血、水肿
	OCT	1. 玻璃膜疣 RPE 下和 Bruch 膜之间均质地反射,呈锥状、半球状或低平弧形隆起 2. 地图状萎缩 RPE 和光感受器外节光带消失,脉络膜毛细血管层萎缩	1. 活动期 RPE 光带隆起、断裂,可见高反射 CNV 膜、视网膜间液和视网膜下液增加,有时可见浆液性或液性视网膜下液、间液吸收、视网膜外层和脉络膜毛细血管破坏,致密瘢痕形成 2. 静止期 视网膜下液、间液吸收、视网膜外层和脉络膜毛细血管破坏,致密瘢痕形成
	FFA	主要表现为 RPE 萎缩区透见脉络膜背景荧光(窗样缺损)	造影早期 CNV 膜即出现强荧光,随时间延长荧光素渗漏,积存;隐匿性 CNV 早期无明显强荧光灶,但随时间延长荧光素渗漏明显
	ICGA	可见脉络膜毛细血管萎缩表现	更好地显示 CNV 的形态、位置、范围

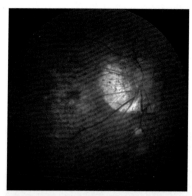

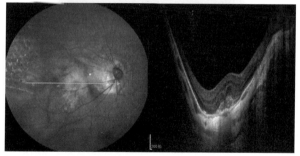

图 12-7 PM-CNV 患者眼底彩照及 OCT

（图 12-7）。

3. 息肉状脉络膜血管病变（polypoidal choroidal vasculopathy，PCV） 发病年龄较 AMD 略轻，单眼或双眼先后发病。典型眼底改变为后极部视网膜下橘红色病灶，呈圆形或类圆形，单发或多发，除发生于黄斑区，还可见于视盘周围。FFA 主要表现为隐匿性 CNV。ICGA 具有重要的鉴别诊断意义，特征性改变为脉络膜异常血管网及血管网末端血管瘤样扩张。随着 OCT 技术的发展，在无 ICGA 的情况下，根据 OCT 的特征性表现，亦可诊断 PCV；具有诊断价值的改变为 RPE 与 Bruch 膜之间多出一条光带,称"双线征",为异常的脉络膜血管网,以及神经上皮下 RPE 呈"拇指状"凸起,为末端血管瘤样扩张。近年来,部分学者更趋向于将 PCV 纳入渗出型 AMD(湿性 AMD)的一种特殊类型(图 12-8)。

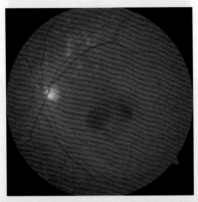

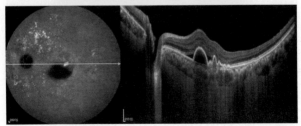

图 12-8 PCV FFA、ICGA 检查及对应 OCT

4. 脉络膜黑色素瘤 发生深层大量出血致黄斑区高度隆起或出血量较大引起玻璃体积血而窥不清眼底的病例,应注意鉴别脉络膜黑色素瘤的可能,需进行 ICGA、眼部 B 超、彩超等进行鉴别,必要时还可行眼眶 MRI 以明确诊断。

【治疗】

萎缩型 AMD 的患者,无特异性治疗手段,主要为生活方式的改善和增加抗氧化物质、维生素、叶黄素、微量元素等的摄入。

渗出型 AMD 患者，应积极治疗，封闭 CNV，促进出血、水肿的吸收，尽可能挽救残存视功能。

1. 视网膜激光光凝(热激光) 使用高能量激光直接照射并破坏 CNV 以达到治疗目的，但热激光治疗不具有选择性，封闭 CNV 的同时亦破坏正常视网膜组织，使功能丧失，故此方法仅适用于中心凹外的病灶，不宜用于中心凹下或旁中心凹 CNV 的治疗。

2. 光动力疗法(photodynamic therapy,PDT) 静脉注射能与 CNV 内皮细胞特异性结合的光敏剂，利用特定波长光照射激活光敏剂产生光化学反应，起到特异性破坏 CNV 的作用。此法可选择性封闭 CNV，不损伤正常血管内皮细胞，尤其适用于中心凹下 CNV 的治疗。

3. 抗 VEGF 药物治疗 已成为 CNV 治疗的主要手段。此外，抗 VEGF 药物还能改善血管通透性，促进视网膜间液和下液的吸收，可明显提高患者的视力。

4. 其他治疗手段 包括经瞳孔温热疗法、放射治疗、玻璃体手术取出视网膜下 CNV、黄斑转位术等，因疗效缺乏大样本临床试验支持和并发症较多等限制，未得到广泛使用。

第七节　黄斑裂孔

【概况】
黄斑裂孔是指黄斑中心凹处视网膜神经上皮全程断裂或缺失，根据是否有明确病因，分为特发性黄斑裂孔（IMH）和继发性黄斑裂孔。

【常见病因及危险因素】

特发性黄斑裂孔多见于老年女性，具体病因不明，目前考虑与玻璃体后脱离及内界膜的切线牵拉力有关；继发性黄斑裂孔常继发于眼挫伤、高度近视、长期黄斑囊样变性破裂等因素。

【临床表现】

1. 症状　患眼不同程度视力下降、视物变形，中心注视点为暗点。

2. 体征　眼底检查可见黄斑中心凹反光消失，视网膜神经上皮可呈新月形、圆形或椭圆形全层缺损，裂孔区域呈暗红色，孔周有淡灰色的神经上皮水肿环，孔内可见黄色颗粒，有时在裂孔附近的玻璃体中可见漂浮的盖。高度近视所致黄斑裂孔，可伴有视网膜脱离（图 12-9）。

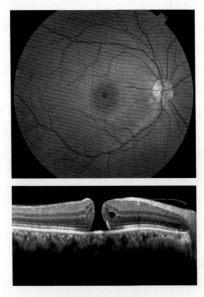

图 12-9　黄斑裂孔患者眼底彩照及 OCT

3. 检查　散瞳后行直接检眼镜、间接检眼镜、前置镜、三面镜检查,光学相干断层扫描(OCT)可清晰显示黄斑裂孔的大小、形态、孔缘水肿及玻璃体后界膜的情况,对黄斑裂孔的诊断、分期、发展、转归、随访均有非常重要的作用。

【诊断及鉴别诊断】

结合病史、典型眼底改变和 OCT 图像,黄斑裂孔可基本确诊。对于眼底检查见黄斑中心凹圆形或类圆形裂孔者,应与黄斑前膜所致的黄斑区板层裂孔或假孔鉴别,OCT 有重要作用。对确诊黄斑裂孔的病例,还应详细询问病史,以鉴别特发性黄斑裂孔及其他病因所致的继发孔。

【治疗】

目前普遍认为,玻璃体切除联合孔周内界膜剥离,对黄斑裂孔的愈合有促进作用。对病程短、裂孔小的病例,术后裂孔愈合率可高达 80%~90%,患者中心视力可有一定程度恢复;但对病程长、裂孔较大的病例,术后裂孔愈合率相对低,甚至不能愈合。外伤或高度近视引起的黄斑裂孔,其愈合率较 IMH 低。

第八节　黄斑前膜

【概况】

由于不同原因所导致的视网膜表面纤维细胞增殖膜称为视网膜前膜,视网膜前膜可发生于任何部位,位于黄斑区及附近的称黄斑视网膜前膜,简称黄斑前膜。

【常见病因及危险因素】

黄斑前膜的常见病因包括眼部外伤、玻璃体炎症、视网膜血管疾病、内眼手术或视网膜冷凝、光凝术等。

【临床表现】

1. 症状　患眼常有不同程度视力下降,可伴有视物变形等。

2. 体征　早期表现为黄斑区金箔样或玻璃纸样反光;前膜进一步增厚、收缩,可牵拉视网膜,出现放射状皱折,黄斑区视网膜神经上皮水肿,小血管迂曲、扩张,大血管弓被牵拉变形、向中间移位;前膜继续增殖最终可形成灰白色增殖膜,严重者可导致黄斑囊样水肿、视网膜层间劈裂、板层或全层黄斑裂孔,甚至视网膜脱离。有明确病因的黄斑前膜还可见原发病或内眼手术的相应改变。

3. 检查　散瞳后行直接检眼镜、间接检眼镜、前置镜、三面镜检查,注意周边视网膜情况。光学相干断层扫描(OCT)可清楚显示前膜范围、厚度与视网膜粘连程度,还可了解黄斑水肿、视网膜层间劈裂等情况,还有助于区分黄斑假孔、板层孔和全层裂孔,可用于黄斑前膜的诊断、随访。眼底荧光血管造影(FFA)可辅助了解原发病情况,如炎症活动性、血管通透性,以及有无毛细血管闭塞区或视网膜新生血管形成。超声生物显微镜(UBM)有助于判断有无睫状体炎症(图 12-10)。

【诊断及鉴别诊断】

结合病史、典型眼底改变和 OCT 图像,黄斑前膜可基本确诊。应注意全面检查眼底,以免遗漏导致黄斑前膜形成的原发眼病。

【治疗】

早期患者,黄斑前膜薄,视力较好且病情比较稳定者,可定期随访观察。若视力进行性下降、视

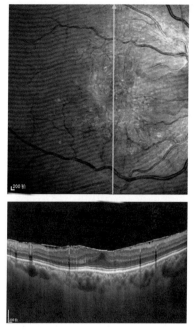

图 12-10　黄斑前膜患者 OCT 检查结果

物变形明显,前膜已造成明显的黄斑水肿、板层裂孔、层间劈裂等,可考虑行玻璃体手术剥除黄斑前膜。部分患者手术后黄斑水肿可部分消退,视力得到一定程度恢复,但病程较长者可因视网膜外层结构破坏而导致视力不能恢复。

第九节　视网膜动脉阻塞

【概况】

视网膜动脉阻塞,可分为视网膜中央动脉阻塞(central retinal artery occlusion,CRAO)、视网膜分支动脉阻塞(branch retinal artery occlusion,BRAO)、

睫状视网膜动脉阻塞或视网膜小动脉阻塞。阻塞动脉供养的视网膜因缺血、缺氧而发生细胞内水肿，若缺血、缺氧得不到及时缓解，各级神经细胞将迅速死亡，导致相应病变区域不可逆的视觉功能损害。

【常见病因及危险因素】

视网膜动脉阻塞多见于罹患高血压、动脉粥样硬化、风湿性心瓣膜病等心血管疾病的老年人；偶可见于中青年患者，多与动脉炎症有关，或由血液黏稠度过高或高凝状态引起。球后注射局麻药或鼻根部、眼周皮肤注射填充剂（透明质酸、水凝胶、自体脂肪等）亦可导致 RAO 发生，造成不可逆的视力丧失。

【临床表现】

1. 症状 起病急骤，患者主诉突发一眼无痛性视力下降或眼前固定黑影，部分患者在发病前有一过性黑矇的病史。CRAO 患眼视力可急剧下降至指数或手动，甚至无光感；CRAO 同时有睫状视网膜动脉存在，则中心视力多不受损，表现为视野缩窄；BRAO 主要表现为相应区域暗区，患者多诉眼前固定黑影遮挡；睫状视网膜动脉单独阻塞少见，患者中心视力受损严重，但周边视野得以保留。

2. 体征 主要表现为阻塞动脉纤细、管径不均，其供血区域视网膜苍白水肿，出血少见，部分病例可见栓子，或红细胞在狭窄的动脉管腔内缓慢滚动。CRAO 还可见患眼瞳孔散大，直接对光反射迟钝或消失，间接对光反射灵敏；特征性眼底为后极部视网膜苍白水肿，黄斑中心因神经上皮薄、视网膜水肿轻、可透见脉络膜颜色而呈现出“樱桃红点”的外观。睫状视网膜动脉阻塞则变现为后极部呈舌形分布的视网膜灰白色水肿区,多累及黄斑中心凹。数周后,部分阻塞动脉可复通,但仍纤细,呈白线状;视网膜水肿消退,逐渐恢复透明性,颜色接近正常。

3. 检查 散瞳后行直接检眼镜、间接检眼镜、前置镜、三面镜检查。FFA检查,急性期可显示阻塞的视网膜动脉充盈迟缓,与之相伴的视网膜静脉回流时间延长,动静脉内的血流均变细;CRAO还可观察到臂-视网膜时间延长。恢复期内,若血液灌注已恢复,即便视网膜功能损害严重,FFA中也可无明显异常改变。OCT检查(图12-11),急性期

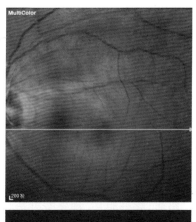

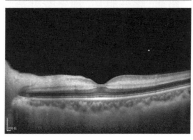

图 12-11 RAO 患者眼底炫彩图片及 OCT 检查结果

表现为视网膜水肿增厚,晚期则出现视网膜萎缩变薄。ERG检查,主要表现为b波下降,a波一般正常。

【诊断及鉴别诊断】

急性期的典型病例,结合病史、特征性眼底改变一般可确诊。

CRAO需与眼动脉阻塞鉴别,后者因脉络膜缺血而无"樱桃红斑"改变,水肿可一直延伸至周边部。CRAO在FFA表现上,脉络膜背景荧光和早期视盘荧光基本正常,眼动脉阻塞则表现为脉络膜背景荧光和视盘荧光都减弱。CRAO的ERG改变主要表现为b波下降,而眼动脉阻塞则a、b波均下降或消失。

BRAO患者主诉上、下半侧视野缺损,需与前段缺血性视神经病变(anterior ischemic optic neuropathy,AION)鉴别。BRAO可见阻塞动脉纤细、供血区域视网膜苍白水肿;AION则视网膜改变轻微,主要为视盘苍白水肿,FFA可鉴别。

【治疗】

光感受器细胞在缺血、缺氧发生后90分钟便出现不可逆损伤,超过4小时则几乎全部神经细胞死亡,故RAO发生后应尽快给予抢救治疗,包括:扩张血管、吸氧、降低眼压、神经营养治疗。此外,应注意针对原发病的治疗。

第十节　视网膜静脉阻塞

【概况】

视网膜静脉阻塞是仅次于糖尿病性视网膜病变的第二位常见的视网膜血管疾病。按阻塞部位不同,可分为视网膜中央静脉阻塞(central retinal vein occlusion,CRVO）和视网膜分支静脉阻塞（branch retinal vein occlusion,BRVO）。根据 FFA 有无毛细血管闭塞区,RVO 又可分为缺血型和非缺血型。

【常见病因及危险因素】

视网膜静脉脉阻塞的高危因素包括:高血压、高脂血症、高血糖、动脉硬化、风湿免疫性疾病以及血液的高凝状态,眼部高眼压也是 RVO 发病的重要因素。

【临床表现】

1. 症状 急性起病,表现为不同程度的无痛性视力下降或眼前区域性固定黑影遮挡,程度较 RAO 轻。视力下降的程度取决于黄斑中心是否受累以及黄斑水肿的程度。

2. 体征 主要表现为阻塞静脉的迂曲、扩张;沿血管走行的视网膜浅层出血,多为线状或沿神经纤维的片状出血,出血量较多时融合成浓厚的火焰状外观;受累视网膜水肿;视盘可充血、水肿,边界不清。随病程延长,阻塞静脉复通,视网膜出血、水肿逐渐吸收、减少,可见黄白色硬性渗出,黄斑区的硬性渗出可呈星芒状;部分病例仅见略微扩张的静脉以及黄斑区色素沉着;长时间不吸收的 CME 可呈暗红色花瓣状外观,这部分患者视力常难以完全恢复。合并视网膜毛细血管闭塞,可观察到"棉绒斑"。到疾病后期,还可见闭塞的视网膜静脉呈白线状,以及各种视网膜长期缺血、缺氧而引起的并发症。如果视网膜新生血管形成,可导致不同程度的玻璃体积血。

3. 检查 散瞳后行直接检眼镜、间接检眼镜、前置镜、三面镜检查。FFA 检查,可见阻塞静脉回流时间延迟、管壁渗漏,受累区域视网膜毛细血管的扩张、渗漏,可有微动脉瘤形成、视盘表面毛细血管扩张等改变。FFA 还可显示毛细血管闭塞区的位置和范围、视网膜新生血管情况、黄斑拱环结构的完整性、黄斑水肿的范围和形态等,对 RVO 的分型和治疗有重要的指导作用。OCT 检查主要用于黄斑水肿的评估。合并浓厚玻璃体积血时,B 超检查有助了解眼后段情况(图 12-12)。

【诊断及鉴别诊断】

发病初期的典型病例,结合病史、特征性眼底改变一般可诊断。

缺血严重的 CRVO 患者需与糖尿病性视网膜病变(diabetic retinopathy,DR)鉴别。DR 多双眼发病,通过询问病史和检查对侧眼可鉴别。但糖尿病是 RVO 的易感因素,故对于有糖尿病史的患者,应注意 DR 合并 RVO 的可能。

BRVO 患者若阻塞静脉为较小的分支时,视网膜出血、水肿主要发生在中周部和周边部,后极部多不受累,此时需和视网膜静脉周围炎(retinal periphlebitis,Eales disease)相鉴别,尤其是与血管炎症相关的青年 BRVO 病例。Eales 病双眼受累,可先后发病,病变多位于周边部视网膜,除出血外还可见血管白鞘或白线状血管;检查对侧眼周边部视网膜有助于明确诊断。

【治疗】

对于 RVO 患者,可给予口服改善微循环药物治疗,促进视网膜出血和水肿吸收,考虑与血管炎症相关的病例,可给予糖皮质激素治疗。视网膜激光光凝主要用于视网膜血管无灌注区和黄斑水肿的治疗。抗 VEGF 药物可显著改善黄斑水肿,促进

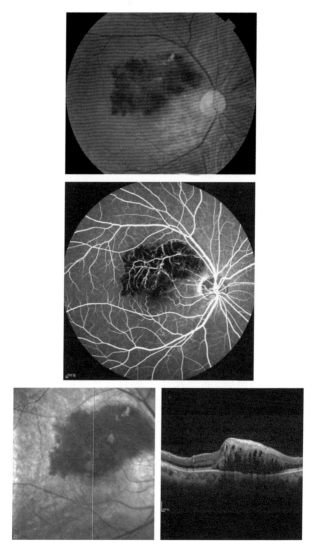

图 12-12 BRVO 患者眼底彩照、FFA 及 OCT 检查结果

视网膜、虹膜新生血管消退。如合并难以吸收的玻璃体积血,则需要玻璃体手术治疗。所有 RVO 的患者应积极寻找病因,如高血压、高脂血症、高血糖、动脉硬化或风湿免疫性疾病等,针对病因进行治疗。

第十一节　视网膜静脉周围炎

【概况】

视网膜静脉周围炎是一种主要累及周边部视网膜的特发性闭塞性血管疾病,首先由 Eales 描述,故又称 Eales 病,好发于青年男性,双眼受累多见。

【常见病因及危险因素】

视网膜静脉周围炎的致病原因尚不明确,有学者认为可能与结核感染有关,也有人认与自身免疫反应的异常增强有关。

【临床表现】

1. 症状　早期病变仅累及周边部视网膜,可无明显症状,患者多因玻璃体积血导致无痛性视力急剧下降就诊,如继发新生血管性青光眼者,可出现眼部胀痛、同侧头痛、恶心、呕吐等不适,如不及时治疗,可导致失明。

2. 体征　本病的特征性眼底改变为周边部视网膜血管闭塞,动静脉均受累。散瞳眼底检查可见周边部视网膜小血管迂曲、扩张,血管白鞘形成,伴视网膜出血、渗出。血管闭塞导致无灌注区和视网膜新生血管形成,可引起较大量的玻璃体积血,反复出血最终导致视网膜前纤维血管增殖膜形成、牵拉性视网膜脱离。部分患者发生虹膜和房角新生血管,甚至继发新生血管性青光眼而出现眼压升高、角膜水肿、视神经萎缩。

3. 检查 散瞳后行直接检眼镜、间接检眼镜、前置镜、三面镜检查。FFA 检查,可见受累小血管管壁染色,视网膜毛细血管扩张、渗漏,无灌注区形成,部分患者可见视网膜新生血管。合并浓厚玻璃体积血时,B 超检查有助于了解眼后段情况。

【诊断及鉴别诊断】

双眼玻璃体积血反复发作的青年男性患者,应首先考虑本病的可能。若散瞳眼底检查见周边部视网膜小血管白鞘或血管闭塞呈白线状,伴视网膜出血、渗出,可基本确诊。因大量玻璃体积血而无法窥见眼底者,应散瞳后详细检查对侧眼眼底,若见典型眼底改变可诊断。对于合并全身系统疾病的患者,应注意排除全身疾病引起的眼内出血;此外,还需要和视网膜分支静脉阻塞鉴别。

【治疗】

积极寻找可能病因并进行针对性治疗,如进行结核菌素试验、胸片等,了解有无合并结核,和决定是否需要抗结核治疗;或检测自身免疫抗体,伴有免疫性疾病者予抗炎、免疫抑制剂治疗。视网膜激光光凝主要用于视网膜血管无灌注区,可防止新生血管形成或促进新生血管消退。出现难以吸收的玻璃体积血或牵拉性视网膜脱离,则需要玻璃体手术治疗,术前使用抗 VEGF 药物,可减少术中出血,缩短手术时间。

第十二节 Coats 病

【概况】

Coats 病又称视网膜毛细血管扩张症或外层渗出性视网膜病变,以视网膜血管异常扩张和视网膜内、外层渗出为特征。本病好发于男童,男女比例3∶1,10岁前发病多见,约占66.7%,其他年龄段也可发生成年型Coats病。

【常见病因及危险因素】

本病病因尚不明确。

【临床表现】

1. 症状　多因家长发现患眼白瞳、斜视来诊。婴幼儿患者可表现为患眼不追光或遮盖健眼出现哭闹,学龄儿童则常因视力检查时发现视力不佳来诊。

2. 体征　特征眼底改变为病变视网膜血管显著扭曲、不规则囊样扩张或呈串珠状改变,视网膜层间出血,病变区域深层视网膜内或视网膜下大量黄白色脂质渗出,呈片状或围绕病变血管环形分布,可见发亮的胆固醇结晶,部分病例可伴视网膜新生血管形成。晚期患者出现渗出性视网膜脱离,可继发虹膜睫状体炎、并发性白内障、新生血管性青光眼,最终发展为眼球萎缩。

3. 检查　散瞳后行直接检眼镜、间接检眼镜、前置镜、三面镜检查。FFA检查,可见异常扩张的视网膜血管、视网膜无灌注区和新生血管。因玻璃体积血、增殖或并发性白内障影响眼底观察的病例,可借助B超了解眼后段情况(图12-13)。

【诊断及鉴别诊断】

根据发病年龄,眼底出现异常扩张、扭曲的血管,以及大量的视网膜内、下黄白色渗出,Coats病可基本确诊。对儿童患者,需与视网膜母细胞瘤及其他可能引起白瞳症的疾病鉴别。对成人患者,需与Eales病、视网膜分支静脉阻塞、糖尿病性视网膜病变等血管病变鉴别。

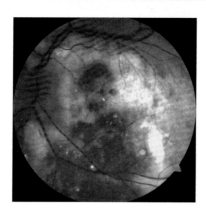

图 12-13 Coats 病患者眼底彩照

【治疗】

未发生大范围渗出性视网膜脱离的病例,可对病变区域和血管闭塞区进行视网膜光凝或冷凝治疗,促进视网膜渗出吸收,防止视网膜新生血管形成。对合并严重渗出性视网膜脱离的患者,玻璃体手术可取得一定的疗效,术中排出视网膜下液后对病变区域进行光凝或冷凝。抗 VEGF 药物可改善血管通透性、促进视网膜下液的吸收,为光凝和冷凝创造条件,一定程度上提高患者视力和降低玻璃体手术的比例;另一方面,抗 VEGF 药物能抑制视网膜新生血管,对预防严重玻璃体积血、新生血管性青光眼等并发症有重要作用。

第十三节 糖尿病性视网膜病变

【概况】

糖尿病性视网膜病变是糖尿病导致的视网膜微血管损害所引起的一系列典型病变,是一种影响视力甚至致盲的慢性进行性疾病。随着社会经济条件的改善以及人的寿命明显延长,DR 成为最常见的视网膜血管疾病,是 50 岁以上人群主要致盲的眼病之一,在西方国家已成为首位致盲眼病。

【常见病因及危险因素】

糖尿病视网膜病变是糖尿病的眼部并发症,发病的高危因素包括:糖尿病病程长、血糖控制不良、高血压、高脂血症、肥胖、抽烟、贫血、合并糖尿病肾病、妊娠等。

【临床表现】

1. 症状　早期患者可无自觉症状,少量玻璃体积血,可出现眼前黑影飘动,病变累及黄斑部时,可出现不同程度的视力下降。

2. 体征　非增生期表现为微动脉瘤形成,视网膜点状或片状出血、硬性渗出、棉绒斑、视网膜水肿等。增殖期表现为视网膜新生血管形成、视网膜前纤维血管增殖膜、牵拉性视网膜脱离,新生血管破裂可导致视网膜前较大量出血或玻璃体积血。黄斑水肿可见于病变各期。

3. 分期　根据我国糖尿病视网膜病变临床诊疗指南(2014 年),非增生型糖尿病性视网膜病变(NPDR)分为:

(1) Ⅰ期(轻度非增生期):仅有毛细血管瘤样膨出改变。

(2) Ⅱ期(中度非增生期):介于轻度到重度之间的视网膜病变,可合并视网膜出血、硬性渗出和(或)棉絮斑。

(3) Ⅲ期(重度非增生期):每象限视网膜内出血≥20 个出血点,或者至少 2 个象限已有明确的静脉串珠样改变,或者至少 1 个象限视网膜内微血管异常,无明显特征的增生性 DR。

增生型糖尿病性视网膜病变(PDR)分为:

(1) Ⅳ期(增生早期):出现视网膜新生血管或视盘新生血管,当视盘新生血管 >1/4~1/3 视盘直径或视网膜新生血管大于 1/2 视盘直径,或伴视网膜前出血或玻璃体积血时称"高危增生型"。

(2) Ⅴ期(纤维增生期):出现纤维膜,可伴视网膜前出血或玻璃体积血。

(3) Ⅵ期(增生晚期):牵拉性视网膜脱离,合并纤维膜,可合并或不合并玻璃体积血,也包括虹膜和房角的新生血管。

4. 检查 散瞳后行直接检眼镜、间接检眼镜、前置镜、三面镜检查。FFA 检查,可显示 DR 的微血管病变,包括微动脉瘤、毛细血管的扩张和渗漏、血管闭塞区的位置和范围、视网膜新生血管情况、黄斑拱环结构的完整性、黄斑水肿的范围和形态、视盘的血供等。OCT 主要用于糖尿病黄斑水肿(DME)的评估和随访。因玻璃体积血影响眼底观察的病例,可借助 B 超了解眼后段情况(图 12-14)。

【诊断及鉴别诊断】

患者糖尿病史及典型眼底改变,DR 一般可确诊。对于双眼眼底有典型的微血管病变,而糖尿病史不明确者,应注意全身病史的询问,以排除其他系统性疾病引起的视网膜血管疾病。尤其是曾接受过头面部放射治疗的病人,放射性视网膜病变在眼底改变上与 DR 极为相似,仅能通过病史进行鉴别。对于糖尿病尚不能确诊者,应嘱其到内科进行详细查,包括空腹及餐后 2 小时血糖水平、糖化血红蛋白浓度,必要时行糖耐量检测。

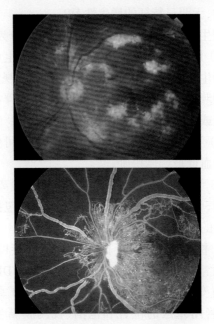

图 12-14　PDR 患者眼底像及 FFA

【治疗】

严格控制血糖、血压、血脂,是控制和治疗 DR 的根本,还需要对糖尿病的其他全身合并症(如糖尿病肾病)进行评估和治疗。

药物治疗主要用于改善微循环,视网膜神经营养支持。激光光凝是 DR 的重要治疗手段:视网膜局部光凝可减少视网膜病变血管渗出,对于已达重度 NPDR 或 PDR 的病例,应及时完成 PRP,格栅样光凝主要用于黄斑水肿的治疗。抗 VEGF 药物主要用于黄斑水肿的治疗,术前使用可减少术中出血、缩短手术时间、减少医源性损伤的发生。出现难以吸收的视网膜前出血、玻璃体积血,牵拉性视网膜脱离,需要玻璃体手术治疗。

第十四节 视网膜色素变性

【概况】

视网膜色素变性是一组以光感受器细胞及视网膜色素上皮细胞进行性损害及视功能受损为共同表现的遗传性视网膜变性疾病,其临床特征包括:夜盲、进行性视野缺损、眼底色素脱失和沉着、视网膜电流图(ERG)显著异常或无波形。世界各国的发病率为 1/3000~1/5000,是遗传性眼底病致盲的重要原因之一。

【常见病因及危险因素】

视网膜色素变性是遗传性疾病,具有多种遗传方式,包括:常染色体显性遗传、常染色体隐性遗传、X 性连锁隐性遗传,另有约 1/3 散发病例。

【临床表现】

1. 症状 表现为进行性夜盲和视野缩窄,早期中心视力尚正常,晚期中心视力亦受损,最终致盲,且发病年龄越年轻者疾病进展越迅速。

2. 体征 典型眼底改变为视网膜色素上皮呈斑驳状改变,赤道部附近出现骨细胞样色素沉着,可位于视网膜血管之上,晚期出现视盘颜色蜡黄、视网膜血管变细等(图 12-15)。

3. 检查 散瞳后行直接检眼镜、间接检眼镜、前置镜、三面镜检查。视野检查,病变早期视野改变主要为环形暗点,逐步向心性及向周边扩展,晚期仅残留中央管状视野。视网膜电流图(ERG)检查,在病变早期 ERG 即显著异常,主要是视杆反应先出现异常,晚期视锥反应亦受累,最终各反应无波形。光学相干断层扫描(OCT)可显示外层视网

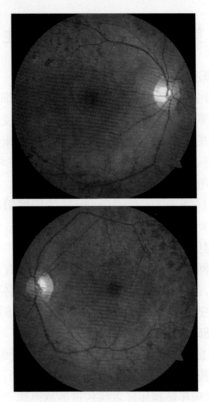

图 12-15　RP 患者眼底照相

膜结构消失。

【诊断及鉴别诊断】

结合典型的进行性夜盲病史及特征性眼底改变,诊断并不困难。对于不典型病例,需与继发性视网膜变性鉴别,如由脉络膜视网膜炎、外伤性脉络膜视网膜病变、自行复位的视网膜脱离等原因所致的广泛视网膜色素沉着,需结合病史及其他相关临床表现综合分析,其中 ERG 改变是鉴别诊断的重要依据。

【治疗】

至今无有效治疗方法。对于低视力患者,可考虑配戴助视器提高阅读能力。近年来,干细胞技术、基因治疗以及人工视觉技术的发展,为 RP 的治疗带来新的希望。

第十五节 视网膜母细胞瘤

【概况】

视网膜母细胞瘤(retinoblastoma,Rb)是婴幼儿最常见的眼内恶性肿瘤。多见于 3 岁以下儿童,具有家族遗传倾向,可单眼、双眼先后或同时发病。

【常见病因及危险因素】

确切病因不明,*Rb1* 双等位基因同时突变、失活,与视网膜母细胞瘤发生密切相关。

【临床表现】

1. 症状 白瞳症和斜视是患儿常见就诊原因。

2. 体征 病变早期眼底检查可见圆形或椭圆形,白色或黄色结节状隆起,大小不一,表面不平,有新生血管或出血点。部分可见假性前房积脓、角膜后沉着物,虹膜表面灰白色结节。随肿瘤长大,可出现"牛眼"样外观,一旦突破眼球壁,可在睑裂外迅速生长。

3. 检查 一旦怀疑 Rb,应在全麻下散瞳后详细检查眼底。B 超检查可显示眼内实性占位,CT 检查除了显示实性肿块外,还可发现钙化灶,MRI 可评估有无视神经受累增粗。

【诊断及鉴别诊断】

典型眼底表现结合影像学检查,可诊断 Rb。需与先天性白内障、内源性眼内炎、Coats 病等鉴别。

【治疗】

如条件允许,应首选保眼治疗,包括:放射性核素敷贴器治疗、激光光凝、经瞳孔温热治疗、冷冻治疗等。当肿瘤转移风险高,保眼治疗无法控制时,可考虑眼球摘除,必要时需辅以局部或全身化疗。

第十六节　视网膜大动脉瘤

【概况】

视网膜大动脉瘤是指发生于视网膜中央动脉2、3级较大分支的良性肿瘤。

【常见病因及危险因素】

发病原因不明。

【临床表现】

1. 症状　早期可无任何症状,出血、渗出累及黄斑时,可导致不同程度视力下降。

2. 体征　血管瘤多发生于颞侧视网膜动脉二、三级分支,呈圆形或梭形囊样。围绕瘤体可伴有出血、渗出,出血多位于视网膜前,可突破玻璃体后界膜进入玻璃体腔。黄斑受累时可出现浆液性视网膜神经上皮层浅脱离。

3. 检查　散瞳后行直接检眼镜、间接检眼镜、前置镜、三面镜检查。FFA 可显示快速充盈的瘤体及其渗漏。OCT 可评估黄斑受累情况。MRI 有助于该病与脉络膜黑色素瘤相鉴别。

【诊断及鉴别诊断】

典型的眼底特征结合 FFA 表现,可明确诊断。主要与脉络膜黑色素瘤鉴别,FFA 和 MRI 检查有助于两者鉴别诊断。

【治疗】

治疗上,可采用视网膜光凝或冷凝,使瘤体萎缩;但本病可复发,应长期随访观察。合并玻璃体积血或渗出性视网膜脱离的病例,可在积血或视网膜下液吸收后进行光凝或冷凝治疗。对严重的玻璃体积血或视网膜脱离者,应采取手术干预。

(李涛　袁敏而　杨宇)

参 考 文 献

1. 李凤鸣.中华眼科学.第3版.北京:人民卫生出版社,2014.

2. 张承芬.眼底病学.第2版.北京:人民卫生出版社,2010.

3. 瑞安,主编.RETINA视网膜.第4版.黎晓新,赵家良,译.天津:天津科技翻译出版公司,2011.

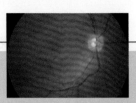

第十三章

葡萄膜炎

第一节 前葡萄膜炎

【概述】

前葡萄膜炎（anterior uveitis）是临床最常见的葡萄膜炎类型，炎症累及虹膜和前睫状体。主要表现为睫状充血、角膜后沉着物（KP）、前房细胞和闪辉，有时还伴有前段玻璃体细胞。

【常见病因与危险因素】

1. 强直性脊柱炎患者或家族史阳性。

2. 幼年性关节炎。

3. 系统性免疫性疾病，如：类风湿性关节炎、银屑病性关节炎、肠病性关节炎、硬皮病等。

4. 年老体弱者易发生单纯疱疹病毒、带状疱疹病毒和巨细胞病毒感染而引起前葡萄膜炎。

【临床表现】

1. 症状 常单眼发病，表现为眼红、眼痛、畏光流泪和视力下降。如果为病毒感染性前葡萄膜炎常伴有眼压升高，伴有同侧头痛。

2. 体征　睫状充血（严重时为混合性充血）、角膜后沉着物、前房水闪辉和细胞、前房纤维素性渗出物或渗出膜（严重时）及前房积脓。瞳孔缩小变形、后粘连、甚至瞳孔闭锁。局限性虹膜萎缩（见于单纯疱疹病毒及带状疱疹病毒感染），剧烈的炎症还可以引起反应性视盘水肿和黄斑水肿。

3. 分类

（1）强直性脊柱炎伴发前葡萄膜炎：约 30% 强直性脊柱炎患者会发生葡萄膜炎，其中 90% 左右表现为前葡萄炎。典型表现为单眼突发眼红，眼痛，视力下降，灰白色 KP，前房细胞，有时伴有大量纤维素样渗出和前房积脓。特别严重的病例，可伴有视盘和黄斑水肿。患者经常伴有下腰痛、晨僵和关节痛等眼外表现，血 HLA-B27 阳性多见（图 13-1）。

（2）幼年特发性关节炎伴发前葡萄膜炎：约 20% 幼年性特发性关节炎的患者发生葡萄膜炎。典型表现为安静的眼部炎症，无明显的眼红和眼痛

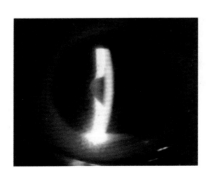

图 13-1　强直性脊柱炎伴发前葡萄膜炎（炎症反应剧烈，经常前房积脓）

表现,经常被家长忽视延误治疗。角膜带状变性、并发性白内障、继发性青光眼和黄斑水肿是导致视力低下的主要并发症。

(3) Fuchs 异色性虹膜睫状体炎:一种特殊的前葡萄膜炎,大部分表现为单眼慢性非肉芽肿性炎症,一般无眼红,星形 KP 弥漫性分布于角膜内皮,虫蚀样虹膜萎缩。一部分早期典型 Fuchs 综合征的病例到后期角膜内皮会出现斑驳钱币样病灶,可确定为巨细胞病毒感染前葡萄膜。并发性白内障和继发性青光眼是主要并发症。

(4) 单纯疱疹/带状疱疹病毒性前葡萄膜炎:单纯疱疹病毒性前葡萄膜炎有时会伴有病毒性角膜炎,表现为眼红、眼痛、畏光流泪和视力下降。除了 KP 和细胞等葡萄膜炎改变,局限性或弥漫性虹膜萎缩为特征性改变。常伴有小梁网炎导致突然眼压升高,角膜水肿(图 13-2)。带状疱疹性前葡萄膜炎常伴有同侧眼睑皮肤特征性病变。

4. 检查

(1) 血常规、尿常规、肝肾功、结核、梅毒、HIV 抗体检测、胸片等排除全身感染性疾病。

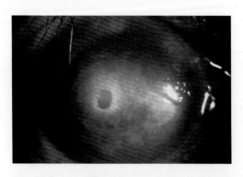

图 13-2　单纯疱疹病毒性葡萄膜炎(伴有角膜溃疡及继发性青光眼)

（2）裂隙灯显微镜检查：眼前节炎症表现：睫状充血，KP，细胞，房水闪辉，积脓，虹膜改变，瞳孔后粘连等，散瞳检查眼底排除全葡萄膜炎。

（3）FFA：炎症活动期表现为视盘血管扩张渗漏。

（4）HLA-B27检测，腰骶部X线等影像学检查，排除强直性脊柱炎。

（5）儿童患者需常规进行免疫学检查，尤其抗核抗体检测，注意幼年性特发性关节炎。

（6）伴有眼压升高的前葡萄膜炎，反复发作病史，可做房水病毒（单纯疱疹，带状疱疹，巨细胞病毒）抗体和病毒拷贝数检测，检测结果可作为有力证据支持病毒感染（图13-3）。

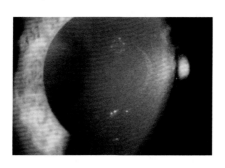

图13-3　巨细胞病毒性葡萄膜炎（伴有角膜内皮炎）

（7）如有腰背疼痛、关节痛、反复发作口腔溃疡，长期腹泻相应科室会诊协同治疗。

【诊断及鉴别诊断】

典型的症状和体征可以诊断。需与急性结膜炎、急性闭角型青光眼鉴别。

【治疗】

1. 强直性脊柱炎伴发前葡萄膜炎

（1）局部抗炎：1%泼尼松龙滴眼液，一日4次；

严重时可频繁点眼,每小时 1 次;复方地塞米松眼膏,每晚 1 次。长期应用糖皮质激素滴眼液时,注意监测眼压,避免激素性青光眼发生。

(2) 全身抗炎:出现反应性视盘及黄斑水肿者可给予甲泼尼龙静滴或泼尼松口服治疗,应用剂量视病情而定,根据病情恢复情况减量停药。为防止反复发作,病情较重的病例,不宜停药太快。全身激素量较大时,注意保护胃黏膜,预防胃溃疡。

(3) 活动瞳孔:复方托吡卡胺滴眼液,每日 3 次;当不能拉开瞳孔时可用 1% 阿托品滴眼液或眼膏,每日 1 次,或散瞳合剂结膜下注射。

(4) 针对原发病治疗。

2. Fuchs 综合征

(1) 局部抗炎:1% 泼尼松滴眼液,每日 4 次,病情好转后逐渐减量或改双氯芬酸钠滴眼液,每日 4 次。

(2) 全身抗炎:炎症较重时可适量加用泼尼松龙片口服,剂量视病情而定,一般 30~50mg 起始剂量,逐渐减量。

(3) 降眼压:眼压升高时,视眼压升高程度给予 0.5% 噻吗洛尔滴眼液,一日 2 次和(或)阿法根滴眼液一日 2 次和(或)布林佐胺滴眼液一日 2 次等。一般炎症控制后,眼压很快降为正常。眼压药物控制不良,可行抗青光眼手术治疗。

(4) 如有角膜内皮病灶,可抗巨细胞病毒治疗,详见病毒性葡萄膜炎。如有白内障发生,待炎症控制后可行白内障手术。

3. 病毒性前葡萄膜炎

(1) 单纯 / 带状疱疹病毒感染:成人阿昔洛韦 0.8mg,每日 4 次,或伐昔洛韦 0.3,每日 2 次,一般

1~2 个月。

（2）巨细胞病毒感染：成人更昔洛韦 1g，每日 3 次，2~3 周，病情控制后，改为 0.5g，一天 2 次，维持至少 3 个月。注意抗病毒药物肝肾毒性。

（3）更昔洛韦滴眼液，每日 4 次，1% 泼尼松龙滴眼液，每日 4~6 次，阿昔洛韦眼膏，每晚 1 次。有病毒性角膜溃疡者，局部激素滴眼液慎用。

（4）炎症较重时，泼尼松 0.5~0.8mg/（kg·d）口服，依病情减量停药。

（5）眼压升高时，0.5% 噻吗洛尔滴眼液，每日 2 次，控制不良，加用派立明和（或）阿法根滴眼液，每日 2 次。

第二节　中间葡萄膜炎

【概述】

中间葡萄膜炎（intermediate uveitis）主要是指发生于玻璃体的炎症，累及玻璃体基底部和前玻璃体、周边视网膜和睫状体平坦部的非感染性炎症。

【常见病因与危险因素】

1. 青壮年人群多发，生活不规律、压力大、熬夜可能诱发。

2. 儿童葡萄膜炎患者以中间葡萄膜炎多见。

【临床表现】

1. 症状　眼前漂浮物和视物模糊最常见。发病缓慢，多见于年轻人，双眼同时或先后发作。

2. 体征　眼前段一般正常或少数 KP 及细胞，后囊下白内障常见，玻璃体前部及基底部有小雪球样混浊，有时下方常见雪堤状渗出。可出现黄斑和视盘水肿,周边视网膜血管炎、血管白鞘及闭塞。新生血管形成后,可导致反复视网膜玻璃体积血。长期慢性炎症可导致视网膜前膜和渗出性视网膜脱离。

3. 检查

(1) 血常规、尿常规、肝肾功、结核、梅毒、HIV抗体检测、胸片等排除全身感染性疾病。

(2) FFA:视盘血管扩张渗漏,周边视网膜血管渗漏,有时伴有黄斑囊样水肿。

(3) UBM:睫状体水肿,渗出物附着。

(4) OCT:黄斑水肿检查。

(5) 顽固难以消除的玻璃体混浊应排除眼内-中枢神经系统淋巴瘤和伪装综合征可能,头部MRI和眼内组织活检有助于诊断。

(6) B超:对于屈光介质混浊的病例,有助于判断是否有视网膜脱离、肿瘤等情况。

【诊断及鉴别诊断】

根据症状和体征可给予诊断。

1. 生理性飞蚊症 无眼前节炎症改变,玻璃体混浊很轻,非雪球样,常呈丝状或幕纱状,长期观察无明显变化。

2. Fuchs综合征 常伴有前玻璃体的雪球状混浊,有时还可见后极部或周边视网膜血管的渗漏。但Fuchs综合征虹膜表现为虫蚀样萎缩,眼压高,星状KP等特异性改变。

【治疗】

1. 糖皮质激素滴眼剂点眼,每日4次。可根据情况选择1%醋酸泼尼松滴眼液,或0.1%氟米龙滴眼液,或双氯芬酸钠滴眼液。

2. 泼尼松口服,初始剂量0.5~1.2mg/(kg·d),

逐渐减量。泼尼松减量后病情反复或顽固炎症，加用一种免疫抑制剂。常用的有：硫唑嘌呤 2.5mg/(kg·d)，甲氨蝶呤 7.5~15mg/周，环孢素 3~5mg/(kg·d)，环磷酰胺 50~100mg/d。使用免疫抑制剂，需定期复查血、尿常规，肝肾功能。首次应用胸部 X 线，排除结核。

3. 有血管闭塞和新生血管者可行激光光凝。

第三节　交感性眼炎

【概述】

交感性眼炎是发生于单眼手术或穿通伤后，双眼的肉芽肿性葡萄膜炎。受伤眼或手术眼称为诱发眼，另一眼称为交感眼。多发生于外伤或内眼手术后 2 周至 2 年。

【常见病因与危险因素】

1. 经历多次内眼手术的患者。

2. 开放性眼外伤，葡萄膜长期暴露。

【临床表现】

1. 症状　双眼出现红痛、畏光、流泪、视力下降等。有些患者出现头痛、听力下降、耳鸣、白发、颈项强直等症状。

2. 体征　双眼羊脂状 KP、房水闪辉、虹膜后粘连、虹膜结节（Koeppe 结节和 Busacca 结节）、玻璃体混浊、视盘水肿，后极部渗出性视网膜脱离等，晚期双眼呈晚霞状眼底改变。

3. 检查

（1）FFA：Dalen-Fucks 结节、视网膜色素上皮多发荧光渗漏，晚期相互融合，荧光积存。

（2）OCT：视网膜水肿、皱褶，视网膜神经上皮脱离,脉络膜光带波浪状。

(3) B 超:活动期可表现为视网膜和(或)脉络膜脱离。

【诊断及鉴别诊断】

明确单眼外伤或手术史,双眼出现肉芽肿性全葡萄膜炎、多灶性渗出性视网膜脱离、晚期晚霞状眼底等典型体征可诊断。

1. Vogt- 小柳原田综合征　与交感性眼炎临床表现相似,但无外伤或内眼手术史。

2. 晶状体诱发的葡萄膜炎　通常发生在白内障或眼外伤术后,但炎症主要发生于手术眼,虽然健眼也可能发生炎症,但炎症较轻,不会发生眼底改变。

【治疗】

1. 1% 泼尼松滴眼液一天 4 次,复方妥布霉素眼膏 1 次 / 晚。

2. 泼尼松 1~1.5mg/(kg·d),根据病情 7~10 天减 10%。免疫抑制剂:甲氨蝶呤 7.5~15mg/ 周;硫唑嘌呤 2.5mg/(kg·d);环孢素 3~5mg/(kg·d);秋水仙碱 0.5mg 每日 2~3 次;环磷酰胺 1~2mg/(kg·d)。

3. 交感性眼炎病程长、容易复发,治疗疗程要大于 8 个月。妥善处理贯通伤眼,避免葡萄膜暴露;尽量避免单眼多次手术。

第四节　后葡萄膜炎

【概述】

后葡萄膜炎(posterior uveitis)是一组累及视网膜、视网膜血管、玻璃体、脉络膜的炎症性疾病,后葡萄膜炎经常伴有眼前段的炎症反应,表现为全葡萄膜炎(panuveitis)。分为感染性和非感染性葡萄膜炎。

一、感染性葡萄膜炎

(一) 梅毒

梅毒(syphilis)是梅毒螺旋体引起的一种性传播或血液感染性疾病。梅毒可分为先天性梅毒和后天性梅毒,均可以引起葡萄膜炎。先天性梅毒是梅毒妊娠妇女通过胎盘血液传染给胎儿的,后天性95%为性接触传染。梅毒分四期,葡萄膜炎一般发生于二期梅毒和四期梅毒的患者。梅毒引起的葡萄膜炎临床表现多样化,可表现为前、中间、后及全葡萄膜炎,其中全葡萄膜炎最多见。

【常见病因与危险因素】

1. 母亲为梅毒患者的胎儿。

2. 性生活较混乱的成年人。

【临床表现】

1. 症状　双眼前漂浮物、闪光感及视力下降。

2. 体征

(1) 全身表现:硬下疳、皮肤皮疹、斑丘疹、溃疡、发热等。

(2) 眼科表现:双侧瞳孔大小不等,对光反射迟钝或消失,眼外肌麻痹。葡萄膜炎、急性虹膜睫状体炎、中间葡萄膜炎、脉络膜视网膜炎、视网膜血管炎等,晚期双眼视网膜色素紊乱,椒盐样改变,常伴有视网膜脉络膜萎缩和视神经萎缩。

3. 检查　葡萄膜炎患者需要常规进行梅毒检测,阳性患者皮肤科和感染科会诊并协同治疗。梅毒血清学检测:①非特异性检测:快速血浆反应素试验(RPR)、性病研究实验室试验(VDRL);②特异性检测:荧光螺旋体抗体吸收试验(FTA-ABS)、梅毒螺旋体凝集素试验(MHA-TP)。

FFA:视网膜血管扩张渗漏、黄斑水肿、早期病灶部位低荧光、脱色素区斑驳荧光,晚期RPE染色。有时伴有浆液性视网膜脱离。

【诊断及鉴别诊断】

血清学试验阳性,皮肤科确诊梅毒及眼部葡萄膜炎表现可以诊断。

1. 脊柱炎相关性前葡萄膜炎　起病急、男性多见、症状重很快出现前房纤维素样渗出物和前房积脓,HLA-B27阳性和骶髂关节拍片可以鉴别。

2. 结核性葡萄膜炎　也表现为肉芽肿性葡萄膜炎,常有视网膜炎、脉络膜炎及视网膜血管炎,肺结核及肺外结核病史和结核菌素试验可以鉴别。

3. 白塞病　常有口腔溃疡、阴部溃疡及皮肤丘疹红斑等病变,眼部葡萄膜炎多样化表现,视网膜血管炎多见,但梅毒血清学检测阴性,病情可自行缓解,反复发作。

【治疗】

青霉素是治疗梅毒的主要药物。可给予苄星青霉素 G240 万单位肌内注射,每周 1 次,连续 3 周,一般由皮肤专科医师配合用药。可根据眼葡萄膜炎的炎症程度,酌情使用泼尼松减轻炎症反应,尽可能保存视力。用药早,剂量足,一般预后视力良好。

(二) 结核

结核病是由结核分枝杆菌感染引起的一种肉芽肿性炎症,最常发生于肺部。脉络膜因为血管丰富,血流缓慢,结核分枝杆菌容易滞留发生感染。可能发病机制:①眼部组织对结核菌体蛋白的变态反应;②结核分枝杆菌毒素损害。

临床表现:可表现为各种葡萄膜炎类型,但以全葡萄膜炎和后葡萄膜炎最常,发病可急可缓。

【常见病因与危险因素】

1. 贫困、卫生条件不好的地区。

2. AIDS 患者易出现结核感染。

3. 机体抵抗力低下、熬夜、生活不规律人群。

【临床表现】

1. 症状 无痛性视力下降,全身乏力,低热盗汗等结核表现。

2. 体征

(1) 急性起病:表现为视网膜脉络膜炎和严重的玻璃体炎,可出现 1~2 个视盘大小的圆形或类圆形黄白病灶,位于视网膜下脉络膜深层。多位于后极部,可逐渐隆起,并伴有视网膜浆液性脱离。

(2) 慢性起病:可表现为脉络膜结节,呈多发性,灰白色或黄色,边界不清,多位于后极部,局部可伴有浆液性视网膜脱离。

3. 检查

(1) 胸部 X 线或 CT、MRI 等提示:肺结核。

(2) 结核菌素试验:阳性。

(3) FFA:早期病灶结节为低荧光,后期强荧光。静止或已愈合的表现为透见荧光,有色素增殖时低荧光。

(4) ICGA:早期和中期病变为低荧光,后期出现多个小的局部强荧光。提示为活动性病灶。

(5) B 超:表现为隆起的实性团块。

【诊断及鉴别诊断】

因为结核分枝杆菌引起的葡萄膜炎表现无特异性,所以结核性葡萄膜炎的诊断无统一标准,主要根据临床表现、肺结核和肺外结核、实验室及辅助检查并排除其他葡萄膜炎来确诊。

【治疗】

主要采用药物治疗,异烟肼、利福平、乙胺丁醇和吡嗪酰胺选择性联合应用。建议与结核病医师合作用药,注意药物副作用。

（三）急性视网膜坏死

急性视网膜坏死(acute retinal necrosis syndrome,ARN)是由单纯疱疹病毒或水痘-带状疱疹病毒感染引起的表现为视网膜动脉炎、玻璃体炎和视网膜坏死的炎症性疾病,后期可能发生视网膜裂孔导致视网膜脱离(图 13-4)。

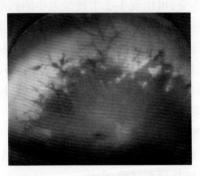

图 13-4　急性视网膜坏死综合征(中周部视网膜灰白坏死灶伴出血)

【常见病因与危险因素】

1. 年轻人常为单纯疱疹病毒 I 型引起,长期疲劳压力大易患。

2. 年老体弱者多为水痘带状疱疹病毒感染引起。

【临床表现】

1. 症状　眼红、眼痛、眼前黑影视力下降,可急性发作,也可隐匿发病。

2. 体征　轻中度的眼前段炎症 KP、前房细胞及闪辉。早期玻璃体混浊较轻,晚期混浊严重。灰白水肿的视网膜坏死灶从周边部开始,逐渐融合成片,向后极部推进,累及黄斑时表现为视力突然下降。坏死区视网膜常见片状出血,动脉白鞘、线状闭塞。

3. 检查

(1) FFA:炎症活动期视盘血管扩张渗漏,视网膜血管闭塞、动静脉扩张渗漏、坏死区视网膜无灌注,视网膜出血区荧光遮蔽,黄斑囊样水肿。

(2) OCT:后极部视网膜水肿、光感受器暗区增宽黄斑囊样水肿、视网膜神经上皮脱离。

(3) 眼内容取材检测:房水或玻璃体液病毒PCR 和抗体检测有助于诊断和鉴别诊断。

(4) B 超:玻璃体混浊,晚期视网膜脱离。

【诊断及鉴别诊断】

目前还没有满意的诊断标准,主要根据典型的临床表现,FFA 对诊断有一定的帮助。眼内组织活检、PCR 和病毒抗体检测是重要的诊断指标。

1. 巨细胞病毒性视网膜炎　常见于免疫功能低下者,如 AIDS 或应用免疫抑制剂患者,病变早期往往累及后极部,视网膜动脉广泛白鞘,视网膜坏死、出血。前房及玻璃体炎症较轻。

2. 内源性细菌性眼内炎　炎症进展迅速、常有严重的眼痛、畏光、流泪等症状,玻璃体黄白色混浊明显,视网膜或视网膜下炎症病灶,往往伴有全身感染病灶。玻璃体液涂片染色和培养鉴定有助于诊断。

3. 真菌性眼内炎　多见于免疫力低下患者,出现局灶性视网膜炎或脉络膜炎,玻璃体丝状或团状混浊,玻璃体液涂片、真菌培养有助于诊断鉴别诊断。

【治疗】

1. 全身抗病毒治疗　阿昔洛韦:10~15mg/kg,静滴,一日 3 次,2~3 周,病情控制后,改口服用药维持治疗:800mg,一日 4 次,视病情恢复情况,维持 3~5 个月。更昔洛韦:5mg/kg,静滴,12 小时 1 次,2~3 周,或更昔洛韦片,1g,每日三次,3 周后改0.75mg,每日两次,维持 3~5 个月。

2. 玻璃体腔注射抗病毒药物　更昔洛韦0.2~2mg/0.1ml,具体剂量视病情而定,每周 1 次直至病灶消退,改为每 2 周 1 次,维持治疗至少 3个月。

3. 视网膜激光治疗　视网膜病灶稳定,可行视网膜光凝,预防视网膜脱离。

4. 玻璃体切除术　视网膜坏死灶范围较广合并明显玻璃体混浊,或发生视网膜裂孔、视网膜脱离的患者,应及时行玻璃体切除术。

5. 全身抗炎治疗　诊断明确后在抗病毒治疗的同时,由于炎症反应剧烈,可使用泼尼松口服减轻炎症,剂量为 0.5~1mg/kg,逐渐减量,2 个月之内停药。

二、非感染性葡萄膜炎

(一) Vogt- 小柳原田综合征(Vogt-Koyanagi-Harada disease, VKH)

是一种累及多器官的系统性自身免疫性疾病,除了眼葡萄膜炎,还累及听力、神经系统和皮肤。

【常见病因与危险因素】

1. 亚洲人群易患,尤其是日本人和中国人。

2. 抵抗力低,易患疱疹病毒感染的人。

【临床表现】

1. 症状 葡萄膜炎发作前常有发热、头痛、头晕、耳鸣、听力下降、颈项强直等前驱症状。双眼视力明显下降。

2. 体征 早期眼前段炎症不明显,病情进展,出现典型全葡萄膜炎表现:视盘充血水肿、视网膜水肿及浆液性视网膜脱离。常伴有脱发,白发,头皮过敏、白癜风。晚期典型晚霞状眼底和 Dalen-Fuchs 结节。眼前节及玻璃体炎症往往较轻(图 13-5)。

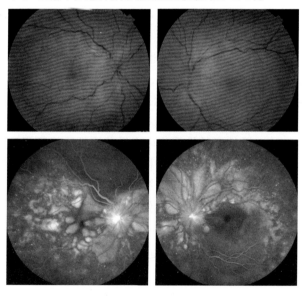

图 13-5 Vogt- 小柳原田综合征眼底照片及 FFA(双眼弥漫性 RPE 损害,荧光素渗漏,晚期多湖状视网膜脱离)

3. 检查

(1) FFA:早期多发性细小荧光素渗漏点,逐渐融合扩大呈多湖状。

(2) OCT:脉络膜增厚、视网膜水肿、视盘水肿、多发性浆液性视网膜脱离。

【诊断及鉴别诊断】

根据典型炎症临床表现可以诊断,如头痛、耳鸣、听力下降、颈项强直、头皮过敏、白癜风等全身表现。眼部晚霞状眼底,Dalen-Fuchs 结节为特征性改变。

1. 急性闭角型青光眼　VKH 早期可伴有眼压升高,前房变浅,但急性闭角型青光眼不会出现头皮过敏,颈项强直、脉络膜炎症、视盘水肿改变,VKH 双眼发病,急性闭角型青光眼常单眼发生;急性闭角型青光眼对缩瞳降眼压药物敏感,VKH 对激素治疗敏感。

2. 后巩膜炎　通常也伴有眼红、眼痛、视力下降及浆液性视网膜脱离,但不出现晚霞状眼底和 Dalen-Fuchs 结节,B 超示:后巩膜增厚及筋膜腔积液等。

3. 慢性多灶性重症中心性浆液性脉络膜视网膜病变(中浆)　多灶性中浆也表现为 RPE 损害,多灶性渗出性视网膜脱离,误诊为 VKH 后应用激素治疗常导致病情加重。但中浆一般无头痛、耳鸣、头皮过敏等全身症状,FFA 视盘血管无明显扩张渗漏,应用激素前应仔细鉴别(图 13-6)。

【治疗】

1. 急性期　泼尼松 1~1.2mg/(kg·d),1~2 周减10%。如果视网膜脱离很严重,可以加大激素用量。激素逐渐减量,疗程最好满 1 年以上,否则容易复发。

2. 复发性或病情慢性迁延,少量激素加免疫抑制剂治疗,如甲氨蝶呤、环孢素,硫唑嘌呤等,逐渐减量,疗程超过 1 年。

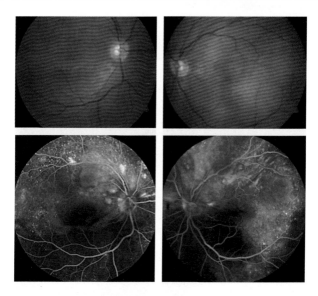

图 13-6 重型中浆眼底彩照及 FFA

患者双眼弥漫性 RPE 损害,荧光素渗漏,但视盘水肿不明显

(二)白塞病(behcet disease)葡萄膜炎

【概述】

白塞病为以葡萄膜炎、口腔溃疡、多形性皮肤损害等为特征的多系统、多器官受累的自身免疫性疾病。眼部表现为虹膜睫状体炎,前房积脓及视网膜血管炎(图 13-7)。

【常见病因与危险因素】

1. 有口腔溃疡家族史的人群。

2. 长期生活不规律,抵抗力低下人群。

【临床表现】

1. 症状 双眼红、痛、视力下降等症状反复发作,同时可能伴有复发性口腔溃疡、阴部溃疡、结节性红斑和皮肤病变。

2. 体征 前房积脓常见,KP 和前房细胞,瞳

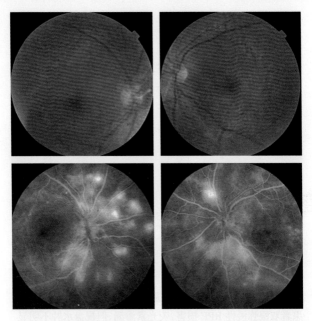

图 13-7　白塞病葡萄膜炎眼底照片及 FFA(视盘血管扩张渗漏,视网膜毛细血管扩张渗漏伴视网膜新生血管,黄斑区毛细血管渗漏)

孔后粘连,并发性白内障,玻璃体混浊,视盘及黄斑水肿等炎症改变。90% 以上为双眼病变,可单眼先发作。视网膜血管迂曲,视网膜水肿、渗出、出血等。后期可发生血管闭塞,新生血管,反复玻璃体积血,机化膜形成,牵拉性视网膜脱离。

3. 检查

(1) 典型 FFA:视网膜血管弥漫扩张渗漏,黄斑水肿。

(2) OCT:黄斑囊样水肿及黄斑前膜。

【诊断及鉴别诊断】

主要根据眼部视网膜血管炎、复发性口腔溃疡、阴部溃疡和皮肤病变,并排除其他疾病可以诊断。

1. 诊断标准　患者符合以下指标达到 4 分，即可诊断白塞病：

（1）口腔溃疡 2 分。

（2）生殖器溃疡 2 分。

（3）眼葡萄膜炎 2 分。

（4）皮肤表现 1 分（假毛囊炎、结节性红斑、皮肤溃疡、过敏现象）。

（5）血管表现 1 分。

（6）神经表现 1 分。

（7）针刺反应阳性 1 分。

2. 鉴别诊断

（1）Eales 病：也好发于中青年，双眼受累，反复玻璃体积血，但无口腔溃疡等眼外表现，主要为视网膜静脉受累，更易发生视网膜新生血管和出血。结核试验常见阳性。

（2）急性视网膜坏死综合征：可单眼或双眼发病，也表现为全葡萄膜炎，视网膜水肿、出血及渗出等炎症改变。但多以视网膜动脉炎为主，动脉白线样，相应区视网膜灰白水肿伴出血坏死改变，玻璃体混浊明显，后期易发生视网膜裂孔及视网膜脱离。

（3）巨细胞病毒性视网膜炎：常发生于 AIDS 等免疫力低下的患者，表现为视网膜血管炎，常有口腔溃疡。HIV（+），视网膜血管白鞘，视网膜水肿、出血明显，后期视网膜坏死萎缩。

【治疗】

1. 急性发作期　泼尼松 1~1.2mg/（kg·d），逐渐减量，视病情一般 7~10 天减 10%，一般维持量 10mg/d，视体重而定。

2. 免疫抑制剂　用来长期控制炎症和防止复

发,可以选择的有:硫唑嘌呤 2.5mg/(kg·d);环孢素 3~5mg/(kg·d);秋水仙碱 0.5mg,每日 2~3 次;甲氨蝶呤 7.5~15mg/ 周;环磷酰胺 1~2mg/(kg·d);苯丁酸氮芥 0.1mg/(kg·d);a- 干扰素 3×10^6u 每周 3 次,递减;英夫利昔单抗 5mg/kg,0、2、6 周静脉滴注,以后每 8 周静脉滴注 1 次。

3. 注意事项　糖皮质激素暂时有效,但不能阻断病情复发和进展,常需联合一种或多种免疫抑制剂联合治疗。白塞病葡萄膜炎病程较长,数年至 20 余年,医师加强与患者沟通,使患者配合治疗。同时注意长期应用激素及免疫抑制剂的副作用。

(李春梅)

参 考 文 献

1. 杨培增. 葡萄膜炎诊断与治疗. 北京:人民卫生出版社, 2009.

2. 刘文. 临床眼底病. 内科卷. 北京:人民卫生出版社, 2015.

3. C Stephen Foster, Albert T Vitale. Diagnosis and Treatment of Uveitis. 2nd Revised edition. Jaypee Brothers Medical Publishers, 2013.

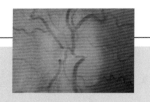

第十四章
神经眼科疾病

神经眼科学是一门眼科学与神经病学的交叉学科,任何有眼部症状和体征的神经系统损伤都属于神经眼科学的范畴。涉及眼科、神经内科、神经外科和耳鼻喉科等多门学科,主要的疾病有各种视路疾病、瞳孔异常、眼球运动异常等。

第一节　视神经炎

【概况】

视神经炎指发生于视神经的任何炎症。视神经炎的分类:按被累及的部位分:当炎症累及视盘,眼底检查有视盘水肿时,称为视盘炎;当视盘表现正常,而炎症累及视神经眶内段、管内段和颅内段时,称为球后视神经炎。另外当炎症同时累及视盘和视盘周围的视网膜时,称为视神经视网膜炎,炎症仅累及视神经的鞘膜时,称为视神经周围炎。这种按病变部位进行分类的方法比较直观易懂,但是由于缺乏对病因的了解,对疾病治疗的指导作用较差。

目前国际上对视神经炎的诊断通常采取病因分类法:

1. 特发性脱髓鞘性视神经炎(idiopathic demyelinating optic neuritis, IDON) 其中包括:

(1) 多发性硬化相关性视神经炎。

(2) 视神经脊髓炎相关性视神经炎。

(3) 其他原发性脱髓鞘疾病中的视神经炎。

2. 感染性和感染相关性视神经炎。

3. 自身免疫性视神经病。

4. 其他无法归类的视神经炎。

【病因及危险因素】

1. 多发性硬化　中枢神经系统多灶性脱髓鞘疾病,多发生于青壮年女性。

2. 视神经脊髓炎及视神经脊髓炎谱系疾病。

3. 疫苗接种。

4. 自身免疫性疾病　常见于白塞病、结节病和系统性红斑狼疮等。

5. 局部感染　眼内炎、眶内感染、鼻窦炎、扁桃体炎、颅内感染等。

6. 全身传染性疾病　常见于病毒感染,如流感、带状疱疹、麻疹、腮腺炎和人类免疫缺陷病毒;亦可见于微生物感染,如肺炎、脑炎、脑膜炎、结核、梅毒和莱姆病(Lyme disease)。

【临床表现】

1. 症状

(1) 视力下降:单眼急剧中心视力下降,是IDON最常见的临床表现,中心视力降低为主,视力损害的程度可从轻度视物模糊至完全无光感。视力症状一般在 2~14 天发展至高峰,之后可自行缓慢部分恢复,甚至完全恢复。也有患者表现为以视野损伤为主,而中心视力轻度损伤,甚至正常。还有患者仅有色觉异常,而中心视力及视野均正常。

(2)眼痛:以眼球转动痛最为典型,亦可表现为眼周疼痛。在视力损害之前和视力损伤过程中有 90% 的患者诉眼球疼痛,并随眼球活动而加重。

2. 体征

(1)视盘:急性期,在累及视神经球内段的患者,眼底检查可见视盘水肿,表面毛细血管扩张,导致视盘呈现较潮红外观。而在仅累及球后段视神经患者中,视盘外观可完全正常。随着病程的发展,出现视神经萎缩,视盘颜色变淡,甚至苍白。另外,有些"首次发作"的单眼 IDON,在"健眼"出现视盘苍白,说明所谓"健眼"以往可能存在亚临床视神经炎(图 14-1,图 14-2)。

(2)相对性瞳孔传入阻滞(RAPD):在单眼受累,或双眼受累但受累程度不同的视神经病变患者,当电筒交替光照双眼瞳孔时,出现视神经病变

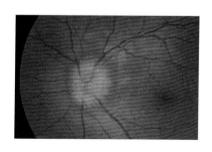

图 14-1　视神经炎急性期:视盘水肿,边界欠清,视盘轻度隆起,表面毛细血管扩张

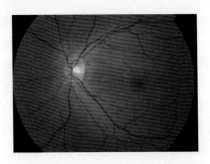

图 14-2　球后视神经炎急性期眼底
表现正常

较重侧瞳孔散大的现象,称为"相对性瞳孔传入阻
滞"。在 IDON 患者,即使视力、色觉、对比敏感度均
完全恢复后,RAPD 仍可持续存在。

3. 检查

(1) 色觉和对比敏感度:有些患者色觉障碍比
视力下降程度更为严重,视力正常的 IDON 患者有
51% 的患者色觉减退。对比敏感度下降也是 IDON
的表现之一。

(2) 视野:IDON 患者的视野改变并无特异性,
可表现为弥漫性缺损,也可表现为各种局灶性缺
损,如中心暗点,旁中心暗点,哑铃型暗点,生理盲
点扩大,弧形视野缺损,甚至垂直性视野缺损或水
平分界上半或下半视野缺损(图 14-3)。

(3) 视觉诱发电位(VEP):常见患眼 P100 波潜
伏期延长,而波幅和波形保持相对完好的情况,说
明视神经传导速度减慢。但是并非每个患者或者
病程的每个阶段都表现如此典型的 VEP 改变,在
病程早期病情比较严重时,可能出现波幅亦降低、
波形分化不良甚至完全引不出波形的情况。随着
视力的好转,P100 波的潜伏期和波形一般都会随

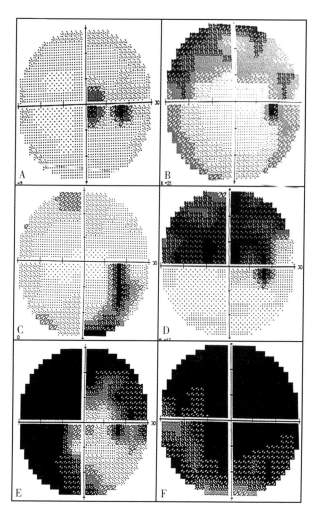

图 14-3　视神经炎视野改变

A. 中心暗点；B. 弓形暗点；C. 部分弓形暗点；D. 水平半侧缺损；E. 三象限视野缺损；F. 弥漫性视野缺损

之好转,但是在中心视力完全恢复的情况下,仍可遗留一定程度 P100 波潜伏期延长和波幅下降的改变(图 14-4)。

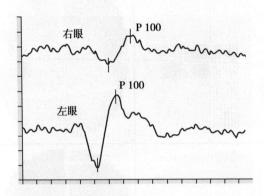

图 14-4 视神经炎 VEP 改变
右眼视神经炎 VEP P100 波振幅下降,潜伏期延长

(4) 影像学检查:头颅 MRI 在 IDON 的诊治中具有重要价值,除了可以排除压迫性视神经病变所致视功能损害外,还可以排除蝶窦炎、筛窦炎导致的感染性视神经炎,但是更为重要的是通过颅脑 MRI 了解脑白质有无脱髓鞘斑,对早期诊断多发性硬化、选择治疗方案及判断预后具有重要意义。伴有脑白质脱髓鞘斑的 IDON 患者更容易转化为多发性硬化,因此建议这部分患者采用静脉甲泼尼龙冲击治疗和其他免疫治疗以减少复发和向多发性硬化的演变。另外,眼眶的脂肪抑制序列 MRI 可显示受累视神经增粗和信号异常强化,排除其他视神经病变,如视神经肿瘤,眼眶的炎性假瘤等(图 14-5)。

(5) 脑脊液检查:可发现脑脊液中蛋白 - 细胞分离、IgG 合成率增高、寡克隆区带阳性以及髓鞘碱性蛋白增高,可以为 IDON 的诊断提供脱髓鞘疾

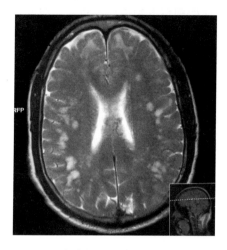

图 14-5 多发性硬化相关视神经炎患者
颅脑 MRI
显示脑室旁多个脑白质硬化斑

病的依据,但是对预测 IDON 向多发性硬化转化的
可能性帮助不大。

【鉴别诊断】

1. 视盘水肿 为颅内高压导致,多为双眼发
病,有恶心、呕吐、头痛等脑膜刺激症状。视力早期
正常,但是晚期亦可出现双眼视力视野严重损伤。
眼底表现为视盘高度水肿,隆起常 >+3D,静脉扩张
较重,且持续时间长。视野表现为生理盲点扩大。
颅脑 CT 或 MRI 颅内高压征象,或占位性病变可协
助诊断,在特发性颅内压增高,腰穿颅内压力测定
可确诊。

2. 前段缺血性视神经病变 多发生于老年
人,突发单眼视力下降或视野缺损。视盘节段性苍
白水肿,常出现视盘边沿出血。水肿消退后,出现
视神经局限性或弥漫性萎缩。视野常水平半侧视

野缺损,或生理盲点相连弓形缺损。多伴有动脉硬化、糖尿病、高脂血症等全身危险因素,和(或)视盘拥挤的局部危险因素。

3. 视盘血管炎 突然发生的轻度视力下降,累及双眼但一般不同时发生。可有全身心血管病、糖尿病病史。视盘充血水肿,隆起 <+3D,边缘可有小灶出血,视盘及视网膜色淡。视野改变,为与生理盲点相连的视野缺损。

【治疗及预防】

1. **糖皮质激素** 根据中国视神经炎专家共识激素治疗方案推荐用法:甲泼尼龙静脉滴注,每天 1g,连续 3 天;泼尼松 1mg/(kg·d),连续 11 天,激素逐渐减量,维持 >4~6 个月。而在视功能差 AQP4 Ab+ 视神经脊髓炎相关视神经炎,或者激素依赖性视神经炎,反复发作视神经炎,推荐甲泼尼龙静脉滴注,每天 1g,连续 3~5 天,然后剂量阶梯递减,依次减半,每阶梯剂量 2~3 天,减量至泼尼松 120mg 以下时以 1mg/(kg·d)维持一段时间,激素逐渐减量,维持 6~12 个月以上。

2. 视神经脊髓炎相关视神经炎需要长期免疫抑制治疗,一线用药包括硫唑嘌呤(AZA)。巯基嘌呤甲基转移酶(TPMT)缺乏是部分患者服用硫唑嘌呤后出现严重副作用的原因,用药前最好行血 TPMT 基因型检测,避免严重骨髓抑制副作用发生。此外可用利妥昔单抗(rituximab)。儿童不能用其他免疫抑制时,可采用静脉免疫球蛋白注射治疗(IVIg),二线用药包括:甲氨蝶呤(methotrexate),吗替麦考酚酯(mycophenolate mofetil)、米托蒽醌(mitoxantrone)。三线用药包括托珠单抗(tocilizumab)。其他用药包括:环磷酰胺

(cyclophosphamide)、环孢素(cyclosporin)。

3. 干扰素 β-干扰素和α-干扰素都被证实对降低 IDON 向多发性硬化的转化有确切效果。

4. 免疫球蛋白 能中和血液循环中的抗髓鞘抗体,抗炎等广泛免疫作用。但是目前的临床研究对其在 IDON 治疗中的效果还存在争议。免疫球蛋白常用方案：0.2~0.4g/kg,3~5 天,维持期每月 1 天,连续 5 个月。

5. 血浆置换 清除血浆中异常血浆蛋白或细胞因子及部分循坏中的抗体等致病性分子物质,用于对激素反应不佳的视神经脊髓炎相关视神经炎患者方法：血液引入一个血浆置换装置,将分离出的血浆弃去补充新鲜血浆或者代用品(4% 人血清白蛋白,复方氯化钠注射液)。常用方案 40ml/kg,2~4 次/周,1~2 周。

6. 其他治疗方法 B 族维生素、肌酐、辅酶 A、细胞色素 C 等均已在临床应用多年,近年来神经生长因子、神经节苷脂等也开始在临床 IDON 治疗中使用,激素球后注射、视神经管减压、高压氧、中药治疗等方法也在尝试中,但其效果尚待大样本的临床试验证实。

【预后】

不同类型视神经炎的复发概率不同,预后差别很大。例如：有报告多发性硬化相关视神经炎患者,79% 的患者视力从第 3 周开始恢复,发病 1 年时90% 患者的视力达 0.5 以上。然而,视神经脊髓炎相关视神经炎患者,常常预后不佳,每次发作仅部分或小部分恢复,常于 2~3 次发作后视神经完全萎缩致盲。另外视神经炎患者对比敏感度下降、视野缺失、立体视觉异常症状持续存在超过 10 年,甚至永远存在。

第二节 缺血性视神经病变

【概述】

缺血性视神经病变可按照缺血的部位分为前部缺血性视神经病变(AION)和后部缺血性视神经病变(PION)。前者指视盘表层、筛板前区、筛板区的视神经缺血导致的视神经病变,后者指筛板后区至视交叉间的视神经缺血导致的视神经病变。临床上以 AION 最多见,下面将详细介绍。PION 的发病率极低,仅为 AION 的 1/43,常与术中大出血致低血压、贫血或面向下体位导致面部压迫,眶压升高有关。下面将主要介绍前部缺血性视神经病变。

AION 是供应视盘的后睫状动脉循环障碍引起视盘急性缺血性改变。根据病因的不同可分为两大类:动脉炎性前部缺血性视神经病变(A-AION)和非动脉炎性前部缺血性视神经病变(NAION)。动脉炎性 AION 由颞浅动脉炎所致,除视力重度下降、视盘水肿外,颞部皮下可见颞浅动脉变粗,动脉搏动减弱或消失,可有触痛。患者红细胞沉降率,C反应蛋白明显增高,血细胞比容降低。常伴有颞动脉等大血管炎症,及体重下降、畏食、低热、贫血、肌痛和关节痛等全身症状。多发生于 70~80 岁的老人,此病可经颞浅动脉病理活检而确诊。国外较多见,国内罕见报道。

国内临床最多见的缺血性视神经病变为非动脉炎性前部缺血性视神经病变,以下简称 NAION,年发病率约为 1:16 000。与 A-AION 不同,NAION病因不清,多认为由多种全身及局部因素导致的视盘后睫状动脉系统缺血所致。

【病因及危险因素】

1. 高血压　慢性高血压的病人由于血管壁变性,使自身调节功能下降,因而在血压下降时就容易导致视盘缺血。有研究显示,NAION 病人中有 35%~50% 同时患高血压,较一般人群发病率高。

2. 糖尿病　长期的糖代谢紊乱,造成毛细血管内皮细胞增生,毛细血管床缺血,血流缓慢,被供血组织缺血缺氧,从而较容易发生视神经的缺血性病变。有研究显示,NAION 病人中有 10%~25% 同时患糖尿病,亦较一般人群发病率高。

3. 心脑血管疾病　与 NAION 之间虽然没有直接的因果联系,但它们可能具有相同的危险因素,如小血管动脉粥样硬化、高脂血症、高血压等。

4. 颈动脉疾病　可能为 NAION 的直接致病因素,由于颈动脉狭窄或阻塞,侧支循环差,易导致视神经的缺血性坏死。NAION 同时合并颈动脉狭窄时,很可能不是直接的病因,而是广泛性血管动脉粥样硬化的证据。

5. 急性失血、贫血、低血压　有小动脉硬化因素的贫血病人,单纯性的低血压已经足以引起筛板处的视神经缺血性梗死。而无小动脉硬化的贫血病人,单纯的失血就可引起内源性缩血管物质的大量释放,而直接引起视盘毛细血管收缩阻塞,NAION 形成。

6. 夜间低血压　可能因血压降低到一个临界水平时,引起视盘的血流量减少,超过了视盘血管的自身调节能力。

7. 白内障手术　文献中有多例单纯白内障摘除后立即发生 NAION 的报道,可能与球后麻醉时对眼球的压迫影响了 PCA 的血液循环,或麻药中加入的肾上腺素促使小动脉收缩。

8. 视盘局部因素　拥挤因素：与健康人群对比，NAION患者多具有小视盘、小视杯特征，这表明在相对狭小的空间中有较多视神经纤维通过。在这样较为拥挤的视盘中，一旦出现缺血缺氧、神经轴突中轴浆流运输受阻而轴突增粗，就容易对穿行其中的小血管产生继发性压迫，从而进一步加重神经轴突的缺血缺氧，产生恶性循环，加重视神经缺血的发展。

9. 轴突转折因素　视神经轴突在穿越筛板时有一个90°的转折，在克服这一急剧转折时，轴浆运输需要消耗更多能量，任何引起能量相对缺乏的因素，如低灌注，可引起轴突肿胀，压迫小血管形成缺血的恶性循环。

10. 其他　如纤维蛋白原、胆固醇、甘油三酯、服用勃起功能障碍药物、打鼾、吸烟、玻璃体切除手术、眼内压升高等都被发现与NAION的发生有关。

【临床表现】

1. 症状

（1）患者年龄可以为11~90岁，多在50岁以上，发病高峰期在55~70岁，合并糖尿病、高血压等危险因素的病人有可能较早发病；男女无明显差异。

（2）急性发病：患者常在晨起时发现视力已严重下降。多为单眼受累，约40%的患者可双眼同时或先后受累。多数患者无眼部不适，仅约10%的患者有眼球不适或疼痛。视力下降程度不等，从1.0至指数或手动视力，但无光感则极为罕见。

2. 体征

（1）瞳孔反射：发病眼瞳孔直接对光反射迟钝，相对于未发病眼出现相对性瞳孔传入阻滞，即RAPD（+）。

(2) 眼底变化:视盘水肿,边界模糊,缺血区视盘呈相对苍白,而非缺血区由于表面毛细血管相对扩张,而呈现相对潮红。于视盘边缘或附近会有一处或多处火焰状出血存在,而且视盘周围视网膜可有水肿,或棉绒斑,水肿严重时出现继发视网膜动脉变细及静脉迂曲扩张,黄斑区水肿。病程后期,视盘水肿消退后,缺血区局部出现局限性颜色变浅或苍白区,而全视盘缺血后则出现全视盘苍白。视盘边缘可恢复清晰,或残留纤维组织导致边缘模糊。黄斑区水肿渗出严重时,可残留黄斑部半侧或全周星芒状硬性渗出(图14-6,图14-7)。

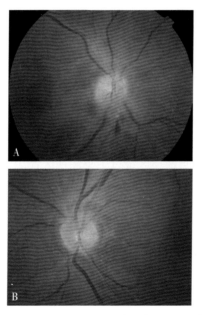

图 14-6 前段缺血性视神经病变患者视盘多为小视盘、小视杯
A. NAION 患眼,表现为上半视盘色淡白,下半视盘表面毛细血管扩张,盘沿小片出血灶;B. 对侧健眼,表现为小视杯,视盘拥挤

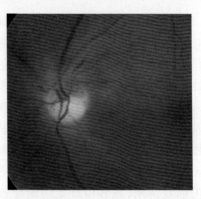

图 14-7　前段缺血性视神经病变亚急性期眼底改变,显示下半视盘萎缩,颜色苍白,边界较清晰。上半视盘残留表面毛细血管扩张,盘沿小片出血灶

3. 检查

(1) 色觉:出现与视力下降程度对应的色彩饱和度下降。

(2) 视野改变:典型视野缺损表现为水平分界的上半或下半视野缺损,并与生理盲点相连,占58%~80%,大多数缺损发生在下方,也可为与生理盲点相连的弓形或扇形暗点,与视盘的缺血区相对应。如视野缺损区绕过中央注视区者,中心视力可较好,甚至可保留 1.0 的中心视力(图 14-8)。

(3) 荧光眼底造影:早期可见视盘缺血区局限性低荧光,可呈"楔形"或半侧荧光缺损。晚期由于明显荧光渗漏而呈全视盘高荧光(图 14-9)。

(4) OCT:早期可见视盘水肿,周围视神经纤维层的水肿增厚。晚期视盘水肿消退,缺血区相对应的视神经纤维层萎缩变薄。

【诊断及鉴别诊断】

AION 的诊断依据:发病年龄多在 50 岁以上;突然无痛性视力丧失;早期见视盘水肿、晚期萎缩;

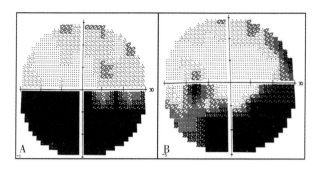

图 14-8 前段缺血性视神经病变
A.水平分界下半视野缺损;B.下半视野弓形缺损

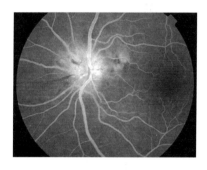

图 14-9 NAION 荧光造影表现

患眼出现视野缺损,典型视野缺损为水平缺损并与生理盲点相连;急性前部缺血患者造影早期可见视盘局限性的低荧光区,晚期视盘有明显的荧光渗漏,显现高荧光。

1. 动脉炎性缺血性视神经病变 颞动脉炎是其最常见原因。多发生于 70~80 岁老人,视力损害严重,多双眼受累。眼部表现可出现上睑下垂、球结膜水肿。全身表现可有发热、头痛、颞动脉增粗压痛、搏动减弱或消失。实验室检查可有血沉快,C反应蛋白强阳性,纤维蛋白原增高,颞动脉活检可发现细胞浸润肉芽肿性炎症病变。

2. 后部缺血性视神经病变　最常见的特征为显著视力下降和中央视野缺损。眼底和视盘没有任何改变,但常常 6~8 周视盘变苍白。

【治疗】

1. 病因治疗　对全身疾病进行系统治疗,如抗高血压、降血糖、降低血液黏滞性。纠正夜间低血压,治疗炎症鼾症,停止使用对血液循环有影响的药物,如勃起功能障碍性药物。

2. 药物治疗

(1) 抗凝药物:阿司匹林为其代表药物,但是临床研究显示其对 NAION 的治疗和预防复发的效果,并无一致结论。

(2) 糖皮质激素:国外多项临床对照研究证明糖皮质激素,对 NAION 视盘水肿的消退,视力的恢复和视野的改善有帮助。通常用于无激素使用禁忌证的患者,具体用药方案存在争议,常用为 1~2mg/kg,疗程 8 周。

(3) 神经营养药物:如 B 族维生素:维生素 B_1、维生素 B_6、维生素 B_{12} 等,其他如胞磷胆碱、肌酐、神经节甘酯和神经生长因子等亦可应用

3. 中药治疗　例如复方樟柳碱对 NAION 有一定效果,其可能作用机制是通过调节脉络膜血管的自主神经活动,改善血管运动功能,改善眼血液供应。用法是患侧颞浅动脉旁皮下注射,每日 1~2 次,每次 2ml,21 天为一疗程。另外,我国中药宝库中多种的活血化瘀药物,如田七、丹参、地龙、水蛭和银杏叶提取物等,对 NAION 的治疗也有一定效果。

4. 手术治疗　多中心随机对照研究——缺血性视神经病变减压治疗研究(IONDT)证实视神经鞘减压术无效,甚至可能还有害,故不再作为治疗

NAION 的方法。其他如玻璃体腔注射糖皮质激素和抗 VEGF 药物对 NAION 的治疗可见零星报道，但缺乏大规模临床研究证据。

第三节 视盘水肿

【概述】

指继发于颅内压增高引起的视盘非炎性被动性水肿。大多双眼受累，但可以不对称。视盘水肿早期，通常视力正常，随水肿迁延，可发生视神经萎缩，视力明显下降，甚至失明。

眼病相关的视盘水肿不伴有颅内压增高，临床上称为视盘肿胀，并按其造成视盘肿胀的病因分别称为视盘炎、视盘血管炎。

【病因及发病机制】

视神经鞘的蛛网膜下腔和颅内的蛛网膜下腔连续相通，颅内压增高可将压力通过脑脊液传导至视神经鞘的蛛网膜下腔，从而对视神经轴突造成压迫，阻断神经纤维中轴浆流的运输，轴浆物质堆积在轴突区内，导致神经纤维肿胀，引起视盘水肿。进而导致继发性的血管改变，如静脉迂曲扩张，毛细血管扩张及阻塞，神经纤维层梗死。

视盘水肿时神经组织体积膨大，而其后的筛板、周围坚固的巩膜管壁，均对肿胀的视盘形成限制，因而视神经纤维只能向前方膨出，把邻接的视网膜推开。环绕视盘的视网膜受到膨出的视神经纤维的推挤而向外周移位导致生理盲点扩大。静脉回流不畅，导致盘周视网膜下积液。随着视盘神经纤维膨胀加重，穿行其间的血管受到压迫，血液回流障碍，血液灌注不良，再加上血管外淋巴细胞浸润,造成轴浆流阻滞进一步加重,继而神经轴索变性萎缩、胶质细胞结缔组织增生,毛细血管闭塞,形成继发性视神经萎缩征象。神经节细胞亦发生凋亡,最终视功能受损。

【临床表现】

1. 症状

(1) 视觉症状:早期中心视力正常,可有短暂视力模糊,视物灰暗感,体位性黑矇、一过性闪光幻觉或闪辉性暗点。视盘水肿长期存在者可致完全失明。另外,在视网膜下积液时,视网膜隆起而导致患者产生获得性远视。

(2) 全身症状:头痛,典型者在早晨重,可以是全头痛或局限于某个部位。突发性恶心和喷射样呕吐,常出现在颅内压波动时。病情严重时出现意识丧失及全身运动强直。

2. 体征

(1) 眼底表现:随着视盘水肿病情的加重,眼底表现各有不同,可分为早期、发展完全期、慢性期、萎缩期(图 14-10)。

(2) 早期:视盘轻度充血隆起,边缘模糊不清,视盘周围神经纤维层肿胀、混浊,常在视盘上或盘缘有小片放射状出血,视网膜中央静脉可轻度扩张,视网膜中央搏动消失。

(3) 发展完全期:视盘充血加重;隆起增高,可高出视网膜平面 3~4 个屈光度,呈蘑菇样形态;跨越视盘的小血管被遮盖,视网膜中央静脉扩张色暗;视盘周围火焰状或线状出血,常掺杂棉绒斑;视盘周围出现 Paton 线,即视网膜被向周边推挤后,形成的视盘旁全周或部分同心圆样皱纹;水肿渗出明显时,可于视盘和黄斑间出现星芒状渗出。

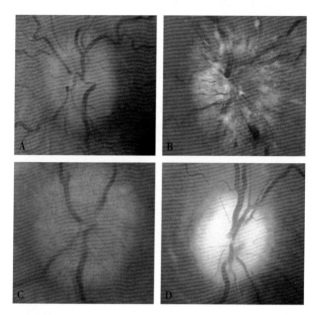

图 14-10　视盘水肿的眼底改变
A. 早期;B. 发展完全期;C. 慢性期;D. 萎缩期

（4）慢性期:随视盘水肿持续,出血和渗出逐渐被吸收,视盘逐渐变灰白,视盘表面出现白色淀粉样小体。视网膜神经纤维层出现局部萎缩区或弥漫性萎缩。

（5）萎缩期:视盘水肿消退,色泽苍白,视盘仍可轻度隆起,边缘毛糙。视网膜血管变窄伴白鞘,神经纤维层弥漫性萎缩,部分患者出现黄斑色素紊乱及脉络膜皱褶。

以上各期无明确界限,在颅内压急速升高并持久不降时,视盘水肿可在数周内发展至视神经萎缩,不经历慢性水肿阶段。

3. 检查

（1）腰椎穿刺颅内压测定:常有升高,成人

$\geqslant 250 \text{mmH}_2\text{O}$。

(2) FFA：早期视盘水肿，FFA 表现为视盘毛细血管扩张，荧光素染料渗漏，而晚期表现为视盘边缘渗漏（图 14-11）。

(3) OCT：可检测视盘水肿（图 14-12）。

(4) 视野：轻者仅生理盲点扩大，重者可呈管状视野（图 14-13）。

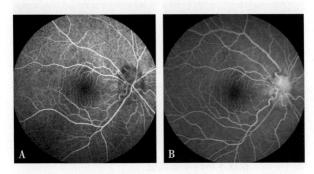

图 14-11　FFA 早期视盘毛细血管扩张，荧光素燃料渗漏（A）；晚期视盘边缘渗漏、边界不清（B）

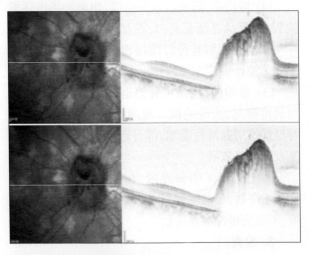

图 14-12　OCT：视盘高度隆起

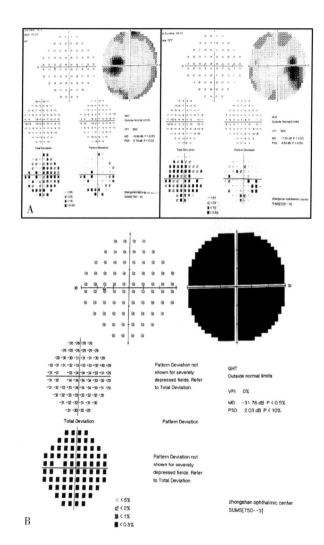

图 14-13 视野:颅内高压,早期视野缺损,双眼生理盲点扩大;颅内高压,晚期视野缺损,管状视野

（5）VEP：P100潜伏期延长。

（6）影像学检查：颅脑 CT 或 MRI 可发现相应的颅内压增高的征象，如视神经周围蛛网膜下间隙增宽，空蝶鞍，颅内静脉窦狭窄，脑室扩大；以及颅内占位病变（图 14-14）。

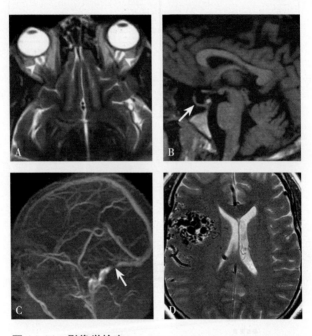

图 14-14　影像学检查
A. 视神经周围蛛网膜下间隙增宽；B. 空蝶鞍；C. 颅内静脉窦狭窄；D. 颅内占位病变

【诊断及鉴别诊断】

视力降低与眼底改变之间不对称，视盘高度隆起，而中心视力保存相对好；视盘高度水肿，通常3D以上；生理盲点扩大；颅内压增高引起头痛、呕吐等。

1. 继发性视盘水肿　各种原因引起的视神经炎、视盘血管炎和缺血性视神经病变,这些疾病引起的视盘肿胀隆起较低,均不超过 3D,常单眼发病(图 14-15)。

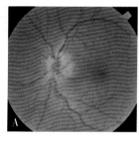
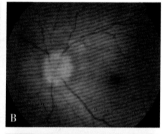
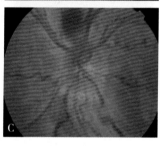

图 14-15　继发性视盘水肿
A. 缺血性视神经病变;
B. 视神经炎;C. Leber 遗传性视神经病变

2. 假性视盘水肿　视盘处神经纤维本身没有炎性水肿病变,但是由于视盘占位病变,如视盘玻璃疣,或者形态异常,如视盘倾斜,视盘发育不良,视盘旁有髓鞘神经纤维,以及高度远视小眼球等,造成视盘处隆起的表象。假性视盘水肿缺乏血管迂曲扩张、棉绒斑、出血等炎症表现。

【治疗】

1. 病因治疗　及早明确并去除病因,如切除颅内肿物。

2. 对症治疗　重度持续的视盘水肿,病因一时未能去除,可用药物降低颅内压,减少渗出水肿,如高渗脱水剂、乙酰唑胺、利尿剂或激素等。也可行视神经鞘切开减压术,以去除视神经局部的压迫,抢救视力。

3. 营养支持 给予 B 族维生素、肌酐和 ATP 等神经营养支持治疗。

4. 定期随访 对病因不明的长期视盘水肿,应定期随访,密切注意视野变化和进展。

第四节 视神经萎缩

【概述】

视神经萎缩不属于一种单独的疾病,而是由任何引起视网膜神经节细胞及其轴突不可逆损害的疾病所致,如视网膜至外侧膝状体通路系统的损伤。表现为视神经轴突变性崩解和神经髓鞘脱失,继发神经胶质增生,毛细血管减少,视神经体积缩小。

【病因及危险因素】

病因多种多样,常见为脱髓鞘、炎症、缺血、压迫、外伤、中毒及遗传性疾病等。

【临床表现】

1. 症状 视力下降。

2. 体征 根据视神经损害的部位,临床上将其分为下行性、原位和上行性视神经萎缩三种类型。

(1)下行性视神经萎缩:引起视神经萎缩的病变位于筛板后的视神经、视交叉、视束和外侧膝状体。眼底表现为视盘呈灰白或苍白色,境界清晰,筛板孔可见,视网膜正常(图 14-16)。

(2)原位视神经萎缩:病变部位位于视盘极其邻近区域,如长期视盘水肿、长期严重视盘炎、前段缺血性视神经病变。眼底表现为视盘呈白色或灰

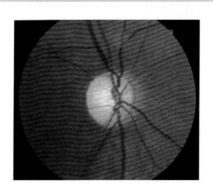

图 14-16 下行性视神经萎缩
可见视神经边界清晰

白色、边界不清,生理凹陷被神经胶质所填满而消
失、筛板孔不可见,这是因为视盘病变引发的神经
胶质增生所引起。而视盘旁视网膜病变可能遗留
下动脉血管变细、血管白鞘,黄斑旁星芒状渗出等
改变(图 14-17)。

(3)上行性视神经萎缩:病变为广泛视网膜或
脉络膜病变引起的继发性视网膜神经节细胞损害。
如视网膜中央动脉阻塞、视网膜色素变性、严重的
视网膜脉络膜病变等。

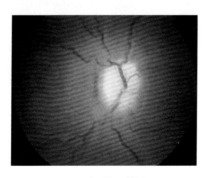

图 14-17 原位视神经萎缩
边界模糊

3. 检查 OCT 能定量视神经纤维层的改变,并且能多次测量,前后对比,反映观察期内视神经纤维层萎缩的速度。电生理改变:PVEP 出现明显 P100 波低平,甚至波形消失。MRI 或 CT 可排除眶内或颅内占位性病变。

【诊断及鉴别诊断】

视神经萎缩时出现视盘颜色的变淡甚至苍白,但是,视神经萎缩的诊断仅根据中心视力减退及视盘苍白是不全面的,必须结合视野,视觉诱发电位、色觉、对比敏感度等其他视功能的检查指标综合分析(图 14-18)。

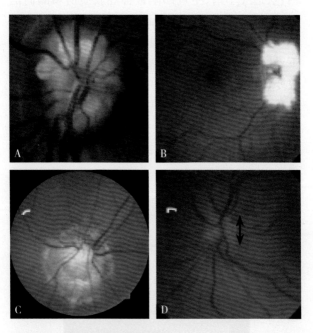

图 14-18 视神经萎缩鉴别诊断
A. 视盘玻璃疣;B. 视盘旁有髓鞘神经纤维;C. 视盘发育不良;D. 高度远视,小眼球,视盘拥挤

正常视盘的颜色受到多种因素的影响,一般视盘颞侧较鼻侧为淡,而颞侧颜色的深浅又与生理杯的大小有关。婴儿期视盘颜色较淡。检查时压迫眼球,视盘缺血时颜色也会较淡。

根据全身表现及视野特点,鉴别引起视神经萎缩的原因。

【治疗】

针对病因的治疗最重要。如对颅内占位病变,视神经炎,缺血性视神经病变的治疗。

避免视神经受进一步损伤,远离烟酒,健康饮食。注意不要使用有神经毒性的药物,避免接触环境中的毒物。

神经保护治疗。目前多种药物都被认为有神经保护作用,有以下几大类:

1. 维生素类　如 B 族维生素(维生素 B_1、维生素 B_2、维生素 B_5、维生素 B_{12} 及烟酰胺等)、维生素 E、三磷腺苷、细胞色素 C、辅酶 Q_{10}、胞磷胆碱、肌酐及神经节甘酯等。

2. 改善血液循环类　如地巴唑、双嘧达莫,钙离子拮抗剂等。

3. 新的视神经保护药物　如 Leber 遗传性视神经病变中艾地苯醌的使用,siRNA 类新型神经保护药物等目前已经进入临床研究阶段。

临床上,高压氧治疗和我国传统中医中药治疗也在视神经萎缩的治疗中使用,但总体而言,视神经属于中枢神经系统,神经纤维死亡后难以再生,治疗效果预后欠佳,应主要着力于对残存神经纤维的保护。

(杨晖　杨宇　赵秀娟)

参 考 文 献

1. Optic Neuritis Study Group.Visual function 15 years after optic neuritis: a final follow-up report from the Optic Neuritis Treatment Trial. Ophthalmology,2008,115:1079-1082.

2. Wingerchuk DM. International consensus diagnostic criteria for neuromyelitis optica spectrum disorders. Neurology, 2015,85:177-189.

3. 中华医学会眼科学分会神经眼科学组.中国视神经炎诊断和治疗专家共识.中华眼科杂志,2014,50(6):459-463.

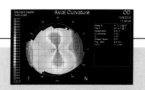

第十五章
眼视光疾病

第一节　近视

【概况】

近视（myopia）是指在调节状态放松时，外界的平行光线（一般认为来自 5m 以外）经眼球屈光系统折射后聚焦在视网膜之前（图 15-1）。我国近视的发病率高达 55% 左右，且每年以较高速度增长。近几年近视出现了低龄化趋势，在四五岁的学龄前儿童中也出现了近视人群。

【病因及危险因素】

1. 环境学说　近距离的过度用眼（电子产品的普及和学习压力的增加）导致近视眼的发生。

2. 遗传学说　父母存在高度近视，孩子容易发生近视。

3. 形觉剥夺学说　形觉剥夺导致眼轴增长，导致近视的发生。

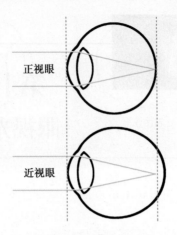

图 15-1　上图为正视眼图,调节静止时,远处的平行光经过眼球屈光系统折射后聚焦在视网膜之上;下图为近视眼图,调节静止时,远处的平行光经过眼球屈光系统折射后聚焦在视网膜之前

4. 周边离焦学说　周边视网膜近视性离焦可以抑制近视发展,而周边视网膜远视性离焦会增进近视的发展。

【临床表现】

1. 远距离视物模糊,近距离视力好,近视初期常有视力波动。

2. 注视远物常有眯眼、眨眼、歪头、皱眉等症状。

3. 不自觉的靠近视物。

4. 看近少用调节,容易出现外隐斜以及表现视疲劳。

【分类】

1. 按屈光成分分类(图 15-2)

(1) 屈光性近视:主要是角膜或晶状体曲率过

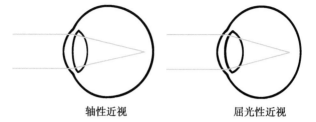

轴性近视　　　　　　　　　屈光性近视

图 15-2　轴性近视和屈光性近视

大,眼的屈光力超出正常范围,而眼轴长度在正常
范围。

（2）轴性近视:眼轴长度超出正常范围,角膜和
晶状体曲率在正常范围。

2. 按近视程度分类

（1）低度近视≤-3.00D。

（2）中度近视 -3.25~-6.00D。

（3）高度近视 >-6.00D。

3. 按发展进程分类

（1）单纯性近视（又称良性近视、稳定性近视、
生理性近视）:屈光度在成年后基本稳定,不伴有眼
部明显病理变化。近视度数多数在 -6.00D 以内,
绝大多数屈光矫正视力正常。

（2）病理性近视（又称恶性近视、进行性近视）:
在成年后眼球仍在发展,并伴有一系列病理性变
化。近视度数通常超过 -6.00D,与正常人相比,常
由于眼轴过度延长,形成后巩膜葡萄膜肿,更容易
出现黄斑出血、豹纹状眼底、近视弧形斑、视网膜周
边变性等问题。

4. 按是否有调节参与分类

（1）假性近视:由于过度使用调节（多指长时间
看近）引起的过度调节,当长时间看近状态突然转

变为看远时,眼的调节功能暂时不能完全放松,表现为看远模糊的现象,睫状肌麻痹验光呈现正视或远视。

（2）真性近视:屈光性质或度数在睫状肌麻痹作用前后是一致的,或以正常生理结构的数据作为参照,这些眼已经发生了一定的生理结构的改变。

（3）混合性近视:睫状肌麻痹验光,近视度数明显降低,但未恢复到正视。

【检查方法】

1. 视力检查　裸眼视力低于正常,若用针孔片可提高裸眼视力,可判断有屈光不正存在,但不能确定是近视眼。

2. 客观验光

（1）检影验光:在 50cm 处检影时,<-2.00D 的近视或远视可见顺动,>-2.00D 的近视可见逆动;=-2.00D 时,影动不动,光斑为满圆且亮度最亮。

（2）电脑验光:电脑验光检测球镜数值为负数,但要注意避免调节因素的影响。

3. 主觉验光　在调节松弛的状态下,用凹透镜矫正,视力可提高或至正常。

4. 眼球生理参数测量　测量眼轴及角膜曲率,并与正常生理结构的数据作比较,可作为辅助诊断的依据。

【近视的矫正】

1. 光学矫正（图 15-3）　通过凹透镜对近视眼进行矫正,这是最常用的方法,包括框架眼镜和角膜接触镜,矫正原则是最佳视力的最低负镜度。

2. 药物治疗　睫状肌麻痹剂如低浓度阿托品对控制近视发展有一定帮助。

3. 角膜塑形镜（图 15-4）　角膜塑形镜通过改

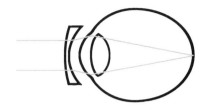

图 15-3　近视眼通过凹透镜的光学矫正图

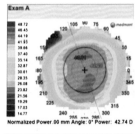

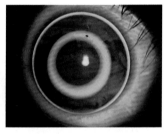

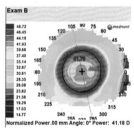

图 15-4　使用角膜塑形镜使角膜上皮重新分布,使角膜前表面的弧度变平,屈光度减少

变角膜前表面的弧度来暂时降低近视度数。相对于普通框架眼镜,不但能矫正中央视网膜的屈光状态,同时可以减少周边视网膜的远视性离焦,从而有效地控制儿童眼轴的过快增长。

4. 屈光手术矫正　通过改变角膜前表面形态来使角膜屈光力降低,焦点后移,与视网膜的位置产生新的相适应,达到矫正近视的目的。

【近视的并发症】

1. 外隐斜或外斜视　由于调节与集合关系失

调后导致眼外肌平衡不协调所致。

2. 玻璃体液化 高度近视常见,是由于扩大的眼球存在营养不良、色素变性,使玻璃体正常结构被破坏,主要表现为飞蚊症。

3. 眼部组织出现病理性变化 例如黄斑出血、视网膜新生血管、豹纹状眼底、近视弧形斑、漆裂纹、Fuchs 斑和视网膜周边部格子样或囊样变性等(图 15-5)。

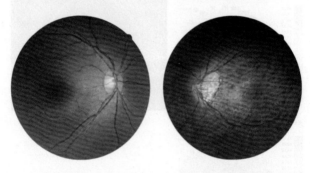

图 15-5 左图为正常眼底图,右图为高度近视眼底图,表现为豹纹状眼底、近视弧形斑、脉络膜萎缩

4. 视网膜脱离 玻璃体变性和视网膜变性导致视网膜脱离。

5. 晶状体混浊 眼内营养代谢失常导致晶状体混浊。

6. 弱视 多见于高度近视及屈光参差。

7. 青光眼 多见于高度近视(前房较深,眼球壁薄,房水流畅系数低,眼压升高)。

【近视的预防】

1. 户外活动 每周保持 10 小时或以上户外活动可预防近视。

2. 合理膳食 增加蛋白质、钙、锌和多种维生素的摄入,减少碳水化合物的摄入。

3. 合理用眼 近距离用眼 1 小时,需远眺 10 分钟左右,防止过度用眼。

4. 充足的光照强度 阅读写作等近距离用眼时需要保持光线充足。

5. 合理的用眼距离 阅读写作时等近距离用眼时保持约 30cm 的阅读距离。

第二节 远视

【概况】

远视(hyperopia)是指调节静止状态下,平行光线经过眼的屈光系统折射后聚焦在视网膜之后,不能清晰成像(图 15-6)。

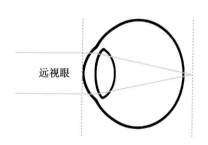

图 15-6 平行光经远视眼折射聚焦于视网膜后

【病因及危险因素】

由于各种原因导致了眼球的眼轴相对短或眼球屈光成分的屈光力下降。绝大部分远视是生理性远视,而一部分因各种疾病因素影响而形成的远视称为病理性远视,如眼内肿瘤、视网膜脱离、扁平角膜、糖尿病、无晶状体眼等。

【分类】

按远视程度分类,可分为:

1. 低度远视 <+3.00D。该范围的远视者在年轻时由于能在视远时使用调节进行代偿,大部分人40岁以前视力不受影响。

2. 中度远视 +3.00~+5.00D。视力受影响,并伴有不适或疲劳症状,过度使用调节还会出现内斜视。

3. 高度远视 >+5.00D。远近视力均受影响。

【临床表现】

1. 远视与年龄 理论上来说,远视者视远不清,视近更不清,但这与远视度数和年龄有很大关系。

(1) 6岁以内:因为调节幅度大,近距离阅读需求较少,低中度远视者一般无任何症状。通常是在体检时发现,或伴有调节性内斜而被发现。

(2) 6~20岁:近距离阅读需求增大,阅读量增加,开始出现视觉症状。

(3) 20~40岁:随着年龄增长,调节幅度逐渐下降,近距离阅读时出现眼酸、头痛等视疲劳症状,部分患者老视症状提前出现。

(4) 40岁以上:调节幅度进一步下降,远视者的远近视力均可出现不同程度的下降。远视者不仅需要近距离阅读附加(老花),还需要远距远视矫正。

2. 远视与内斜视 由远视引起的调节性内斜视,多发生于婴幼儿时期有明显远视的患者中,该年龄段患者调节幅度大,可以通过动用调节达到清晰成像的目的。

远视者未进行屈光矫正时,为了获得清晰视

力,在视远时开始使用调节,视近时使用更多的调节,调节与集合是联动的,从而产生内隐斜或内斜视(图 15-7)。

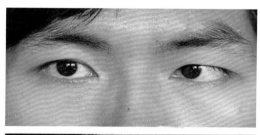

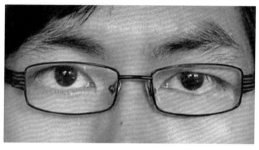

图 15-7　远视引起的调节性内斜,戴镜后内斜改善

3. 远视与弱视　一般发生在高度远视且未在 6 岁以前给予适当矫正的儿童,由于无法获得清晰的视觉刺激,影响其视觉系统发育,引发屈光不正性弱视。这类弱视可以通过检查及早发现并给予适当矫正,同时结合实际情况给予适当视觉训练,可达到良好的治疗效果。

4. 其他　远视者可伴有小眼球,浅前房,因此远视者散瞳前要注意检查房角。另外远视者的眼底可见视盘改变,如视盘边缘不清、肿胀等,但矫正视力正常或与往常相同,视野无改变,长期观察眼底无变化,称为假性视盘炎。

【检查方法】

1. 视力检查　裸眼视力低于正常(中低度远视者可能视力正常),若用针孔片可提高裸眼视力,可判断有屈光不正存在,但不能确定是远视眼。

2. 客观验光　静态检影和电脑验光仪。

3. 主观验光　在客观验光的基础上精确验光结果并给予适当的处方。年轻的远视患者由于调节幅度较大,经常处于睫状肌紧张的状态,这时候需要用睫状肌麻痹验光。

4. 眼球生理参数测量　测量眼轴及角膜曲率,并与正常生理结构的数据作比较,可作为辅助诊断的依据。

【远视的矫正】

可以通过框架眼镜、接触镜或屈光手术治疗。

1. 框架镜矫正　远视患者的视力并不完全受远视度数的影响,对于部分患者来说,适应正镜片往往比较困难,或伴斜视等问题,需要在医生或专业验光师的指导下,在验光结果上做一些调整,具体情况具体分析。

一般原则如下:

(1) 0~6 岁:远视即使达 2D、3D 也不一定需要矫正,除非患儿出现视力和双眼视功能的异常,并影响到日常学习生活。

(2) 6~20 岁:如果存在视觉症状,可给予正镜片保守矫正,需做适当减量以利于适应。

(3) 20~40 岁:屈光状态基本稳定,远距离可给予正镜片矫正(可以适度减量),近距离则需全矫。

(4) 40 岁以上:患者逐渐出现老视,远距离给予正镜片矫正(可以少许减量),近距离则需近附加。

(5) 内斜:建议全矫,部分还需要近附加。

(6) 外斜：部分矫正，最佳视力最小正度数。

2. 接触镜矫正　适用于一些不愿意戴框架眼镜，不适合戴框架眼镜，或者出于美观考虑的患者。与框架镜原理等同，但由于顶点距不同，与框架镜相比，获得同样矫正效果时度数要高一些。

3. 屈光手术　通过手术使角膜表面变得比原来凸起一些，弯曲度增加，曲率半径减小，增加角膜屈光力，从而达到矫正远视的效果。

第三节　散光

【概况】

散光（astigmatism）是一种常见的影响视力的屈光状态，它是由角膜或晶状体各个方向屈光力不同引起的。

【病因及危险因素】

角膜或晶状体的各个方向弧度不相同时，即各个方向屈光力不同，光线不能适当地聚焦于视网膜上，而是弥散开来。所以散光患者不论远近，都会产生视物模糊的现象（图 15-8）。

散光发生的具体机制并不清楚，但它可以具有遗传性，在刚出生时即出现散光。成年以后晶状体的变化（如白内障）也会导致一定程度散光的变化。此外，眼外伤或手术也会引发散光（图 15-9）。

圆锥角膜是一种会引起角膜散光的角膜病，它可以使角膜进行性变薄，严重的甚至可以使角膜形成"锥形"，产生高度数的不规则散光（可致5D 以上）。普通眼镜通常不能有效矫正，常需要硬性透气性接触镜（RGP）来矫正，严重者考虑角膜移植。

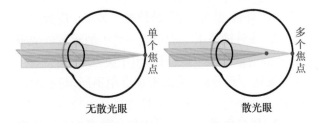

图 15-8　左图：眼睛没有散光时，光线聚焦成一个点，形成清晰的像；右图：散光主要为角膜散光时（角膜形状类似于椭圆形的橄榄球而不是圆形的足球），由于角膜两个垂直方向的屈光力不同，使光线聚焦于两个不同的平面，导致视物模糊

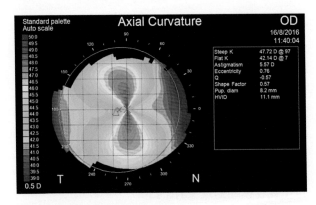

图 15-9　散光眼的角膜地形图

【临床表现】

散光导致视物不清，使裸眼视力下降，患者常表现出"眯眼"或偏头视物的行为；散光亦可引起眼睛不适或头痛。大多数人都有一定程度的散光（通常≤1.50D），轻微的散光（≤0.50D）通常并不影响视力也不需要治疗。当散光合并近视或远视一起发生时，会加重患者视物不清的程度。

【检查方法】

1. 视力检查　在无其他眼病的情况下,单纯的正负球镜矫正无法使视力达到1.0,但针孔视力可以提升,提示散光存在的可能(图15-10)。

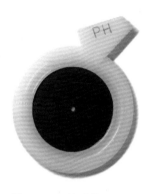

图 15-10　针孔片

2. 客观验光

(1) 电脑验光:通过电脑验光仪进行客观验光检查,如发现有散光,为眼的总散光(即角膜散光与晶状体散光之和)。

(2) 检影验光:在检影过程中发现破裂现象、厚度现象或剪动现象,提示散光的存在,通过检影可以对散光进行定性和定量(图15-11)。

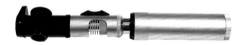

图 15-11　带状检影镜

3. 主觉验光　通过综合验光仪和散光表或交叉柱镜检查,可发现散光并确定散光轴位和度数(图15-12)。

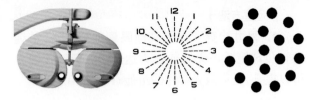

图 15-12 综合验光仪,散光表盘,蜂窝视标

4. 眼球生理参数测量 测量角膜曲率半径(或屈光力),若角膜各个方向的曲率半径相同,则没有角膜散光;若存在差异,则提示存在角膜散光。

5. 角膜地形图检查(图 15-13) 可以更加直观、全面地了解角膜表面的情况。

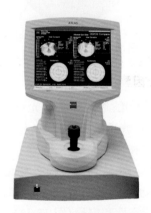

图 15-13 角膜地形图仪

【治疗】

1. 框架眼镜 通过适当的柱镜来矫正散光,提高视力。

2. 角膜接触镜 低度散光用软性接触镜即可获得较满意的矫正效果;对于较高的散光(且角膜散光为主要组成部分),可考虑散光软镜或透气硬镜(RGP 镜)。

3. 屈光手术 通过准分子激光角膜屈光手术可消除散光。

第四节 屈光参差

【概述】

屈光参差是指双眼度数不一致,可表现为两眼屈光性质的不同,或者屈光性质相同但度数不同。临床上把屈光参差分为生理性和病理性,根据全国儿童弱视斜视防治学组(1985 年)试行诊断标准,即两眼屈光度数为球镜≥1.50D 或者柱镜≥1.00D 者为病理性屈光参差。

【病因及危险因素】

1. 发育因素 眼球发育过程中,如双眼正视化的程度产生差异,就可能引起屈光参差。

2. 先天因素 出生时双眼眼轴发育不平衡,或者屈光状态不一致。

3. 后天因素 眼外伤,眼部手术(白内障,角膜移植)等可以造成后天屈光参差。

【分类】

1. 单纯近视性参差 一眼近视或近视散光,另一眼正常、近视或者近视散光。

2. 单纯远视性参差 一眼远视或是远视散光,另一眼正常、远视或者远视散光。

3. 单纯散光性参差 散光仅存在于单眼。

4. 复性远视性参差 双眼均为远视,一眼远视度数较另一眼大且差异≥1D。

5. 复性近视性参差 双眼均为近视,一眼近视度数较另一眼大且差异≥1D。

6. 复性散光性参差 双眼均为散光,一眼散光度数较另一眼大且差异≥1D。

7. 混合性参差　一眼为近视、另一眼为远视。

【临床表现】

1. 视疲劳　双眼的清晰度不等和成像大小不等,使双眼融像发生困难,容易引起视疲劳。屈光参差太大,可能导致差眼抑制,视疲劳反而不明显。

2. 视功能障碍　一般认为,人眼可以耐受双眼视网膜影像差别最大不超过5%,即双眼屈光参差2.50D。当超过这个限度,双眼融像困难,可能产生复视或单眼抑制,并影响立体视功能。

3. 斜视　如屈光参差明显,长期单眼抑制,可导致差眼的废用性斜视。

4. 弱视　双眼屈光参差度数较大时,差眼常处于视觉模糊状态,如果视觉发育早期得不到合理治疗,容易被抑制而屈光参差性弱视。

5. 交替注视　当其中一眼接近正视,另一眼为 –2.50D 左右近视时,可能出现看远时用一只眼,看近时用另一只眼的交替用眼现象。

【检查方法】

1. 视力检查　裸眼视力存在差异提示可能存在屈光参差,该方法简单快捷,但精确度不高,不能作为诊断标准。

2. 客观验光

(1) 电脑验光(图15-14):通过电脑验光仪快速确定双眼屈光状态,但要考虑调节因素的影响和电脑验光仪的不稳定性。

(2) 检影验光:有经验者可通过检影准确地获得被检眼的屈光度数。

3. 主觉验光　是标准验光的方法,也是确定屈光参差的主要依据。对于小儿验光要注意调节

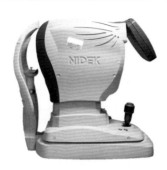

图 15-14　电脑验光仪

因素影响,进行睫状肌麻痹后验光可提高准确度。

4. 眼球生理参数测量

(1) 测量眼轴:通过 A 超或者 IOLmaster 检查,双眼眼轴每相差 1mm,大致判断球镜度相差 3.00D (图 15-15)。

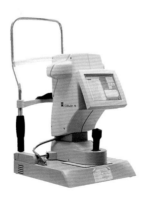

图 15-15　IOLmaster 仪器

(2) 角膜曲率或者角膜地形图:检查双眼角膜散光的差异(图 15-16)。

【治疗】

1. 光学矫正　低度数的屈光参差可通过框架

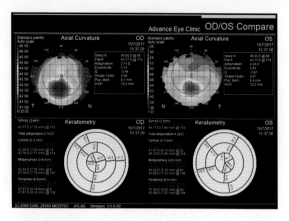

图 15-16　角膜地形图

眼镜矫正;中高度的参差要考虑双眼戴镜后出现不等像的可能,根据实际情况判断框架眼镜还是接触镜作为最佳的矫正方式。对于儿童屈光参差,除了光学矫正之外,要注意有无屈光参差性弱视,如有出现,要进行积极的弱视处理,包括遮盖疗法等。

2. 手术矫正　戴镜不能耐受的屈光参差者可选择手术矫正,例如角膜屈光术 LASEK 和飞秒手术;单眼先天性白内障无晶状体眼导致的高度屈光参差,最佳方案是进行人工晶状体植入,但受年龄限制,婴幼儿生长旺盛、术后反应重,屈光组织发育不健全,人工晶状体难以计算等问题给手术带来困难。

3. 预防　在生活中,视近时不要歪头,把目标物体放置在双眼中央,双眼同时注视,长期卧床阅读及不正确的握笔姿势都可能导致双眼屈光参差。

第五节　老视

【概况】

正常人看远时,眼睛处于调节松弛状态;看近时,通过调节作用,使得眼的屈光度增加,近处物体才能清晰成像在视网膜上。调节作用的机制是睫状肌紧张、悬韧带松弛,晶状体借助自身的弹性向前突出,屈光力增加。随着年龄增加,晶状体逐渐变坚实和硬化,调节力逐渐减小。另外,人到老年时,睫状肌力量也减弱,也是调节力降低的原因。

调节力变小,使得看近处物体的清晰度越来越低,近点就慢慢移远。这种调节力的逐渐变小并不是病理变化,它在人的整个一生中缓慢进行着,是一种生理现象。开始的时候不会出现症状,当近点距离接近习惯性的学习或工作距离时,就会感到看近的不方便。随着年龄的增加,调节力逐渐下降,在做近距离工作时困难,最终出现老视。

【病因及危险因素】

随着年龄的增长,调节力不断下降。从人的最小调节力 =15-0.25× 年龄中,可以看出,人在 20 岁时有 10D 调节力,清晰点在 10cm;到了 40 岁时人眼的调节力只有 5D,近点已经退到了 20cm。

当视近的调节需求大于调节幅度的一半时,开始出现老视症状。如工作距离为 33cm,所需的调节力是 3D,即调节需求为 3D;当调节幅度下降到 6D,即调节需求等于调节幅度的一半,也就是视近时,需要动用一半的调节幅度,是老视症状出现的临界点。当调节幅度小于 6D,调节需求就大于调节幅度的一半,就会出现老视症状(表 15-1)。

表 15-1　年龄与调节力,Donder 表格

年龄	调节力	年龄	调节力	年龄	调节力
10	14	35	5.5	60	1.00
15	12	40	4.5	65	0.50
20	10	45	3.5	70	0.25
25	8.5	50	2.5	75	0
30	7	55	1.75		

　　老视还受到眼的屈光状态影响。未矫正的远视眼视近时需要更大的调节,出现老视的年龄会相对提前;未矫正的近视眼视近时所需的调节较小,出现老视的年龄会相对延后。同时老视还随个体差异、生活习惯、工作性质和照明条件不同有所改变。工作距离稍远一点儿的人老视的主觉症状就比工作距离近一点儿的人出现得要晚。所以老视眼症状出现的年龄,并不能定出一个绝对的数字,其处理办法亦应根据各种条件全面考虑。

　　【临床表现】

　　1. 近视力下降,阅读的时候书本远移,并把头往后仰。

　　2. 近距离工作时,灯光昏暗视力下降明显,喜欢用较亮灯光。

　　3. 看近一会儿看远不清晰,过会儿才清晰。

　　4. 看近时眼易疲劳,不持久,伴眼酸胀、干涩甚至头晕。

　　5. 眼睑和结膜等组织的慢性炎症变化。

　　【老视眼的矫正】

　　老视眼主要通过戴近用镜,减少视近所需的调

节力,减轻老视症状。老视眼的验配要在视远度数基础上,确定增加特定的正球镜度,即近附加度数。

近附加度数的确定方法介绍如下:

1. 初步确定近附加度数 有三种方法。

(1) 经验法:根据被检者的年龄和屈光状态判断所需的近附加度数(表 15-2)。

表 15-2 近附加度数的计算方法

年龄	近视正视	低度远视	高度近视
33~37	0	0	+0.75
38~43	0	+0.75	+1.25
44~49	+0.75	+1.25	+1.75
50~56	+1.25	+1.75	+2.25
57~62	+1.75	+2.25	+2.50
>63	+2.25	+2.50	+2.50

(2) 调节幅度法:测量被检者的调节幅度,根据习惯的阅读距离,计算保留一半的调节幅度作为储备,得出所需的近附加度数。

(3) FCC 法:通过特定的交叉柱镜和横竖线视标,测量视近时将焦点移到视网膜上的正镜度。此为初步近附加度数。

2. 精确近附加度数的方法 相对调节法,确保视近时可增加和减少的调节力相同。

最后进行试戴,并根据试戴的反馈对近附加度数进行必要的调整和最终处方开具。

老视眼的矫正目前主要是框架眼镜矫正,可以用单光镜、双光镜、渐进多焦点眼镜(图 5-17(1)~(3)),三者的优缺点比较见表 15-3。也可以用角膜接触镜、单眼视和手术解决。

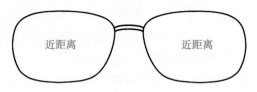

图 15-17(1)　单光老花镜

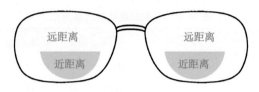

图 15-17(2)　双光眼镜

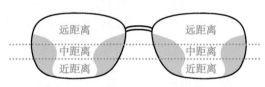

图 15-17(3)　渐进镜

表 15-3　老视矫正眼镜的优缺点比较

种类\特点	光度	优点	缺点
单光	一个	近视野大,价格较低	只能近距离使用
双光	远近两光度	视野中等,携带方便,价格较便宜	缺少中距离光度,像跳、分界线不美观
渐进多焦点	逐渐变化多光度	远至近的每个距离之内均可得到清晰视力,有连续的空间感,美观方便	验配复杂,中距离视野较小,存在变形区,依从性低,费用高

（刘文彦　赖丽珠　邵裕粟　王海照　黄远州）

参 考 文 献

1. 赵堪兴,杨培增.眼科学.第8版.北京:人民卫生出版社,
   2013:174.246-247.
2. 瞿佳,毕宏生,杨智宽.眼视光学理论与方法.第2版.北
   京:人民卫生出版社,2012:76-82.
3. 杨志宽.临床视光学.北京:科学出版社,2008:143-255.
4. 徐广底.眼科屈光学.第4版.北京:军事医学出版社,
   2005:98-103.

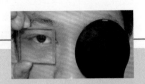

第十六章
斜视与弱视

第一节　概述

正常人眼的视觉具有双眼单视功能,通过眼球运动控制使双眼协调运动,保持双眼同时注视同一目标,并通过大脑的感知将分别来自双眼的物像整合为一个完整物像,称为双眼的融合功能。

斜视是指任何一眼视轴发生偏离的临床现象。可由双眼单视功能异常或眼球运动功能异常引起。

一、斜视的分类

1. 根据眼位偏斜的状态分类

(1)隐斜:一种潜在眼位偏斜,能够被双眼融合功能控制而不出现斜视,只有在融合机制被打破时才出现的斜视。

(2)显斜:是一种持续的眼位偏斜,眼位不能被融合机制控制正位。

2. 根据眼球运动功能分类

(1) 共同性斜视:双眼球运动功能正常,眼位的偏斜程度在各个注视方向相同,双眼交替注视时斜视程度不变化。

(2) 非共同性斜视:眼位偏斜随注视方向的改变而变化,双眼分别注视时眼位偏斜程度也不相同。是由一条或多条眼外肌收缩功能障碍所致,也称为麻痹性斜视。

(3) 限制性斜视:临床表现为非共同性斜视,是由于眼外肌舒张功能障碍引起。

3. 根据注视眼分类

(1) 交替性斜视:交替使用双眼注视,另一眼偏斜。

(2) 单眼性斜视:恒定地用一只眼注视,另一眼偏斜。

4. 根据起病的年龄分类

(1) 婴幼儿型斜视:包括出生后 6 个月内发生的内斜视,1 岁以内发生的外斜视。常与发育缺陷相关。

(2) 后天性斜视:一般指发生在正常视觉功能发育过程中或是双眼融合功能受损后出现的斜视。

5. 根据偏斜的方向分类 根据眼球偏斜的方向分为水平斜视(包括内斜和外斜)、垂直斜视(上斜或下斜)、旋转斜视(内旋或外旋)(图 16-1)。

二、眼外肌的解剖与眼球运动

人的两眼各有 6 条负责眼球运动的眼外肌,其中 4 条为直肌,2 条为斜肌。每条眼外肌的走行与眼球旋转中心的相对位置关系不同,单条眼外肌收缩时可对眼球产生不同的作用力。各眼外肌的神

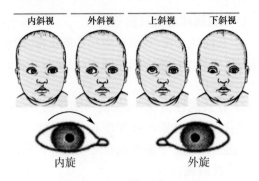

图 16-1　按眼位偏斜方向的斜视分类

经支配和眼球转动功能(表 16-1)。眼外肌对眼球转动的作用,可随着眼位的变化而改变。

表 16-1　6 条眼外肌的眼球转动功能

肌肉	主要功能	次要功能	肌肉	主要功能	次要功能
外直肌	外转	无	下直肌	下转	内转外旋
内直肌	内转	无	上斜肌	内旋	下转外旋
上直肌	上转	内转内旋	下斜视	外旋	上转外转

1. 眼外肌间的相互作用

(1) 拮抗肌:同一眼作用方向相反的眼外肌互为拮抗肌,如:内直肌与外直肌,上直肌与下直肌,上斜肌与下斜肌,互为拮抗肌。

(2) 协同肌:同一眼对眼球转动有相同作用方向的肌肉为协同肌,如:上直肌和下斜肌使眼球上转;下直肌和上斜肌使眼球上转;上斜肌与上直肌使眼球内旋;下直肌与下斜肌使眼球外旋,它们之间互为协同肌。

(3) 配偶肌:双眼之间具有相同眼球转动作用的一对肌肉称为配偶肌,如:右眼的外直肌和左眼的内直肌;右眼上斜肌与左眼的下直肌,它们之间互为配偶肌。

2. 眼球运动定律 双眼保持同时注视同一目标的同步协调运动,称为共轭运动。眼球运动遵循以下规律:

(1) 神经交互支配定律:眼外肌在接受神经冲动产生收缩的同时,其拮抗肌相应松弛。

例如:向右侧注视时,右眼外直肌收缩、内直肌松弛,而左眼内直肌收缩、外直肌松弛。

(2) 配偶肌定律:两眼向相同方向注视时,相对应的配偶肌同时接受等量的神经冲动。

三、斜视临床检查

1. 病史询问 仔细了解病史对诊断斜视具有重要价值。

(1) 发病年龄:发病的年龄对预后有重要影响,一般来说发病年龄越小,对双眼视觉功能的影响越严重。

(2) 发病的形式:了解斜视是逐渐发生的还是突然发生的;是间歇性出现的还是恒定的,或是周期性出现的。

(3) 症状和体征:有无复视、歪头、露白眼,斜视的方向、单眼斜视还是双眼交替斜视,斜视能否被控制,戴眼镜是否有改善等。

(4) 既往史:了解斜视的手术治疗史和戴镜情况。

(5) 个人史及家族史:了解出生史,生长发育情况,有无斜视家族史,个人全身疾病史和外伤史。

(6) 既往照片:可提供重要的病史线索。

2. 视力和屈光检查　婴幼儿可通过定性检查评估视力。包括:光照反应、遮盖厌恶法、瞬目反射、红球试验、视动性眼震仪等,学龄前儿童可使用儿童视力表和国标标准视力表进行视力检查。

由于屈光状态与斜视密切相关,因此斜视患者需通过应用睫状肌麻痹剂进行屈光检查以获得准确的屈光状态。

3. 斜视度检查

(1) 角膜映光法:患者注视 33cm 处的点光源,根据反光点偏离角膜中心的位置判断斜视度(图16-2),该方法简便可靠。实例见图 16-3。

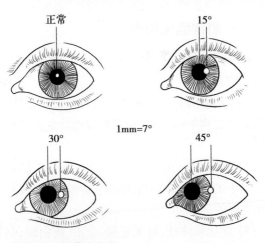

图 16-2　角膜映光法
根据反光点偏离瞳孔中心的位置判断斜视度。映光点偏离瞳孔中央 1mm=7°;瞳孔缘 15°、瞳孔缘与角膜缘中间 30°、角膜缘 45°

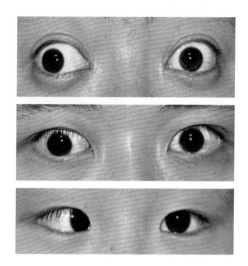

图 16-3　角膜映光法（Hirschberg 法）实例
上图为右眼外斜15°，中图为右眼内斜35°~40°，
下图为右眼下斜 10°~15°。

（2）遮盖法：遮盖法可以中断双眼融合功能，发现隐斜。包括遮盖-去遮盖法、交替遮盖法。遮盖-去遮盖法可以确定斜视患者使用哪一只眼注视，哪一只眼发生偏斜。交替遮盖法可以更充分地打破融合功能。

（3）三棱镜中和法：三棱镜可以使物像向顶端发生移位，从而改变视标相对眼球的注视方向而中和斜视。将三棱镜放置在斜视眼前，顶端与眼球偏斜的方向一致。通过交替遮盖法至眼球不动，此时的三棱镜度即为眼球偏斜的角度（图16-4）。对于单眼无法注视者或配合差的患者，可以通过角膜映光法（Krimsky 法），逐渐调整三棱镜度数至双眼的角膜映光均位于角膜中央，三棱镜度数即为斜视偏斜度（图16-5）。三棱镜中和法是斜视角定量检查的国际通用方法。

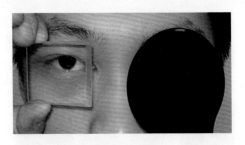

图 16-4　三棱镜 + 交替遮盖法

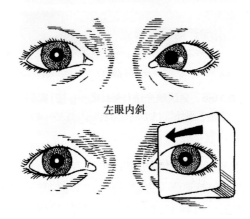

左眼内斜

图 16-5　三棱镜 + 角膜映光（Krimsky 法）

（4）同视机法：双眼分别通过两个望远镜筒注视不同视角的画片，镜筒视轴的方向可在三个轴向上任意定量调整（图 16-6）。检查者通过不断调整双眼镜筒的方位，使被检眼的角反光点均位于角膜中央处或是交替熄灭两个镜筒的灯光时双眼不再移动（客观斜视角），或是被检查者自行调整两个镜筒的位置，将双眼看到的视图片重叠（主观斜视角），时刻度盘上可以直接读出眼球在三个轴向上的偏斜视度数。同视机可以分别测量眼球九个注视方位的斜视度。

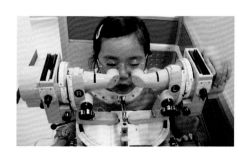

图 16-6 同视机检查法

4. 眼球运动功能检查

（1）诊断眼位：指眼球注视不同方向目标时的眼球位置。共有 9 个注视眼位，包括：第一眼位，眼球注视正前方；第二眼位，眼球水平方向左右注视和垂直方向上下注视；第三眼位：眼球向鼻上、鼻下、颞上、颞下注视（图 16-7）。

（2）单眼运动检查：检查时遮盖一眼，被检查眼注视视标，观察在 9 个诊断眼位上的运动情况。当发现眼球在某方位运动的减弱，提示向该方向运动

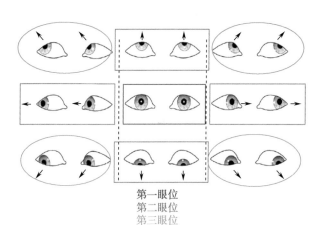

第一眼位
第二眼位
第三眼位

图 16-7 诊断眼位

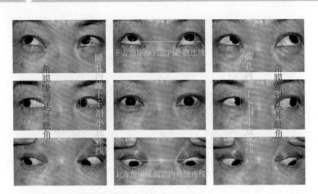

图 16-8　正常的眼球运动幅度

的肌肉力量不足，或存在限制因素（图 16-8）。

（3）双眼运动检查：包括：①双眼同向运动：根据配偶肌定律，可以发现双眼配偶肌功能的相对功能不足和亢进；②双眼异向运动：包括集合和发散运动，临床上多用于检查集合功能。

（4）牵拉试验：可鉴别眼球运动障碍原因是肌肉的机械限制还是神经 - 肌肉功能的麻痹。被动牵拉试验时，检查者通过镊子或缝线转动眼球，判断眼球转动有无阻力；主动牵拉试验时，嘱被检查者转动眼球，检查者通过镊子或缝线感受眼外肌转动眼球的力量大小。

（5）Parks 三步法：用于鉴别在垂直斜视中原发麻痹肌为一眼上斜肌还是另一眼上直肌。第一步，先确定是右眼还是左眼上斜。如果右眼上斜视，则提示右眼的下转肌（上斜肌或下直肌）麻痹，或左眼上转肌（上直肌或下斜肌）麻痹。第二步，分析是向右侧注视时垂直偏斜大，还是向左侧注视时垂直偏斜大。如果是向左侧注视时垂直偏斜大，则提示麻痹肌可能为右眼上斜肌或左眼上直肌。第三步，做歪头试验，令头歪向高位眼侧（右侧），垂直偏斜增大,则歪头试验阳性,麻痹肌为右眼上斜肌。如果歪头试验为阴性,则原发麻痹肌为左眼上直肌(图 16-9)。

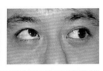
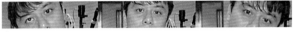

图 16-9　Parks 三步法:示右眼上斜肌麻痹

(6) 红玻璃试验:用于鉴别眼外肌不全麻痹的复视原因。检查时,右眼前放置红玻璃片,嘱被检者分别注视 1m 远处 9 个诊断眼位方向上的白色点光源。通过被检者确定:复像是垂直还是水平分开的,哪个诊断眼位的复像分开距离最大,周边像在哪只眼,即可根据配偶肌定律来确定麻痹的眼外肌。

5. 双眼视功能检查　同时视、融合和立体视觉构成双眼三级视功能,通过使用 Worth 四点灯、Bagolinic 线状镜检查同时视功能,同视机或三棱镜中和试验检查融合功能,立体视觉本检查立体视觉功能。同视机可同时检查三级视功能。

四、斜视诊疗的基本原则

1. 斜视的诊断和治疗,首先应先矫正有意义的屈光不正。部分斜视可通过屈光矫正后达到正视而避免手术,戴镜 3~6 个月后斜视部分改善或是无改善的患者,才考虑手术治疗。

2. 合并弱视的斜视,原则上应先进行弱视治疗。

3. 斜视应早诊断、早处理。斜视治疗的目的主要包括:恢复正常外观,消除代偿头位,恢复双眼单视功能,改善生活质量和消除不良心理影响。

4. 麻痹性斜视与限制性斜视应积极寻找和治疗原发病,在无法完全恢复眼球运动功能时,尽可能建立或扩大功能眼位(正前方和下方)上双眼单视的范围。

5. 垂直性斜视与水平斜视同时存在时,应先矫正垂直性斜视。

6. 斜视合并可逆的视力损害时,应先进行视力恢复的治疗,再进行斜视手术。

第二节　共同性斜视

一、共同性内斜视

【概述】

共同性内斜视分为非调节性内斜视、调节性内斜视和部分调节性内斜视。

(一) 非调节性内斜视

1. 先天性(婴幼儿型)内斜视

【临床表现】

出生后 6 个月内发生,斜视度数较大,斜视度一般大于 $40^\triangle$,视远和视近时斜视度相等,有假性外展受限,用娃娃头试验可以排除。常合并有下斜肌亢进、DVD 和眼球震颤等。屈光状态和年龄基本符合,常为轻度远视。交替性斜视者无弱视,单眼性斜视常合并弱视(图 16-10)。

【治疗】

对诊断明确者,目前提倡早期手术治疗(2 岁

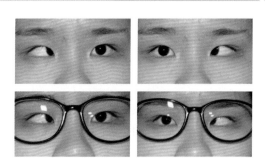

图 16-10　婴幼儿型内斜视
戴足度眼镜后无明显改善

内),甚至部分研究者认为 4~6 个月婴幼儿手术治疗更有助于其恢复双眼视功能,尤其是立体视觉。

2. 后天性非调节性内斜视

【临床表现】

多 2 岁后出现,很少或没有调节因素参与。斜视度数通常比婴幼儿性内斜视小,但可随时间延长而增加,其他的临床表现与婴幼儿内斜视相同。

【治疗】

如有单眼弱视需先行治疗,待双眼视力平衡或可交替注视后,才手术矫正斜视。

(二)调节性内斜视

【概述】

调节性内斜视有两种作用机制单独或共同参与:中、高度远视因需要较多的调节以得到清晰物像而导致内斜,高调节集合 / 调节值(AC/A)指一定量的调节引起了更多的集合而形成内斜。

1. 屈光性调节性内斜视

【临床表现】

诊断发病平均年龄为 2.5 岁。有中度或高度远视性屈光不正,斜视度常在 $20^{\triangle}$ ~ $30^{\triangle}$,视远和视近相等。戴全矫正远视眼镜或散瞳后可以矫正眼位(图 16-11)。AC/A 正常。

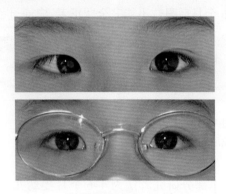

图 16-11　调节性内斜视

上图见裸眼时右眼内斜视,下图见戴镜后双眼正位

【治疗】

此类斜视能用手术矫正,应配戴矫正眼镜,有弱视者治疗弱视。一般至少每年重新验光 1 次,根据屈光变化决定是否调换眼镜。

2. 高 AC/A 型调节性内斜视

【临床表现】

看近时的内斜度大于看远的内斜度($\geq 15^{\triangle}$),屈光状态接近于正常同龄人,为轻度远视,AC/A 高。

【治疗】

光学矫正法:戴双光镜进行全屈光矫正,下方附加 +2.50~+3.00D 球镜。手术疗法尚有一定争议,一般行双眼内直肌减弱手术。

(三)部分调节性内斜视

【临床表现】

部分调节性内斜视充分矫正远视后,内斜视明显减轻($\geq 15^{\triangle}$),但仍有残余内斜视($\geq 15^{\triangle}$)。

【治疗】

以全屈光矫正处方配镜,有弱视者治疗弱视。戴镜 6 个月后眼位不能完全矫正者,应通过手术矫正斜视非调节部分,调节性斜视部分继续戴镜矫正。

二、共同性外斜视

【概述】

外斜视有间歇性外斜视、恒定性外斜视和动眼神经麻痹引起的外斜视。

（一）间歇性外斜视

【临床表现】

间歇性外斜视发病较早,早期有正常的双眼视功能,眼位可被融合功能控制正位,在疲劳及融合遭到破坏时斜视易于暴露,常表现为视远、向上注视时易出现显性斜视,视近或向下注视时眼位正位或大角度隐斜,特征性改变为强光下常喜闭一眼。间歇性外斜视一般有逐渐加重趋势,表现为眼位控制能力越来越差,双眼视功能逐渐破坏。其发病原因与屈光不正无特殊联系(图 16-12)。

【治疗】

间歇性外斜视以手术治疗为主,手术时机应选择在眼位控制力下降、双眼视功能出现损害时进行。矫正有意义的屈光不正对眼位控制有帮助。

（二）恒定性外斜视

【临床表现】

恒定性外斜视多于生后 6 个月以后发病,表现为大角度的外斜视,斜视度变化不大。其立体视觉和双眼注视功能较差(图 16-13)。

【治疗】

恒定性外斜视以手术治疗为主。

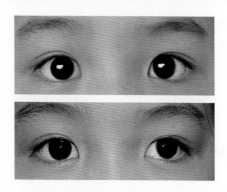

图 16-12　间歇性外斜视
上图见第一眼位正,下图见遮盖后左眼外斜视

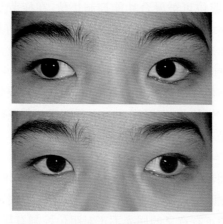

图 16-13　恒定性外斜视

（三）知觉性外斜视

【临床表现】

有明确的单眼视力丧失或视力低下原因,表现为逐渐出现的低视力眼外斜视,斜视度变化不大（图 16-14）。

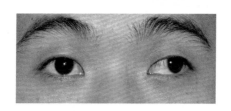

图 16-14 左眼知觉性外斜视
左眼自幼葡萄膜炎,瞳孔闭锁视力丧失,
逐渐出现外斜视

【治疗】

以手术治疗为主,手术尽量在视力差的眼上实施。

第三节 非共同性斜视

【概述】

非共同性斜视也称麻痹性斜视。发生原因很多,水平方向的可以由展神经或动眼神经麻痹引起。垂直斜视几乎都是非共同性斜视,其检查、诊断、处理都比水平斜视复杂。上斜肌麻痹最为常见,分为先天性和后天性。先天性可以是解剖异常(眼外肌的附着点异常、肌肉缺如等)或神经肌肉麻痹;后天性则因闭合性颅脑外伤、眶壁骨折和眶肿瘤、脑干病变以及全身性病变等所致。

(一) 先天性上斜肌麻痹

【临床表现】

代偿头位是单眼上斜肌麻痹的主要体征和就诊原因,患者头向对侧倾斜,面部发育常不对称。患眼内下转不足,常合并其直接拮抗肌下斜肌功能亢进,故患眼高位眼,歪头试验阳性。如果双眼发病则呈交替性上斜视,可能存在 V 型斜视(图 16-15)。

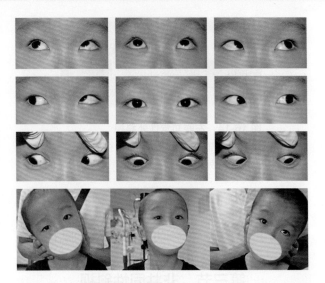

图 16-15 先天性左眼上斜肌麻痹

上图为 9 个诊断眼位照相,第一眼位正位,右眼内上转亢进,内下转功能不足;下图为歪头试验,正常双眼视物时,头轻歪向右肩;向右肩歪头,双眼正位无垂直斜视;向左肩歪头,左眼出现上斜

【治疗】

手术治疗为主。客观检查结果可靠者应尽早手术,早期手术不仅能及时恢复双眼视觉功能,而且可以减少面部和骨骼的发育畸形。

（二）后天性上斜肌麻痹

【临床表现】

患者突然出现复视,特别是在下楼梯时感觉明显。眼球运动的检查,特别是双眼运动的检查可见受累眼向鼻下运动有不同程度限制,有代偿头位。

【治疗】

后天性上斜肌不全麻痹应以病因检查和治疗为主,经多次详细检查未查出确切病因者,先行对症治疗。对病因清楚，病情稳定6个月后仍有斜视者，行手术治疗。手术以矫正正前方及前下方眼位并恢复双眼视功能为主要目的。棱镜片矫正对小度数垂直斜视（一般小于10△）者有较好矫正效果，但对旋转斜视者无帮助。

（三）展神经麻痹

【临床表现】

非共同性内斜视主要由展神经麻痹引起。

展神经麻痹多数为后天性，颅脑外伤是常见原因，也常见于患全身性疾病如高血压、糖尿病的成年患者，颅内肿瘤或感染性疾病也可表现为展神经麻痹。主要表现为内斜视，视远大于视近，向受累侧注视时更大，外转明显受限，严重时外转不能超过中线；水平性复视，有代偿头位，面转向受累肌方向（图16-16）。

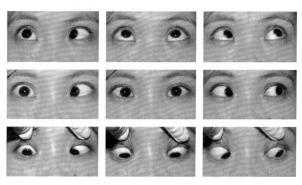

图16-16　右眼展神经完全麻痹

【治疗】

尽力检查病灶，以确定病因，但临床中常找不到确切病因。针对神经麻痹可使用神经营养药物。复视明显患者早期可遮盖麻痹眼或棱镜片治疗，肉毒杆菌毒素A内直肌注射可以缓解肌肉挛缩，消除复视。对病因清楚、病情稳定 6 个月以上仍有斜视者，可手术矫正内斜视。

（四）动眼神经麻痹

【病因】

儿童动眼神经麻痹的原因包括先天性（占40%~50%）、外伤或炎症。成人动眼神经麻痹多由于颅内动脉瘤、糖尿病、神经炎、外伤及感染等所致。

【临床表现】

先天性或者后天性的动眼神经麻痹患者常存在大角度的外斜视，同时伴麻痹眼的垂直性斜视。受累眼上睑下垂，内转明显受限，内上、外上、外下运动均有不同程度的限制。眼内肌受累时瞳孔扩大，对光反应消失或迟钝（图 16-17）。

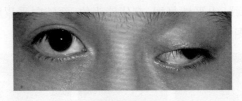

图 16-17　左眼动眼神经麻痹

【治疗】

后天性动眼神经麻痹患者首先要检查病灶，以确定病因，不要漏掉重要疾病的诊断。针对神经麻痹可使用神经营养药物，因有自愈的可能，先观察6~12 个月，仍有眼位偏斜者可考虑手术治疗。因为多条眼外肌包括提上睑肌受累，手术的目的只能在第一眼位矫正斜视，而不能恢复眼球运动功能。为矫正大度数外斜视，常需要外直肌超常量后徙联合内直肌大量缩短术。由于动眼神经累及多条眼外肌，故手术效果差。若上转严重受限，则上睑下垂矫正手术应慎重。

第四节　特殊类型的斜视

有些斜视病因不详且临床分类困难,临床表现也比较复杂,这类斜视统称为特殊类型斜视。

一、A-V型斜视

【概述】

水平斜视在垂直方向上可有非共同性,A-V型斜视为水平斜视的一种亚型,在向上注视和向下注视时斜视度数不同,很像字母A或V,故称A型斜视或V型斜视。两个字母的开口方向表示两眼分开强或集合弱,字母的尖端方向表示集合强或分开弱。

【临床表现】

嘱患者向上25°和向下25°分别注视,测量其视远时的斜视角。V型斜视,上下分别注视时的斜视角相差$\geqslant 15^{\triangle}$;A型斜视,上下分别注视时的斜视角相差$\geqslant 10^{\triangle}$。A型斜视常伴有上斜肌功能亢进,V型斜视常伴有下斜肌功能亢进(图16-18)。

【治疗】

V型斜视有下斜肌功能亢进者,先行下斜肌减弱术,再矫正水平斜视;V型斜视无下斜肌功能亢进者,在矫正水平斜视时行水平直肌移位术。A型斜视有明显的上斜肌功能亢进者,一般要行上斜肌减弱术后再行水平斜视矫正术。A型斜视上斜肌功能亢进较轻或无明显上斜肌功能亢进者行水平肌移位术。

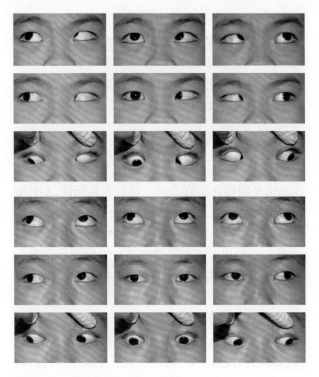

图 16-18　V 型斜视

上图为内斜视 V 征,下图为外斜视 V 征

二、垂直分离性斜视

【概述】

垂直分离性斜视发病机制不明,其主要特点为眼交替上斜视,眼球运动不遵循眼球运动法则,两眼运动呈分离状态。

【临床表现】

交替遮盖时被盖眼上漂且合并外旋转,去遮盖后眼球缓慢回到注视时的静止眼位,在半透明板下看远时更容易暴露,有时是自发的。经常合并先天性内斜视,眼球震颤和弱视。垂直分离性斜视常为双眼发病,且更多情况表现为双侧非对称性(图 16-19)。

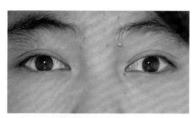

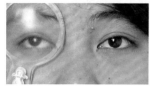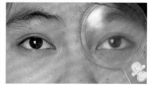

图 16-19　外斜视伴双眼分离性垂直斜视

【治疗】

平时无明显交替上斜视,只在检查时才暴露者可保守治疗。如患者合并屈光不正,在配戴眼镜时可以用光学手段转换注视眼,避免暴露上漂现象。严重影响外观者可以行上直肌后徙联合后固定缝线术。

第五节　眼球震颤

一、分类

眼球震颤是一种非自主性、有节律的眼球往复运动。

1. 根据眼球震颤节律分类　根据眼球震颤的节律分类为冲动型眼球震颤和钟摆型眼球震颤。

2. 根据眼球震颤病因分类　根据眼球震颤发

生的病因分为先天性眼球震颤和后天性眼球震颤。下面主要对先天性眼球震颤进行介绍。

二、先天性眼球震颤

【概述】

1. 先天性运动性眼球震颤　先天性运动性眼球震颤主要是传出机制缺陷，可能累及神经中枢或同向运动控制径路，而眼部无异常改变，确切病因不清。通常为双眼水平性同向眼球震颤，可以表现为钟摆型、旋转型，也可以多种类型同时存在于一个患者。先天性运动性眼球震颤可存在静止眼位（中间带），患者采取代偿头位以在该位置获得最佳视力，增加中心凹注视的时间。初期常合并点头现象，随年龄增长逐渐好转。

2. 感觉缺陷性眼球震颤　感觉缺陷性眼球震颤多继发于视觉传入径路缺陷，由于黄斑部物像模糊引起反馈紊乱，造成固视反射发育障碍，形成眼球震颤。此类眼球震颤为钟摆型，侧方注视时震颤变为冲动型。

3. 隐性眼球震颤　隐性眼球震颤的病因不明，为一种水平性冲动型眼球震颤，双眼睁开时无眼球震颤，遮盖一眼时出现双眼眼球震颤，快相指向未遮盖眼。

三、眼球震颤的治疗

眼球震颤不仅发病机制不明，而且迄今没有直接有效的治疗方法，目前只有一些改善临床症状的治疗方法。

1. 屈光矫正　麻痹睫状肌验光后，如果存在明显的屈光不正，应配镜矫正。

2. 棱镜 利用先天性运动性眼球震颤在静止眼位或使用集合时可以减轻或抑制眼球震颤的特点,配戴棱镜片,以消除代偿头位,增进视力。

3. 手术治疗 对先天性眼球震颤有静止眼位和代偿头位者,手术可改善或消除代偿头位、增进视力,使静止眼位由侧方移向中央,但不能根治眼球震颤。临床上常采用的术式为:

(1) Anderson 术式:双眼与静止眼位方向一致的一对配偶肌减弱术。

(2) Kestenbaum 术式或 Parks 术式:双眼与静止眼位方向一致的一对配偶肌减弱术加同眼拮抗肌缩短术。

第六节 弱视

【概述】

弱视是一种发育性眼病,是指在视觉发育期,由于单眼斜视、未矫正的屈光参差、高度屈光不正或形觉剥夺引起的单眼或双眼最佳矫正视力低于相应年龄应有视力为弱视;或双眼视力相差 2 行及以上,视力较低眼为弱视。3~5 岁儿童视力的正常值下限为 0.5,5~6 岁及以上儿童视力的正常值下限为 0.7。

一、弱视的分类

1. 斜视性弱视 单眼斜视形成的弱视。

2. 屈光参差性弱视 双眼远视性球镜屈光度数相差 1.50Ds,或柱镜屈光度数相差 1.00Dc,屈光度数较高眼形成弱视。

3. 屈光不正性弱视 主要为双眼高度远视或

散光,且双眼最佳矫正视力相等或接近。当远视性屈光度数≥5.00Ds、散光度数≥2.00Dc,可增加弱视发生的可能性。一般屈光不正矫正 3~6 个月后确诊。

4. 形觉剥夺性弱视　由于先天性白内障、角膜斑翳、屈光间质混浊、上睑下垂等原因,遮挡视路而造成弱视。

二、弱视的治疗

弱视治疗策略包括 3 个方面:

1. 矫正在视觉上有意义的屈光不正。

2. 遮盖对侧眼以促进弱视眼的使用。

3. 消除形觉剥夺的原因。

三、弱视的筛查

弱视的人群患病率为 2%~4%,由于弱视多发生于单眼,且无不适症状,因此早期筛查对于弱视的防治具有重要意义。弱视筛查的途径主要包括为两个方面:一是视力评估,二是危险因素的筛查。

1. 视力评估

(1)视力的定性筛查:主要针对 3~4 岁以下,无法配合完成视力检查的儿童。需要专业的眼科医生或初级眼保健人员完成。检查的目标是发现双眼间视力是否存在明确的差别。方法包括:遮盖法;主导眼法;拣豆法;光照反应;瞬目反射;红球试验。

(2)视力的定量检查:主要针对 4 岁以上儿童进行,国内普遍使用的国际标准视力表检查。

2. 危险因素的筛查

（1）眼外观检查：观察眼睑有无下垂、缺损、肿物，是否遮盖瞳孔，两眼大小是否对称；结膜囊有无分泌物；角膜是否透明；晶状体是否透明，瞳孔是否居中、形圆、两眼是否对称。

（2）眼位检查：采用角膜映光加遮盖试验，确定是否为交替性斜视。

（3）眼球运动检查：于儿童正前方，分别向上、下、左、右慢速移动视标。正常儿童两眼注视视标时，能够同时同方向平稳移动。

（4）屈光度筛查：由于半数以上的弱视由屈光异常所致，所以快速、简捷的手持式自动验光仪，可以快速测量双眼的屈光状态，结果可与"美国儿童眼科与斜视协会视力筛查委员会的指南"建议的筛查危险界值相比较，屈光度超过界值者，建议转诊进行弱视筛查（表16-2）。

表 16-2　美国儿童眼科与斜视协会视力筛查委员会学龄前儿童弱视筛查指南 (2013)

基于自动验光仪的弱视危险因素				
年龄	散光	远视	屈光参差	近视
1~2.5 岁	>2.0D	>4.5D	>2.5D	>-3.5D
2.5~4 岁	>2.0D	>4.0D	>2.0D	>-3.0
大于 4 岁	>1.5D	>3.5D	>1.5D	>-1.5D
弱视的非屈光危险因素				
所有年龄	第一眼位大于 8$^{\triangle}$ 显性斜视 大于 1mm 的屈光间质混浊			

（王忠浩）

参 考 文 献

1. 麦光涣,颜建华,管怀进.斜视治疗学.北京:人民军医出版社,1999.

2. 瞿佳.眼科学.北京:高等教育出版社,2009.

3. 中华医学会眼科学分会斜视与小儿眼科学组.我国斜视分类专家共识(2015).中华眼科杂志,2015,51(6):408-410.

4. 中华医学会眼科学分会斜视与小儿眼科学组.弱视诊断专家共识.中华眼科杂志,2011,47(8):768.

5. AAPOS Vision ScreeningCommittee.Guidelines for automated preschool vision screening:A 10-year,evidence-based update.J AAPOS,2013,17:4-8.

6. American academy of ophthalmology pediatricophthalmology/strabismus panel.Preferred practice pattern guideline. Amblyopia. San Francisco,CA:American academy of ophthalmology,2012.

7. American academy of ophthalmology pediatricophthalmology/strabismus panel.Preferred practice pattern guideline. Esotropia and extropia. San Francisco,CA:American academy of ophthalmology,2012.

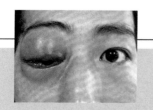

第十七章
眼眶病

第一节　眼眶蜂窝织炎

【概述】

眶内软组织的急性炎症,早期表现为眼眶蜂窝织炎,进一步发展后,眼眶炎症局限,形成眼眶脓肿。眼眶蜂窝织炎属于眼眶特异性炎症的范畴,为感染性疾病,发病急剧,严重者波及海绵窦而危及生命。

【常见病因及危险因素】

由微生物感染引起,致病菌可为链球菌、葡萄球菌、厌氧菌或梭状芽胞菌等。感染可经 3 种途径进入眼眶:①邻近组织感染直接扩散,常见为筛窦炎症,其次为上颌窦和额窦炎症,急性泪腺炎和泪囊炎也可引起相应区域的局部眶蜂窝织炎;②血源性感染,如败血症以及流行性感冒等;③手术、外伤或异物存留于眼眶内,如眼睑或眶部手术、植物异

物、视网膜脱离手术所用的硅胶或环扎带,导致病
原微生物进入。另见于眼睑皮肤疖疮、龋齿、动物
或蚊虫叮咬眼睑皮肤。

【临床表现】

1. 症状　常有各种诱因,多见于儿童或上呼
吸道感染后。发病急,有红、肿、热、痛等典型炎症
表现。

2. 体征　眼球突出、移位;眼睑肿胀、发热和
红斑,上睑下垂,睑裂变小;肿胀严重者,睑裂闭合
不全,结膜充血水肿(图 17-1)。少数患者有暴露性
角膜炎、角膜溃疡;眼外肌受累,眼球运动障碍;眼
底受压迫导致视盘水肿,视力减退。部分患者可有
耳前淋巴结肿大。患者可有发热、不适等全身中毒
症状,皮肤一旦破损,可能出现脓性分泌物。

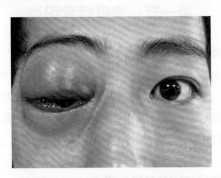

图 17-1　眼眶蜂窝织炎眼外观照相

3. 检查

(1) 实验室检查:外周血白细胞计数增高,分泌
物培养细菌阳性,严重者血培养细菌阳性。

(2) 超声检查:眼眶内回声不规则,早期 B 超
常显示脂肪垫扩大,常见合并有筋膜囊水肿及邻近
眼外肌增厚,有脓腔者可见低回声区。

（3）CT检查：显示眼眶内软组织弥漫性高密度影，眼球突出，可合并眼环增厚、眼外肌增粗或视神经增粗，有脓腔形成可见有低密度囊性病变，囊腔多不规则，有时可见相邻鼻窦混浊（图17-2）。

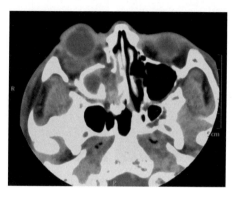

图 17-2　右眼眶蜂窝织炎 CT 改变

（4）MRI检查：炎性肿块：T_1加权像为中低信号，可弥漫性增强，T_2加权像为中高信号。脓液信号：多数 T_1 加权像为中低信号，脓肿包膜增强，内容不增强，T_2 加权像为中或中低信号（图17-3）。

【诊断及鉴别诊断】

眼痛，眼睑结膜红肿，眼球突出、运动受限等，再结合病史，发热、白细胞升高等，诊断并不困难。影像学检查亦有助于诊断。若血液和切除组织检测出细菌，诊断更为明确。需与以下疾病相鉴别：

1. 眼眶非特异性炎症　非特异性炎症也可有红肿热痛的表现，临床多表现为眼眶内炎性肿块，较少形成脓腔，激素治疗效果敏感，组织病理检查可明确诊断。

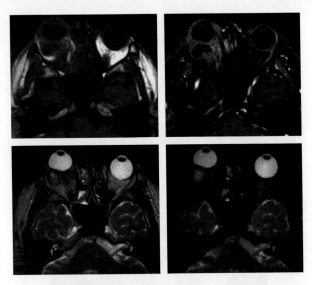

图 17-3　右眼眶蜂窝织炎 MRI 改变

2. 眼眶寄生虫囊肿　寄生虫囊肿破裂可造成典型眶蜂窝织炎的表现,如有身体其他部位寄生虫感染,可提供间接诊断依据,激素治疗可有效控制症状,防止脓肿形成,典型影像学资料有助于鉴别。

3. 眼眶异物　有外伤史,有皮肤破溃,CT 及MRI 可证实有眶内异物存在。

4. 眼眶恶性肿瘤　部分眼眶恶性肿瘤进展较快,伴有眼睑红肿,临床症状类似眶蜂窝织炎,行眼眶 CT 及 MRI 检查可见有眶内实体占位,边界清楚,增强明显,伴或不伴有邻近骨破坏。

【治疗】

1. 抗感染治疗　明确诊断后,应早期给予静脉大量广谱抗生素,根据培养结果,再酌情调整用药;病情好转后,可改为口服抗生素维持。眼局部用抗生素滴眼液和眼膏。

2. 降低眶压 眼眶压高的情况,应用脱水剂降低眶内压,保护视神经。

3. 脓肿引流 如有眶腔内脓肿形成,可在超声引导下抽吸脓液,或经皮肤或结膜切开引流,脓液送细菌培养,广谱抗生素冲洗脓腔,根据结果指导使用抗生素,伤口放置引流条,观察伤口愈合及脓液渗出情况,7天后酌情拔除引流条。

4. 异物取出 眶异物引起的炎症应尽早取出。

5. 联合处理 合并有鼻窦炎,可请耳鼻喉科协助处理,必要时作病变侧鼻窦引流术。对于并发海绵窦炎症的病例,应在内科及神经科医生的指导下积极抢救。

第二节 甲状腺相关性眼病

【概述】

甲状腺相关眼病(thyroid associated ophthalmopathy,TAO)是成人常见的眼眶病之一,发病率居成年人眼眶病首位,约20%,为伴有甲状腺内分泌轴功能异常的眼眶病变,而且由于病程或全身免疫、内分泌状态的不同,可表现为眼部体征与甲状腺功能异常同时出现或提前、或滞后;单眼或双眼同时发病。临床上甲状腺功能可亢进、正常或低下。

【常见病因及危险因素】

本病发病机制尚未完全揭示清楚,目前认为是一种和甲状腺功能状态密切相关的器官特异性自身免疫性疾病,其病理过程主要是眼外肌和脂肪结缔组织的炎性反应,其发展主要依赖于眼眶成纤维细胞和 B 细胞、T 细胞的相互作用。此外,吸烟也与 TAO 具有一定的联系。

【临床表现】

1. 症状 畏光、流泪、异物感、眼肿、眼痛、眼睑闭合不全、复视和视力下降等。

2. 体征 如图 17-4 所示:①眼睑充血、水肿,眼睑退缩、迟落,睑裂闭合不全;②球结膜充血、水肿;③眼球突出,严重者可致暴露性角膜炎;④一条或多条眼外肌肥大,出现眼球运动障碍、复视;⑤压迫性视神经病变,视盘水肿,出现视野缺损、色觉障碍、视觉电生理异常等,严重者视力下降或丧失;⑥眶压升高;⑦眼压增高;⑧长期眶内静脉回流障碍可继发开角型青光眼。

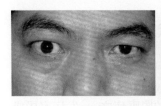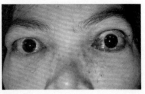

图 17-4　甲状腺相关眼病外观照

伴有甲状腺功能亢进症者的全身表现:心率加快、甲状腺肿大、体重减轻、消瘦、震颤、无力等。

"NOSPECS"分级法表明了 TAO 的损伤范围和程度(表 17-1),而临床活动性评分(CAS)反映了疾病的活动性程度(表 17-2),一般来讲,CAS≥4 即提示 TAO 处于活动期,为制订治疗方案提供依据。

表 17-1　甲状腺相关眼病的 NOSPECS 分级

分级	眼部症状和体征
0(N)	没有症状和体征
1(O)	只有体征(上睑退缩或合并眼睑迟落、凝视征)
2(S)	软组织受累(眼睑充血肿胀、球结膜充血水肿、泪阜水肿、眼眶软组织肿胀、眼部疼痛等)
3(P)	眼球突出(超过正常上限 3mm 或以上)
4(E)	眼外肌受累(复视、眼球运动受限)
5(C)	角膜受累(角膜炎、暴露性角膜溃疡或穿孔)
6(S)	视力下降(视野缺失、视神经萎缩或视力丧失)

表 17-2　甲状腺相关眼病临床活动性
评分标准(CAS 评分 *)

症状	评分	临床表现
疼痛	1	最近 4 周眼球或球后疼痛或压迫感
	1	最近 4 周眼球运动时疼痛
充血	1	眼睑充血
	1	结膜弥漫性充血(至少 1 个象限)
水肿	1	眼睑肿胀
	1	球结膜水肿
	1	泪阜水肿
功能障碍	1	最近 1~3 个月内眼突出度增加 2mm 以上
	1	最近 1~3 个月内眼球各方向运动度减少 5° 以上
	1	最近 1~3 个月内矫正视力下降 1 行以上

* 评分办法:CAS 评分为各项临床表现评分之和

3. 检查

(1) 实验室检查:检查内容包括甲状腺吸碘率、血清甲状腺激素(TT_3、TT_4、FT_3、FT_4)水平、甲状腺抗体(TPOAb、TgAb 和 TRAb)、血清促甲状腺激素

(TSH)水平、T_3抑制试验及促甲状腺激素释放激素(TRH)兴奋试验等,了解有无甲状腺功能异常,对诊断有较大的参考价值。

(2)超声检查:显示眼外肌增粗的形态,呈梭形的中低回声。

(3)CT检查:显示各条眼外肌增粗;轴位可显示内、外直肌增粗,筛骨纸板因受压而向筛窦弧形凹陷,呈"细腰瓶"征(图17-5)。

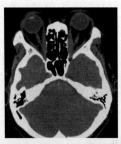

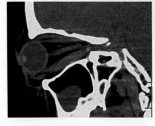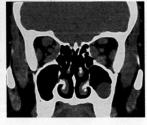

图17-5 甲状腺相关眼病CT检查:双眼各条眼外肌均呈不同程度增粗

(4)MRI检查:显示各条眼外肌增粗形态;眼外肌处于炎性水肿期,T_2加权像呈高信号;而眼外肌严重纤维化,在T_1加权像呈中或低信号,T_2加权像呈中或低信号(图17-6)。

【诊断】

目前,普遍多采用Bartly诊断标准。

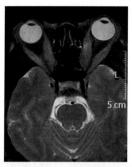

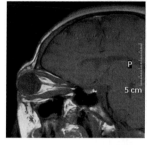
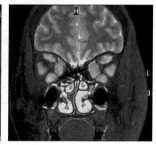

图 17-6　甲状腺相关眼病 MRI 检查:各条眼外肌呈梭形增粗,T_1加权像呈中低信号(左图),T_2加权像呈高信号(上图及右图)

有眼睑退缩,只要合并下列客观检查证据之一即可确诊:①甲状腺功能异常或调节异常;②眼球突出,其突出度≥20mm;③视神经功能障碍,包括视力、瞳孔反射、视野或色觉的异常,无其他原因可解释;④眼外肌受累,限制性眼肌病变或影像检查显示眼外肌肥大。并排除其他原因类似疾病。

无眼睑退缩,则必须有甲状腺功能异常或调节异常,合并下列临床体征之一:①眼球突出;②视功能障碍;③眼外肌受累。并排除其他原因引起类似的眼部体征。

【鉴别诊断】

鉴别诊断主要从 TAO 的眼睑退缩、眼球突出和眼外肌肥大三大特征进行鉴别。

1. 肌炎型炎性假瘤　急性起病,疼痛明显,眼睑、结膜充血水肿严重,可伴上睑下垂、眼球运动受限,但多无眼睑退缩及迟落;影像学检查可显示眼外肌不规则肿大,肌腹、肌腱同时受累,眼环增厚等;激素治疗多短期明显有效;必要时组织活检有助于诊断。

2. 眼外肌内其他病变　眼外肌的囊虫病或肌内血管瘤等均可使肌肉肥大和眼球突出,但无眼睑退缩及迟落;影像学检查多为单条肌肉病变;组织活检能明确诊断。

3. 上睑下垂　单眼的先天性、外伤性或继发性上睑下垂者向前或上方注视时,过多的神经兴奋传递到对侧健眼,致使其上睑退缩、睑裂过大,但多无上睑迟落,可与 TAO 鉴别。

4. 眼眶内肿瘤,如恶性淋巴瘤、转移癌、白血病、横纹肌肉瘤等眼球突出,可压迫或直接侵犯使眼外肌肥大;但影像学检查多显示眶内占位性病变特征;而 TAO 多累及双眼,具有典型的眼睑征并多数伴甲状腺功能异常;组织学检查能明确诊断。

5. 颈动脉海绵窦瘘　结膜血管螺旋状淤血扩张,眼外肌肥大,眶部与耳际可听到与脉搏一致性吹风样杂音;但无眼睑退缩和迟落,影像学检查显示眼上静脉扩张和反向的动脉化血流,这可与 TAO 鉴别。

【治疗】

1. **一般治疗**　应根据全身情况综合考虑,积极调整甲状腺激素水平;戒烟;避免情绪激动;防止用眼疲劳。

2. 眼部治疗 包括药物治疗、放射治疗和手术治疗。

病变处于急性进展期或 CAS≥4 者,应使用糖皮质激素,对于有禁忌证的患者可应用免疫抑制剂。角膜病变者应及时使用滴眼液,夜间涂眼膏,眼睑闭合不全、严重的角膜溃疡者应使用湿房保护角膜,必要时做睑缘缝合。

药物治疗无效或有禁忌证的患者,可采用放射治疗,为避免晶状体损伤,一般采用双颞侧投照,总量为 20~30Gy,每日照射剂量 2Gy。

手术治疗适合病情稳定的眼睑、眼外肌病变;高眶压经药物治疗无效,而出现视神经病变、严重眼球突出或继发性暴露性角膜炎以及有美容要求的患者。包括:眼睑 Müller 肌切除术、上睑提肌延长术、斜视矫正术、眼眶减压术、眶脂肪切除术等。手术顺序的基本原则是:眼眶减压术、眼外肌矫正手术、眼睑手术。

第三节　眼眶炎性假瘤

【概述】

特发性眼眶炎性假瘤(idiopathic orbital inflammatory pseudotumor,IOIP)又称为眼眶炎性假瘤,是指眼眶内非特异性、发病机制不清的占位性炎症病变,临床表现类似肿瘤,但实质上是炎症。IOIP 发病率仅次于甲状腺相关眼病,是引起眼球突出的常见疾病。

【常见病因及危险因素】

发病机制不明,其基本病理组织学改变为多形性炎性细胞浸润、纤维组织增生和变性等,可能与自身免疫和细胞介导免疫有关。部分患者可见有IgE增高或抗核抗体、抗平滑肌抗体阳性。

【临床表现】

本病常发生于中年人,但也可发生于儿童,男女发病率相等,无种族差异,常为单眼,也可为双眼。按组织学分型分为淋巴细胞浸润型、纤维组织增生型和混合型。按病变主要侵犯的部位,分为五型:

1. 泪腺型炎性假瘤 炎症只累及泪腺,也可与眶内其他组织炎症同时存在。单或双侧泪腺肿大,上眼睑外侧肿胀、充血、疼痛,可有轻度眼球突出和眼球移位;泪腺区可扪及肿块,有压痛。

B超显示泪腺区扁圆或椭圆占位,内回声少,声衰不明显。CT显示单或双侧泪腺扁平或梭形肿大,部分边界不规整,甚至包绕眼球,可突出眶缘,一般无骨质破坏或增生。MRI多见T_1及T_2加权像均呈中信号,肿块弥漫性增强,周围软组织也可增强(图17-7)。

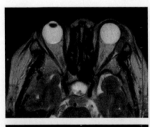
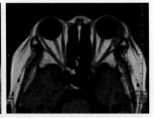
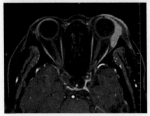

图17-7 泪腺型炎性假瘤 MRI检查显示左侧泪腺肿大,T_2WI(左上图)及T_1WI(右上图)均呈中信号,可被增强(左下图)

2. 肌炎型炎性假瘤　单条肌肉受累较多见；早期症状为复视,眼球转动痛,肌肉附着点结膜充血水肿;晚期眼球突出,斜视,可有视力下降。

B超显示肌肉增粗,肌肉内低回声。CT显示眼外肌不规则增厚,可累及肌腹、肌腱、肌止端及其附近的眼环(图17-8)。MRI显示肌肉T_1加权像呈中信号,T_2加权像呈中高信号,增强后可明显均匀强化(图17-9)。

3. 肿块型炎性假瘤　可有眶周疼痛、眼球突出、眼睑红肿、眼球移位、眼球运动障碍、复视、视力

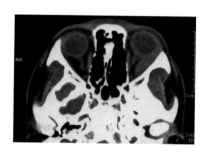

图17-8　肌炎型炎性假瘤CT检查:左侧外直肌明显增粗,累及肌腹、肌腱、肌止端

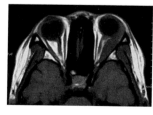
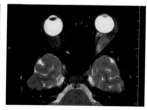

图17-9　肌炎型炎性假瘤MRI检查:左眼外直肌明显增粗,累及肌腹、肌腱、肌止端,T_1WI呈中信号(左图),T_2WI呈中高信号(右图)

下降等症状。病变位于眶前部者,可触及一个或多个肿块,边界清楚,质中硬或较硬。可伴有眼底视盘充血、水肿。

B超显示眶内不规则占位,边界不清楚,内回声少,透声中等,无可压缩性,常合并筋膜囊水肿。CT显示眶内局限性软组织肿块影,边界不清,密度较均匀。MRI显示形状不规则的病变,在T_1加权像呈中信号,T_2加权像呈中高信号,而纤维成分较多时T_2则呈中低信号;增强后可明显强化。

4. 巩膜周围炎和视神经炎型炎性假瘤　炎症累及巩膜周围的筋膜或Tenon囊,眼球筋膜向后覆盖视神经的前1/3,所以巩膜周围炎也包括视神经前1/3周围炎,炎症也可仅累及视神经鞘膜。临床表现以疼痛、眼球突出、眼睑肿胀、结膜充血为主,有些出现视力下降,眼底可见视盘充血、水肿。

B超可显示特征性T形征,视神经增粗。CT检查显示眼球后壁增厚,视神经变粗,眶内脂肪有条索,点状阴影。MRI多见T_1加权像呈中信号,T_2加权像呈中低信号,增强后可见视神经周围有病变组织增生,明显增强。

5. 弥漫型炎性假瘤　炎症仅累及眼眶脂肪,也可累及眼外肌和视神经等。急性发病者眼球突出,上睑下垂,水肿,眼球运动障碍,疼痛明显;眼底视盘充血、水肿。慢性发病者可眼球逐渐内陷,眼球固定,顽固性疼痛,视力丧失。

B超显示眶内弥漫占位,声衰减明显,内回声少。CT显示球后弥漫性密度增高,眶内各正常结构被高密度影掩盖。多数MRI在T_1及T_2加权像均呈低信号,也可见其他信号改变,可被明显增强。

【诊断及鉴别诊断】

典型的临床表现并结合影像学检查,诊断并不困难。对于诊断不明确或疗效不显著者,应注意排除淋巴瘤,必要时活检。需与以下疾病鉴别:

1. 眶内实性肿瘤　如转移癌、眶尖部血管瘤等,由于压迫导致视力下降,激素治疗后视力也可提高,容易和炎性假瘤混淆,但一般血管瘤边界清,无浸润性生长;转移癌边界不清,可有骨破坏,且两者激素治疗效果不持久。而肿块型炎性假瘤多有疼痛,反复发作,激素治疗有效。

2. 甲状腺相关眼病　多数有甲状腺功能亢进病史,双眼发病多见,多伴有上眼睑退缩及迟落,眼外肌不同程度增厚,其受累多依次为下、内、上、外直肌,一般仅累及肌腹,肌腱、肌肉附着点正常,且肌肉边缘光滑;而肌炎型炎性假瘤肌腱、肌腹均肿大,边缘不规则。

3. 泪腺上皮性肿瘤　泪腺多形性腺瘤一般病程较长,外观平静,CT 显示泪腺区边界清楚的类圆形肿块,邻近骨质受压变薄,无骨破坏。泪腺恶性肿瘤边界不清,密度不一致,可有相邻骨质破坏。

4. 视神经鞘脑膜瘤　该病和视神经炎型炎性假瘤的临床及影像学最类似,但激素治疗无效,其视神经呈管状增粗,部分病例呈梭形或圆锥形,边界清楚,眶尖部可膨大,有时可见钙化斑,典型者可见"车轨征"。

5. 眼眶淋巴瘤　以髓外的非霍奇金淋巴瘤多见,进展相对缓慢,可在眶内形成弥漫性占位,边界较炎症清晰,可围绕眼球呈铸造形生长,可在穹窿部结膜下扩展生长,形成桃红的"鲑鱼斑"。MRI 显示多数患者 T_1 加权像呈中低信号,T_2 加权像呈中高信号,增强扫描后明显强化。

【治疗】

1. 糖皮质激素治疗　急性期首选大剂量糖皮质激素治疗,甲泼尼龙每日500~1000mg,使用3天,改口服泼尼松每日30~50mg,连续2周,再逐渐减量,维持较长期的激素治疗。同时,给予补钾、护胃、补钙等辅助用药。糖皮质激素可使炎症迅速好转,可视为诊断性治疗。

2. 局部激素注射治疗　对于泪腺型或肌炎型,可用曲安奈德局部病灶注射,每月1次,连续3次后观察效果,再决定下一步治疗。

3. 免疫抑制剂　激素可联合使用免疫制剂,如环磷酰胺,缓慢减量,长期使用。

4. 放射治疗　采用小剂量放射治疗,一般放射总剂量控制在20Gy。

5. 手术治疗　眼眶内局限肿块,或保守治疗效果差,或诊断不明确时,可手术切除并送病理检查以明确诊断。对于弥漫型,可做部分病变切除术,再给予药物治疗。晚期视功能丧失且疼痛明显者,可考虑眶内容切除术。

第四节　眼眶海绵状血管瘤

【概述】

眼眶海绵状血管瘤(orbital cavernous hemangioma)是成人最常见的原发于眶内的良性肿瘤,占眶肿瘤手术量的15%~20%。病程缓慢,预后良好。属于错构瘤,并非真正的肿瘤。

【临床表现】

1. 症状　根据肿瘤的体积和位置不同,表现不同的首发症状。肿瘤过小或位于较深者,可无任何症状;在眶深部或肌锥内,表现为单侧缓慢进展的眼球突出(图17-10);在眶前部或眶周可致眼球移位。

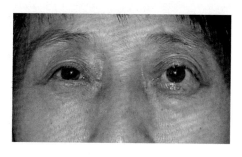

图17-10　左眼眶海绵状血管瘤外观照:左眼轴性眼球突出

2. 体征　肿瘤多发于肌锥内,可压迫眼球后极部引起脉络膜视网膜皱褶或水肿,静脉迂曲扩张,也可因屈光状态变化,导致视力下降;位于眶尖的肿瘤可压迫视神经较早引起视力下降,视神经萎缩及眼底改变;肿瘤较表浅时,通过皮肤或结膜可见紫红色肿物,扪及软性肿物,光滑,边界清,可推动,眼球向一侧移位。肿瘤较大时,压迫眼外肌可致眼球运动障碍、复视。

3. 检查

(1) 超声检查:B型超声具有定性诊断意义,典型的回声图像表现为边界清楚,圆形或椭圆形,内回声强而均匀,声透性中等(图17-11),具有可压缩性。彩色多普勒超声显示瘤体内缺乏彩色血流信号。

(2) CT检查:具有定位诊断意义,并进行肿瘤粘连的评估;显示具有良性占位性病变的特征,边界清楚,内密度均匀,注射造影剂肿瘤呈明显

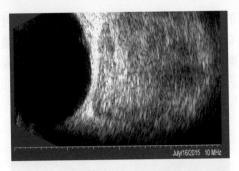

图 17-11　左眼眶海绵状血管瘤 B 型超声图像

渐进性增强,可显示视神经的受压、移位及眶骨腔扩大。

(3) MRI 检查:能更清楚地显示肿瘤与软组织的关系,T_1 加权成像显示肿瘤为中等信号,T_2 加权成像则为中或中高信号(图 17-12),注射造影剂可渐进性增强是其显著特征。

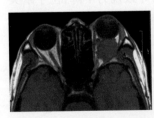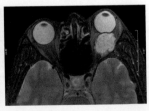

图 17-12　左眼眶海绵状血管瘤 MRI 图像

【诊断及鉴别诊断】

位于眶前部的肿瘤,根据体征可提示诊断;位于眶深部者,典型表现为慢性生长、单侧无痛性、渐进性眼球突出,诊断主要依靠影像来显示。需与以下疾病相鉴别:

1. 神经鞘瘤　起源于周围神经施万细胞的良

性肿瘤,呈膨胀性生长,形状可为长椭圆形、分叶状或不规则形,部分肿瘤含有液化腔为其重要特点。B超显示内部回声较低,部分患者可见片状无回声区。彩色多普勒超声有丰富彩色血流信号,并可见动脉血流频谱。CT值较低,多数密度均匀,增强后均匀强化。MRI显示T_1加权像为中低信号,T_2加权像为中高信号或混杂信号,增强扫描后明显强化。

2. 泪腺多形性腺瘤　位于泪腺窝内,可在眶外上方触及质硬肿物。CT显示局部骨质受压变薄。B超显示中等回声,肿瘤压迫眼球使之明显变形。而海绵状血管瘤几乎不发生在泪腺窝内。

3. 视神经鞘脑膜瘤　眼底可见视盘水肿,继而视神经萎缩,视盘表面可见视神经睫状静脉。B超显示视神经增粗,透声性差。CT显示视神经呈管状或梭形增粗,高密度区内可见萎缩的视神经形成"车轨征"。MRI在T_1加权像呈中信号,T_2加权像为高信号。

4. 血管外皮瘤　较少见,B超检查内回声少且弱,不可压缩,肿瘤内可见动脉血流信号。

【治疗】

1. 保守观察　因该肿瘤无恶性变,临床症状不明显者或年老病衰者可观察。

2. 手术治疗　如果肿瘤威胁视力或有严重的眼球突出,根据影像学检查来定位及判断与周围结构的解剖关系,采用前路、外侧开眶术或经鼻腔入路来切除肿瘤,术中注意保护视神经、动眼神经、眼外肌等重要结构。肿瘤完整切除后,预后良好。

第五节　眼眶皮样囊肿

【概述】

眼眶皮样囊肿属于迷芽瘤。在组织学上囊壁仅含有鳞状上皮细胞,称表皮样囊肿;而含有表皮和皮肤附件,如毛发、皮脂腺及汗腺等,则称皮样囊肿。因组织来源、临床表现和治疗相同,统称为皮样囊肿,为眼眶常见的良性病变之一,占眼眶肿物的 2.2%~9.2%。

【常见病因及危险因素】

胚胎时期,表皮外胚层植入或粘连于中胚层所形成的囊性病变。由于这种关系,大多数此类病变与相邻骨质密切相关。好发于眼眶外上方,颧额缝骨质附近。

【临床表现】

1. 症状　多发生于胎儿期,生长缓慢或有静止期,部分患者至成年以后才发现。

最常见部位为眶缘的上方及外上方,表现为局部隆起,皮肤表现正常,可扪及半圆形或圆形肿物,边界清楚,无压痛,可推动,与皮肤无粘连(图 17-13)。

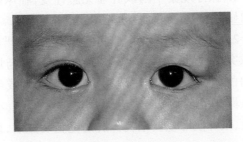

图 17-13　左眼眶皮样囊肿外观像显示眶缘外上方的局部隆起

2. 体征　肿物较大时,可影响上睑形状,出现眼球突出、向下移位。一般很少影响视力,如压迫眼球引起屈光不正,则视力减退。

如果囊壁破裂,内容物刺激引起炎症反应,表现疼痛、肿胀、急性炎症史,甚至瘘管形成,经常有豆渣样物排出。

3. 检查

(1)超声检查:B 型超声因囊内容成分不同而表现多种形式的回声图像。内容多为脂性液体,表现为无回声液性暗区;内容物以角化物为主,表现为内回声多,分布均匀;内容为角化物、毛发及液体,则表现为内回声多少不等,分布不均匀。彩色多普勒超声显示囊肿内无血流信号。

(2)CT 检查:可准确定位定性诊断,既显示骨骼又显示软组织;囊壁的边界清楚,偶见钙化;囊内容密度不均匀,不被造影剂强化,因有脂类物质大多数可见负值区;病变与骨壁关系密切,可见多种形状的骨压迹(图 17-14)。

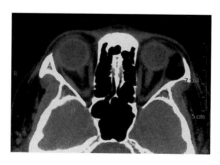

图 17-14　左眼眶皮样囊肿 CT 检查:囊肿位于眶外上方,边界清楚,可见骨压迹

（3）MRI 检查：因囊内含有水液及脂肪，T_1 和 T_2 加权成像均为高信号（图 17-15），也可因内容物成分不同信号各异。

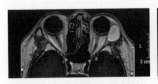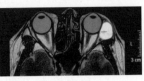

图 17-15   左眼眶皮样囊肿 MRI 检查：T_1WI（左图）和 T_2WI（右图）均为高信号

【诊断及鉴别诊断】

位于眶缘及眶前部皮样囊肿的诊断可根据临床，眶深部者需以影像来显示。需与以下疾病相鉴别：

1. 眼眶畸胎瘤   肿瘤内含有包括皮肤及附属器在内的两到三个胚层分化而来的多种组织，如牙齿等。出生后即表现为眼球突出，发展较快。

2. 植入性囊肿   多数有外伤史。B 超显示囊肿内为无回声暗区。CT 显示为囊肿内的低密度区，CT 值接近玻璃体。

【治疗】

囊肿较表浅和细小者，容易手术切除。囊肿较大、较深或呈哑铃状者，可开眶切除。

手术时彻底去除囊壁，才能有效防止复发。骨凹陷处因囊壁黏附紧密而不易剔除，可切开眶壁或磨钻处理骨缝；若怀疑囊壁残留，可用苯酚烧灼，马上用乙醇中和 2~3 次，再用生理盐水冲洗，避免眶内正常结构损伤。

第六节　眼眶脑膜瘤

【概述】

眼眶脑膜瘤以部位来分,包括起源于眶内的脑膜瘤和继发于颅内的脑膜瘤两种。前者可起源于视神经鞘的蛛网膜及眶内异位脑膜细胞;后者多由颅内蝶骨嵴脑膜瘤经视神经管或眶上裂蔓延而来。临床上中年女性居多。

【临床表现】

1. 症状　多见于成年女性,随着肿瘤生长,慢性眼球突出、眼睑水肿、视力下降是主要的临床症状。

2. 体征　典型的视神经鞘脑膜瘤表现为视力减退、眼球突出、慢性视盘水肿或萎缩、视神经睫状静脉的四联症,视神经增粗,主要沿着视神经向颅内蔓延。

来源于蝶骨嵴的脑膜瘤经视神经管或眶上裂入眶,肿瘤压迫视神经引起同侧原发性视神经萎缩,随肿瘤生长而体积增大,颅压增高,又可引起对侧视神经水肿,表现为一侧视神经萎缩,另一侧视神经水肿,称为 Foster-Kennedy 综合征。蝶骨嵴脑膜瘤眶内蔓延还往往引起眶骨壁增生,因此,眶尖部软组织肿块伴有骨质增生,应高度怀疑本病;骨壁增生尚可引起颞部隆起,而视力丧失较晚。

3. 检查

(1)超声检查:B 超显示视神经增粗、眶内肿块,内回声少,声衰减显著,后界不能显示,肿瘤内常见强回声斑。彩色多普勒超声显示肿瘤内丰富的动脉血流信号。

(2)CT 检查:影像多样,根据肿瘤的原发部位、病程不同,可显示视神经的管状增粗、钙化或车轨征;眶内边界不清的块影;以及眶骨壁的增厚。

（3）MRI 检查:在显示视神经管内及颅眶交界的病变优于 CT,脑膜瘤在 T_1 加权成像显示为中低信号,T_2 加权成像为中信号,运用脂肪抑制和增强技术,对 MRI 显示病灶很有帮助,典型者可呈"车轨征"（图 17-16）。

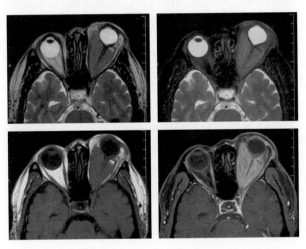

图 17-16　左眼视神经脑膜瘤 MRI 图像显示"车轨征"

【诊断及鉴别诊断】

典型临床表现对诊断脑膜瘤可有帮助,但早期诊断似有一定难度,超声、CT 和 MRI 等有助于提示诊断。有些病例临床表现及影像学检查方法仍不能明确诊断,穿刺活检,行组织病理学诊断。需与以下疾病相鉴别:

1. 视神经胶质瘤　儿童期多见,视力缓慢减退甚至丧失。B 超可以显示肿瘤后界。彩色多普勒显示肿瘤内缺乏或仅有少量血流信号。影像学检查可显示视神经梭形增粗,肿瘤可有囊性变,不伴骨质增生和眶内软组织肿物,是与视神经脑膜瘤相鉴别的重要依据。

2. 泪腺腺样囊性癌　该病常沿眶外壁向眶尖蔓延,甚至侵犯颅内,需要与蝶骨嵴脑膜瘤鉴别,后者除了骨质破坏外,还常伴骨质增生。

【治疗】

1. 保守观察　视力良好,发生部位靠近视神经前端的、局限于眶内的较小的视神经鞘脑膜瘤,可在影像严密监测下,随诊观察。

2. 手术切除　多采取外侧开眶或经颅开眶,对于视神经脑膜瘤,手术切除病变视神经,术后将视力丧失。

此病儿童少见,但发病进展快、死亡率高,应尽早手术切除。

一旦有颅内蔓延的征象,也应及时手术切除。

肿瘤侵犯脑膜范围较大,应切除病变脑膜、受累骨质和眶内软组织病变,并修补缺损。

3. 放射治疗　肿瘤虽属良性但复发率较高,切除术后应补充放射治疗。对于局限于眶内的较小的视神经脑膜瘤,也可实施小剂量放射(总量为40~60Gy)或伽马(γ)刀治疗。

第七节　视神经胶质瘤

【概述】

视神经胶质瘤(optic nerve glioma)是发生于视神经胶质细胞的肿瘤,可沿视神经向颅内蔓延。部分可与神经纤维瘤病伴发,肿瘤细胞多为I和II级星形胶质细胞瘤,均属良性。多发于儿童,成人少见,由于儿童对眼部不适不能正确表达,因此对该病的早期诊断和早期治疗至关重要。

【临床表现】

1. 症状　早期出现视野盲点,逐渐视力下降至丧失。长期视力下降可出现知觉性外斜。无痛性、渐进性眼球突出和移位。如眼球突出突然增加并视力丧失,提示肿瘤内囊性变或出血。

2. 体征　肿瘤压迫眼球,可表现脉络膜视网膜皱褶、视盘水肿或视神经萎缩,可继发眼底出血。瞳孔呈向心性扩大,相对性瞳孔传入阻滞。部分患者可伴虹膜淡黄色结节,皮肤咖啡色素斑,皮下软性肿物,眶骨畸形或缺失等神经纤维瘤病体征。

3. 检查

(1)超声检查:视神经增粗,内回声缺乏或稀少;部分患者可见视盘水肿。

(2)CT 检查:视神经呈管状、椭圆形、哑铃状或梭形,边界清晰,内密度均匀;如不均匀,可疑有液化区;视神经孔扩大,可疑肿瘤有颅内蔓延征象(图 17-17)。

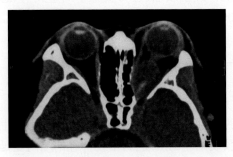

图 17-17　左眼视神经胶质瘤 CT 检查:视神经呈椭圆形增粗

（3）MRI 检查：T₁ 加权像呈中信号，T₂ 加权像呈中高信号，可被明显强化；瘤体内有液化腔，则不增强（图 17-18）。

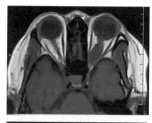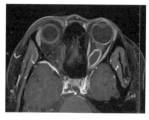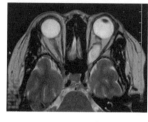

图 17-18　左眼视神经胶质瘤 MRI 检查：T₁WI 呈中信号（左上图），瘤体内液化腔不被强化（右上图），T₂WI 呈中高信号（左下图）

【诊断及鉴别诊断】

1. 视神经鞘脑膜瘤　成人好发。影像学检查显示视神经呈管状、梭形或圆锥形增粗，可见"车轨征"，部分患者肿瘤内有不规则钙化斑。与胶质瘤一样，可经视神经管向颅内蔓延。

2. 视神经炎型炎性假瘤　炎症表现明显，如眼痛、结膜充血，激素治疗有效。影像学可发现视神经周围不规则形状占位，边界不清，可向前包绕眼球呈"铸造征"。

【治疗】

1. 保守观察　视力良好、眼球突出不明显，进展缓慢，影像学显示肿瘤尚未侵及视神经管和颅内者可定期观察。

2. 手术治疗　进展性眼球突出、视力进展性下降或已丧失、影像学检查显示肿瘤进行性增大、有颅内蔓延的证据或趋势,肿瘤局限眶内者可行开眶术切除肿瘤。

3. 放射治疗　侵犯对侧或双侧病变者行放射治疗。手术后视神经断端仍有肿瘤者可行 40Gy 放疗或 γ 刀治疗。

（卢蓉　陈荣新）

参 考 文 献

1. 吴中耀. 现代眼肿瘤眼眶病学. 北京:人民军医出版社, 2002.

2. 宋国祥. 眼眶病学. 第 2 版. 北京:人民卫生出版社, 2010.

3. Riordan-Eva P,Cunningham Jr ET. Vaughan &Asbury's General Ophthalmology,Lange Medical Book.18th edition. New York:McGraw-Hill,2011.

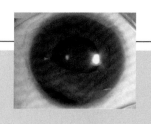

第十八章

眼外伤

第一节　眼挫伤

【概况】

眼挫伤是由于机械性的钝力直接作用于眼部，造成眼组织的器质性损伤及功能障碍。挫伤除在外力打击部位产生直接损伤外，钝力通过眼球壁和眼内组织的传递，也会产生间接损伤。

【临床表现】

1. 眼前节挫伤

（1）角膜挫伤：钝力作用于角膜时，可造成角膜上皮擦伤或剥脱。患者有眼痛、怕光、流泪等表现。垂直外力引起角膜急剧内陷造成内皮层和后弹力层破裂，进而引起角膜基质水肿混浊，甚至角膜上皮大泡。

（2）虹膜挫伤：引起瞳孔括约肌麻痹甚至断裂（图18-1），表现为瞳孔变形或散大，造成患者畏光；

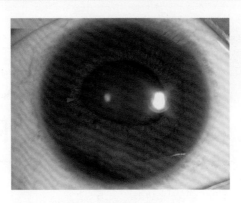

图 18-1　瞳孔括约肌离断（红色箭头）

六到七点钟位可见虹膜根部离断

严重的挫伤会造成部分虹膜根部离断，形成 D 形瞳孔，甚至全部虹膜根部离断，离断范围较大的患者会出现视物重影（图 18-2）。

（3）睫状体挫伤：虹膜睫状体的血管渗透性发生异常，表现为角膜后色素性 KP，房水闪辉，称为外伤性虹膜睫状体炎。眼球挫伤会引起睫状体水肿，甚至睫状体与巩膜之间发生分离〔称为睫状体

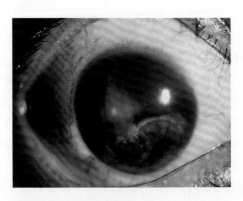

图 18-2　虹膜根部离断

脱离,B 超或 UBM(图 18-3)可以辅助诊断],影响房水分泌造成眼压偏低。

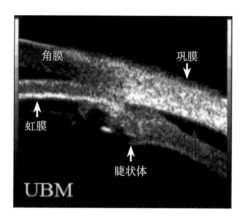

角膜　　巩膜

虹膜

睫状体

UBM

图 18-3　UBM 示睫状体脱离(红色箭头)

（4）前房积血:虹膜睫状体血管受到牵拉会破裂,导致前房积血,前房积血量大可引起眼压升高,高眼压和血红蛋白的共同作用引起角膜血染。

（5）房角劈裂:当眼球受挫伤时,常发生瞳孔阻滞,潴留于前房内的房水向无晶状体支撑的周边虹膜处冲击,导致房角劈裂(又称前房角后退)。裂隙灯下表现为前房角加宽。可引起继发性青光眼。

（6）晶状体挫伤:晶状体挫伤可以引起外伤性白内障(图 18-4)和晶状体脱位,严重挫伤还会引起晶状体后囊膜破裂。

2. 眼后节挫伤

（1）挫伤性玻璃体积血:挫伤使睫状体、视网膜或脉络膜的血管破裂引起出血流入玻璃体。若出血量大看不清眼底,应做 B 超检查判断是否有视网膜或脉络膜脱离。挫伤性玻璃体积血容易使玻璃

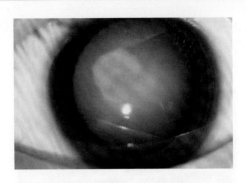

图 18-4　晶状体挫伤

体变性,纤维增生形成牵拉性视网膜脱离。

(2) 脉络膜裂伤:外力直接伤及眼球壁或间接由玻璃体传导至脉络膜,使组织受损血管破裂。裂伤形状多不规则,多位于后极视盘周围,凹面对向视盘。伤后早期,破裂处多被出血掩盖,待出血吸收后,露出黄白色瘢痕。

(3) 视网膜震荡:挫伤后,后极部出现的一过性黄斑、视网膜水肿,视网膜变白,视力下降。视网膜震荡发生于外伤数小时之后,中心视力损害因黄斑水肿程度而异,轻者接近正常,有视物变形或小视症,重者则有较严重的中心视力损害。

3. 眼球破裂伤　多为严重挫伤所致,常见于角巩膜缘(图 18-5)或直肌附着部位。后巩膜破裂多为隐匿性,检查不易发现。患眼视力严重下降甚至无光感,眼压低,球结膜出血水肿,前房及玻璃体可充满积血,角膜变形严重者可见眼球塌陷。

【鉴别诊断】

明确的外伤史可以同其他疾病相鉴别。

【治疗】

1. 角膜上皮擦伤可以涂抗生素和促进角膜上

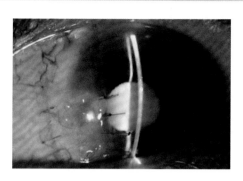

图 18-5　眼球破裂伤缝合后

皮生长的眼膏后包眼,一般 24 小时之内即可恢复。如果发生反复的角膜上皮剥脱,可以使用治疗性角膜接触镜配合抗生素和促进角膜上皮生长的滴眼液治疗。

2. 外伤性瞳孔散大一般不需要治疗,有畏光表现的患者强光下配戴太阳镜或遮阳帽进行防护。范围较大的虹膜根部离断,尤其患者出现重影表现的可行手术缝合、复位离断的虹膜。外伤性虹膜睫状体炎可给予糖皮质激素或非甾体类消炎眼水滴眼;低眼压性睫状体水肿或脱离可行阿托品散瞳联合加压包扎患眼、局部 / 全身应用糖皮质激素。如果长时间未愈的睫状体脱离造成的低眼压会引起黄斑水肿,可以行手术缝合治疗。

3. 无并发症的前房积血可以半卧位休息,不散瞳、不缩瞳,应用糖皮质激素或非甾体类消炎眼水滴眼;如果眼压升高,可以应用降眼压药物治疗,经药物治疗眼压仍不能控制,应采取前房冲洗术。对于房角劈裂引起的继发性青光眼如果降眼压药物不能控制眼压,可行滤过手术治疗。

4. 严重影响视力的外伤性白内障行白内障摘

除联合人工晶状体植入术;轻度晶状体脱位可行囊袋内张力环植入,对于脱离范围大于180度的晶状体脱位要行后房型人工晶状体缝襻固定术。

5. 外伤性玻璃体积血一般保守治疗(包括制动、活血化瘀的中成药促进积血吸收以及抗炎药物)2周左右无好转时,考虑玻璃体手术,清除积血。

6. 脉络膜挫伤无需特殊治疗,若后期有新生血管形成可考虑激光治疗。单纯的视网膜震荡造成的视网膜水肿预后较好,给予扩张血管、改善微循环的药物以及维生素B口服,一般在3~4周恢复;而伴有出血和渗出的病例则预后较差,通常遗留不同程度的永久性视力损害,没有特殊的治疗方法。

7. 眼球破裂伤的处理一般分步进行。急诊期先做伤口的清创缝合术,如无过敏应常规注射破伤风抗毒素,同时全身消炎、抗生素防治感染。二期(2周至1个月)行玻璃体手术。除非眼球不能缝合,否则不应做一期眼球摘除。

第二节　眼球穿通伤

【概况】

眼球穿通伤是眼球遭受锐器或高速飞行物穿破眼球壁全层,使眼内容与外界沟通。同一致伤物有进入和穿出伤口,称为眼球贯通伤。多发于儿童和青壮年。穿通伤的严重程度与致伤物的大小、形态、飞行速度、污染程度以及眼球受伤的部位等因素有关。如患者合并全身其他部位的损伤,必须先排除威胁生命的其他部位损伤,再进行眼科抢救和处理。

【临床表现】

1. 角膜穿通伤 受伤后患眼出现不同程度的怕光、流泪、疼痛、拒绝睁眼等刺激症状,同时伴有不同程度的视力下降。单纯的角膜伤口如果小且规则可自行闭合;如果大而不规则,常伴有虹膜脱出或嵌顿,前房变浅,或晶状体破裂、皮质溢出以及白内障;致伤物伤及虹膜组织会造成前房积血。

2. 角巩膜穿通伤 如伤口在角巩膜处,多会伤及虹膜、睫状体、晶状体或者玻璃体(图 18-6),造成眼内积血和眼内容物脱出。此时患眼眼压偏低,裂隙灯下检查:球结膜充血或球结膜下积血,严重球结膜下血肿,球结膜甚至突出于睑裂外。角膜、角巩膜缘或巩膜可见伤口,有时伤口有眼内组织脱出或嵌顿。前房可变浅或消失,可伴有积血。瞳孔变形或移位。如伤及晶状体可引起外伤性白内障,甚至导致晶状体囊膜破裂,晶状体皮质溢出。

3. 巩膜穿通伤 小的伤口较隐蔽,仅表现为结膜下的出血。大的伤口常伴有玻璃体脱出或脉络膜及视网膜出血,预后较差。

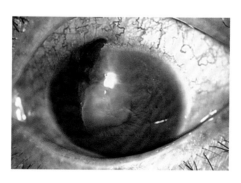

图 18-6 角巩膜穿通伤

【诊断及鉴别诊断】

明确的外伤史可以同其他疾病相鉴别。

【治疗】

首先要通过专科检查和辅助检查(X线或CT排除眼内异物),然后尽快行清创缝合术,以保持眼球壁完整。

1. 角膜穿通伤 前房存在、可自闭、清洁、无虹膜嵌顿的角膜伤口不需要缝合。如果伤口处嵌顿虹膜组织,抗生素溶液冲洗掉脱出虹膜组织表面的渗出物后尽量还纳眼内,若超过24小时或有污染不能还纳时,可剪除。严密缝合伤口后要恢复前房,同时前房内注射抗生素预防感染。

2. 角巩膜穿通伤 应先固定缝合角巩膜缘一针,再缝合角膜和巩膜。

3. 巩膜穿通伤 自前向后边暴露边缝合,尽量还纳脱出的脉络膜甚至视网膜,同时剪除嵌顿于伤口处的玻璃体,达到水密缝合。伤口较大的巩膜穿通伤往往需要二期行玻璃体视网膜手术。

4. 术后预防感染 局部滴用抗生素眼药水,夜间局部涂用抗生素及促进角膜上皮修复的眼膏。

第三节 眼异物伤

【概况】

根据异物性质可分为金属异物和非金属异物。大多数异物为铁、钢等磁性金属异物,也有非磁性金属异物如铜和铅。非金属异物包括玻璃、碎石及植物性异物(如竹、木)和毛发异物等。

【临床表现】

1. 球外异物

（1）眼睑异物：多见于爆炸伤，上、下眼睑布满细小的火药渣、尘土及沙石。

（2）结膜异物：多隐藏在睑板下沟、穹隆部及半月皱襞，常见的异物有灰尘、飞虫等。

（3）角膜异物：有明显的刺激症状，如流泪、眼睑水肿等。以铁屑多见，铁质异物不及时取出容易形成铁锈斑。植物性异物容易引起真菌性或细菌性角膜炎。

（4）眼眶异物：常见的眶异物有金属弹片或木、竹碎片，行 B 超、X 线或 MRI 检查辅助诊断。可有局部肿胀、疼痛，若合并化脓性感染，严重时可引起眶蜂窝织炎或瘘管。

2. 眼内异物　是指致伤物穿破眼球壁存留于眼内的损害（图 18-7）。眼内异物严重威胁视力，不仅对眼内组织结构造成破坏，还会诱发眼内炎，一些异物甚至会引起化学及毒性反应。铁质异物在

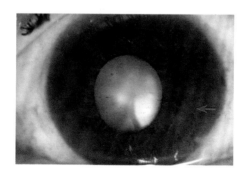

图 18-7　可疑眼内异物
角膜颞侧中周及相应虹膜可见小穿通道（红色箭头），应高度怀疑眼内异物存在

眼内溶解氧化,形成的棕色含铁蛋白沉着于眼内各组织,称为眼铁锈症,尤其会对视网膜产生毒性作用,可造成视力丧失。异物穿过角膜、晶状体可引起角膜穿孔、葡萄膜嵌顿及白内障;穿过葡萄膜或视网膜可造成眼内出血。异物携带的致病微生物,可引起眼内感染,造成失明。发现眼球壁的伤口是眼内异物诊断的重要依据。如角膜有线状伤口或全层瘢痕,相应的虹膜部位有穿孔,晶状体局限性混浊,则提示有异物进入眼内。巩膜伤口较隐蔽,难以发现,应根据专科检查及辅助检查来判断。

3. 辅助检查　采用眼眶 X 线片(图 18-8)、B型超声波或 CT 扫描可以检查出不同性质的异物,MRI 可用于非磁性异物的检查。这几种方法各有优点,可根据异物性质及现有医疗条件选用。

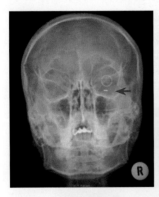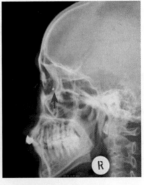

图 18-8　X 线摄片球内金属异物(红色箭头)

【诊断及鉴别诊断】
　　明确的外伤史可以同其他疾病相鉴别。

【治疗】
　　眼内异物一般应及早手术取出,手术方法取决于异物的位置、大小、化学活性和活动性，以及进一步损害眼内组织的可能性。应该强调的是，手术取出必须以重建和恢复视功能为目的。对前房及虹膜异物可在靠近异物或相对方向做角膜缘切口取出，非磁性异物用镊子夹出，磁性异物可以用磁棒吸出。晶状体异物，若晶状体大部分透明，可以不必急着手术，若晶状体囊膜破裂，皮质溢出，晶状体混浊，可将晶状体连同异物一起摘除。玻璃体内的异物视异物大小、有无包裹、是否粘连以及是否具有磁性而选择内路或外路取出。

第四节　化学性眼外伤

【概况】

化学性眼外伤是眼部接触了化学物质引起的眼部组织损伤，酸性和碱性化学伤最为常见。眼部组织损伤的程度与化学物质的性质、浓度、温度和接触时间，以及处理方式的正确与否有关。化学伤如浓硫酸、生石灰遇水所产生的热效应，又会造成热灼伤，使眼遭受双重损害。相同程度的化学伤，碱烧伤相对于酸烧伤，预后更差。

【临床表现】

1. 酸化学伤　当酸性化学物质与眼部组织接触时，接触部位的组织蛋白发生凝固坏死，在结膜和角膜表面形成焦痂样凝固层，可减缓酸性化学物质对眼组织深部的损伤。酸烧伤的创面较浅，边界清楚，坏死组织较易脱落；早期强烈的结膜水肿、贫血现象，不如碱性灼伤显著；角膜上皮很少呈片状脱落；组织坏死一般限于酸接触面，内眼组织如纤维素性虹膜炎等损伤较少见；晚期并发症亦较碱性灼伤少见。

2. 碱化学伤　常见的碱性烧伤多由强碱如氢氧化钠、生石灰等引起。由于碱性物质穿透力极强,能使组织蛋白溶解,具有双相溶解性,既能水溶又能脂溶,因而会使组织的破坏逐渐深入,很快穿透眼球各层(图 18-9),因此,碱性烧伤比酸性烧伤更加严重。碱性化合物常发生角膜缘血管网的血栓形成和坏死,严重地影响角膜营养并降低角膜抵抗力,角膜上皮常有片状脱落,易发生溃疡或穿孔。灼伤组织边缘不清呈无色或灰白色,形成深层瘢痕,从而发生睑球粘连,眼睑内翻倒睫等。眼内组织容易发生剧烈的炎症反应如纤维素性虹膜炎,终致全眼球炎或继发性青光眼、眼球萎缩等。

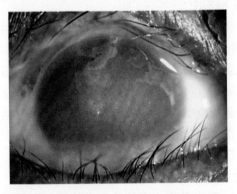

图 18-9　碱化学伤

3. 损伤程度的评估方法　见表 18-1。

【诊断及鉴别诊断】

明确的外伤史可以同其他疾病相鉴别。

【治疗】

1. 急救措施　马上脱离化学物质的接触,就近彻底冲洗,是处理酸碱烧伤最重要的一步。特别

表 18-1 化学伤的评估

分度	眼睑	结膜	角膜	角膜缘
I 度	充血	轻度充血水肿	上皮损伤	无缺血
II 度	水泡	贫血	实质浅层水肿	缺血 <1/4
III 度	皮肤坏死	坏死,看不见血管	毛玻璃混浊,隐约可见虹膜	1/4< 缺血 <1/2,预后欠佳
IV 度	焦痂全层坏死	焦样坏死,累及巩膜	瓷白色全层混浊,看不见虹膜	缺血 >1/2 预后差

对于碱烧伤,冲洗必须争分夺秒,应立即就地取材,用大量净水反复冲洗。冲洗时应翻转眼睑,转动眼球,暴露穹隆部,将结膜囊内特别是穹隆部隐藏的化学物质彻底洗出,应至少冲洗 30 分钟。注意冲洗液压力不要过大,冲洗要及时、有效。无净水时,用其他水源也可。

充分冲洗后于结膜囊内滴入表麻药物,用湿棉棒擦拭穹隆部并用镊子取出异物。棉棒沾 0.01%~0.05%EDTA 可以使原本很黏的石灰于取出。

2. 治疗措施

(1) 急性期(几分钟至 1 周)

1) 防治感染:眼局部滴抗生素眼液和涂抗生素眼膏保护创面,必要时可考虑全身抗感染治疗。

2) 睫状肌麻痹剂:可以解除痉挛,减少瞳孔后粘连,加强血 - 房水屏障以减轻炎症反应。避免使用去氧肾上腺素等可进一步造成眼前段缺血的散瞳剂。

3) 柠檬酸钠:局部可滴用 10% 柠檬酸钠溶液,

减少角膜溃疡和穿孔的发生,并有助于上皮的形成。

4) 维生素C:早期服用维生素C或10%维生素C点眼可促使结缔组织形成,降低角膜溃疡和穿孔发生率,对组织愈合有一定促进作用。

5) 糖皮质激素:近年研究表明,化学烧伤后第1周及第4~5周局部及全身应用糖皮质激素是安全的,能有效地减轻组织急性损害,减少炎性渗出和因渗出物堵塞或机化造成继发性青光眼的机会。但第2~3周为危险期,可能会导致溃疡加剧和穿孔,应避免使用。

6) 自家血或血清:是有效的胶原酶抑制剂,能为受伤的角膜和结膜提供营养物质,并释放纤维溶解素,从而减少睑球粘连的发生。可以结膜下注射或局部点眼。

7) 降眼压药物:化学伤后胶原收缩、炎性碎屑阻塞小梁网、小梁网破坏或上巩膜静脉压升高可以造成高眼压。可以通过控制房水生成而降眼压。局部可以滴用 β 受体阻滞剂或碳酸酐酶抑制剂。

(2) 早期修复期(2~3周)

1) 随着炎症消退,此期应停止应用皮质类固醇,防止激素促进角膜基质溶解变薄及溃疡。

2) 严重眼表及眼前段烧伤患者睑板腺和泪腺的排出口经常遭到损害,导致干眼症。尽量选用不含防腐剂的人工泪液。

3) 软性角膜接触镜、眼罩、眼睑缝合:软性角膜接触镜有绷带的功能,促进角膜上皮伸展,避免机械刺激,减轻疼痛及异物感。眼罩及湿房镜减少泪液蒸发,达到保存泪液的目的。睑缘缝合适用于轻度烧伤的患者。

4) 胶原酶抑制剂:2.5%~5% 半胱氨酸等能直

接抑制胶原酶活性,有效减轻角膜基质的溶解。

5）防止睑球粘连:嘱患者经常运动眼球,可以使用玻璃棒分离穹隆部的粘连。羊膜移植可有效预防睑球粘连。

（3）晚期修复期(3周以后):此阶段要施行眼表重建手术,包括自体或异体角膜缘干细胞移植术、眼睑内翻和外翻矫正手术、睑球粘连分离术以及晚期的角膜移植术。另需处理继发性青光眼以及白内障等并发症。

第五节　热烧伤

【概况】

各种高温液体、固体、气体接触眼部所引起的损伤称为热烧伤。沸水、沸油、高压锅蒸汽所引起的轻度眼热烧伤最为常见。

【临床表现】

轻度烧伤会引起眼睑皮肤潮红,结膜轻度充血,角膜透明或浅层混浊(图18-10),角膜上皮不完

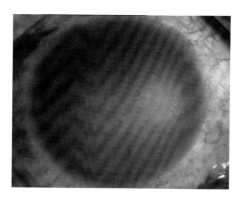

图18-10　轻度热烧伤

整,荧光素染色阳性。熔化的铁水溅入眼内会引起严重的眼热烧伤,眼睑皮肤烧焦或形成灰黑痂皮,结膜贫血苍白、角膜呈灰白色混浊,眼内窥不入。愈合后可导致血管性角膜白斑、眼睑畸形,甚至眼球萎缩。

【鉴别诊断】

明确的外伤史可以同其他疾病相鉴别。

【治疗】

轻度热烧伤局部滴用抗生素滴眼液及散瞳剂。严重热烧伤应去除坏死组织,保持创面清洁,局部应用抗生素及促进上皮再生的药物治疗,也可行羊膜移植。晚期处理并发症。

第六节　辐射性眼外伤

【概况】

辐射性眼损伤可因电磁波谱中各种辐射线直接照射眼部造成损害,包括各种光线、微波及放射线等。

【临床表现】

1. 可见光损伤　可见光主要是热和光化学作用。可引起黄斑损伤,如观察日食引起的日光性视网膜病,对视力有不同程度的影响,有中央暗点,视物变形,视力下降等症状。最初可见黄斑中心凹附近黄白色点,几天后变成红点,有色素晕。2周后,出现红色、小的板层裂孔。

2. 紫外线损伤　电焊、高原、雪地及水面反光可造成眼部紫外线损伤,又称为电光性眼炎或雪盲。紫外线对组织有化学作用,使蛋白质凝固变性,角膜上皮坏死脱落。一般在照射后 3~8 小时发作,有强烈的异物感,刺痛、畏光,流泪及眼睑痉挛,结膜混合充血,角膜上皮点状脱落,荧光素染色阳性。

3. 离子辐射性损伤　X线、γ线、中子或质子束可引起放射性白内障、放射性视网膜或视神经病变,角膜炎或虹膜睫状体炎等,应注意防护。对肿瘤行放射治疗是一种常见原因。

【鉴别诊断】

明确的辐射线接触史可以同其他疾病相鉴别。

【治疗】

预防大于治疗,加强科普教育和常识教育是预防关键。在雪地或航海时应注意戴防护眼镜,电焊工作人员应配戴防护面罩。电光性眼炎可涂抗生素和促进角膜上皮修复的眼膏包眼,一般24小时后即可痊愈。视网膜光损伤和放射性视网膜病变无特殊治疗。

（曲博）

参 考 文 献

1. 葛坚,王宁利,黎晓新 . 眼科学 . 第3版 . 北京:人民卫生出版社,2015.
2. 赵堪兴,杨培增,瞿佳 . 眼科学 . 第8版 . 北京:人民卫生出版社,2013.
3. 康瑛,林晓峰,汪振芳 . 挫伤性前房积血的手术时机探讨 . 眼外伤职业眼病,1999,21(5):405-406.

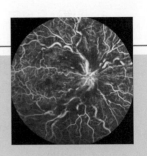

第十九章
眼与全身病

第一节　糖尿病

【概况】

糖尿病是一种广泛流行的代谢性疾病，常引起眼部病变，最常累及晶状体及视网膜。其中糖尿病视网膜病变（diabetic retinopathy，DR）为工龄人群视力下降的首要原因。

【临床表现】

1. 角膜　糖尿病患者角膜触觉减退，愈合能力下降，与糖尿病病程及血糖控制情况相关。

2. 虹膜新生血管　糖尿病可导致虹膜新生血管，如房角出现新生血管，房水流出受阻则会形成新生血管性青光眼。虹膜新生血管常发生于糖尿病视网膜病变后，与视网膜组织缺血及相应的血管内皮生长因子（VEGF）的分泌有关。治疗青光眼的同时需针对眼底原发病治疗。

3. 代谢性白内障　糖尿病所致代谢性白内障可引起视力下降,典型表现为早期晶状体前囊膜下雪花状或白点状混浊,发生于青年人的严重糖尿病可于短时间内波及晶状体形成完全性白内障。

4. 屈光不正　糖尿病可导致房水渗透压降低,此时房水渗入晶状体导致相对近视,而使用降糖药物后血糖降低,房水渗透压升高,晶状体水分渗出导致相对远视,此种由血糖波动导致的屈光不正的度数常于短期内波动。

5. 眼外肌麻痹　糖尿病患者常发生眼外肌麻痹,系由支配相应眼外肌的神经受累所致,表现为突然出现复视,眼球运动受限,当累及动眼神经时可出现疼痛,瞳孔对光反射一般正常。眼外肌麻痹可为糖尿病的首发表现,需与颅内病变引起的眼外肌麻痹相鉴别。

6. 视网膜神经病变　糖尿病可因局部缺血、氧化应激、营养因子减少、神经炎症等原因导致视网膜神经节细胞凋亡,导致视网膜神经病变,影响患者视力,可在糖尿病早期发生。

7. 糖尿病视网膜病变　可有不同程度的视力下降,临床上可分为非增生性糖尿病视网膜病变(nonproliferative diabetic retinopathy,NPDR)和增生性糖尿病视网膜病变(proliferative diabetic retinopathy,PDR),NPDR 眼底可见毛细血管瘤、视网膜出血、视网膜硬性渗出灶、棉絮斑等体征,但NPDR 患者眼底无新生血管;PDR 与 NPDR 主要区别在于患者视网膜或视盘出现新生血管,在此基础上,眼底可出现纤维增殖膜、玻璃体积血及牵拉性视网膜脱离等体征,可发展为新生血管性青光眼。另外,DR 患者可出现不同程度的黄斑水肿,黄斑水肿程度与视力关系密切(图 19-1,图 19-2)。

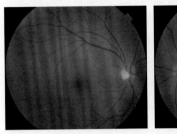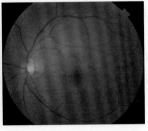

图 19-1 早期糖尿病视网膜病变眼底彩照图(双眼)

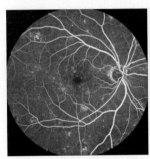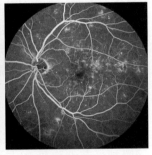

图 19-2 双眼早期糖尿病视网膜病变 FFA 图
视网膜可见大量微血管瘤、出血、渗出及局部小片状的毛细血管无灌注区

8. 缺血性视神经病变 糖尿病作为微血管疾病,可导致视神经供氧减少甚至急性梗死,表现为视力下降、视野缺损,眼底可见视盘肿胀。视力预后常不佳。

【治疗】

对于糖尿病视网膜病变患者主要治疗方法如下:

1. DR 患者应严格控制血糖、血压、血脂,定期行眼科检查。

2. 视网膜激光光凝术　全视网膜光凝用于PDR,破坏无灌注区视网膜,减少需氧量;局部光凝用于治疗黄斑水肿。

3. 玻璃体切割术　用于 PDR 晚期难以吸收的玻璃体积血、纤维增殖血管膜、牵拉性视网膜脱离及合并白内障或新生血管性青光眼的玻璃体积血的治疗。

4. 抗 VEGF 药物　玻璃体腔注射抗 VEGF 药物可用于治疗糖尿病性黄斑水肿,改善患者视力,必要时需反复注射,主要并发症为眼内炎,发生率低。

5. 糖皮质激素　糖皮质激素玻璃体腔注射用于治疗糖尿病性黄斑水肿,但糖皮质激素眼内注射易引起眼压升高及白内障等并发症。

第二节　动脉硬化和高血压

【概况】

动脉硬化和高血压是一系列致盲性眼病的危险因素,包括视网膜血管阻塞、视网膜大动脉瘤、非动脉炎性前部缺血性视神经病变等。高血压亦会加重糖尿病视网膜病变及年龄相关性黄斑病变对视力的损害。持续的高血压将导致高血压视网膜病变,眼底血管形态的改变可以反映全身器官血管的病理状态。

【临床表现】

（一）高血压视网膜病变

1. 良性高血压视网膜病变　高血压视网膜病变初期,眼底可见广泛的视网膜小动脉变细,晚期可见血管壁内膜增生、玻璃样变性、动静脉交叉征等改变。临床上常根据严重程度将其分为四级：

(1) I级：视网膜血管变细、硬化，反光带变宽。

(2) II级：动静脉硬化程度加重，视网膜动脉呈铜丝或银丝状。

(3) III级：上述病变伴有视网膜水肿、棉绒斑、硬性渗出及眼底出血等。

(4) IV级：3级病变合并视盘水肿。

2. 恶性高血压视网膜病变　恶性高血压常导致心、脑、肾功能损害，并可成为患者的死因，可出现呕吐、惊厥、昏迷及蛋白尿等全身表现。恶性高血压视网膜病变是指发生在短期急剧性血压升高引起的视网膜血管功能失调，眼部表现为视网膜动脉缩窄、渗漏、出血及血管周视网膜水肿、视盘水肿。眼底表现越严重，预后越差，一经发现应明确恶性高血压病因并去除，积极控制患者血压，避免全身并发症的发生。

(二) 动脉硬化及高血压与眼部相关疾病

1. 视网膜静脉阻塞(retinal vein occlusion, RVO)　高血压是 RVO 发生的主要危险因素，RVO通常分为视网膜中央静脉阻塞(CRVO)(图 19-3，图 19-4)及视网膜分支静脉阻塞(BRVO)，主要表现为中心视力下降或视野缺损，眼底检查可见扭曲扩张的视网膜静脉，伴有阻塞区域视网膜火焰状出血、棉絮斑、黄斑水肿，部分患者可出现视盘水肿(图 19-3，图 19-4)。

2. 视网膜动脉阻塞(retinal artery occlusion, RAO)　RAO 常发生于动脉粥样硬化及高血压患者，可分为视网膜中央动脉阻塞(CRAO)、视网膜分支动脉阻塞(BRAO)、视网膜睫状动脉阻塞、视网膜

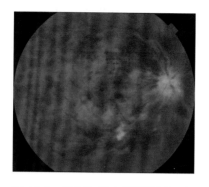

图 19-3　CRVO 眼底彩照图（右眼）

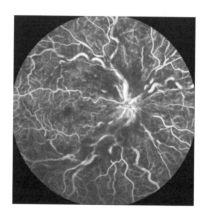

图 19-4　CRVO　FFA 图像（右眼）
视盘高荧光、边界不清、动脉变细、静
脉迂曲扩张、通透性增加、荧光素渗
漏、出血遮蔽荧光、黄斑水肿

毛细血管前小动脉阻塞等。CRAO 表现为无痛性
的视力急剧下降，严重者可无光感。BRAO 表现为
部分视野缺损。CRAO 患者瞳孔部分散大，直接对
光反射迟钝，间接对光反射灵敏，眼底可见视网膜
苍白水肿，黄斑与周围视网膜相比颜色呈红色，称
为"樱桃红点"。

3. 糖尿病视网膜病变(diabetic retinopathy, DR) 高血压是 DR 发生发展的独立影响因素,眼底微血管内皮损害是增殖型 DR 最基本的病理改变,而高血压会加重对内皮的损害。高血压也会增加 VEGF 的表达,加快 DR 进展。

【治疗】

1. 高血压视网膜病变 眼底表现越严重,预后越差,一经发现应明确恶性高血压病因并去除,积极控制患者血压,避免全身并发症的发生。

2. RVO

(1)激光光凝术:CRVO 患者如有眼内新生血管或随访不便,需行全视网膜光凝治疗。BRVO 患者当存在眼内新生血管或随访不便时应行病变区播散式光凝。

(2)抗 VEGF 治疗:玻璃体腔注射抗 VEGF 药物有助于 RVO 患者黄斑水肿的吸收、提高视力并预防眼内新生血管的产生。

(3)手术治疗:对玻璃体积血无法吸收、继发牵拉性视网膜脱离的患者可行玻璃体切割术。

3. CRAO CRAO 作为眼科急症,应当迅速处理,治疗方法包括球后注射阿托品或山莨菪碱,舌下含服硝酸甘油,静注血管扩张剂,按摩眼球,前房穿刺等。另外,应积极治疗 RAO 患者高血压及动脉硬化。

第三节 血液病

【概况】

在血液系统疾病中,可见不同形式及不同程度的眼部改变,尤以眼底改变为主。血液系统疾病患者的眼底改变主要包括:出血、渗出、视盘水肿、血管改变。这些改变对血液系统疾病诊断有重要参考意义。

【临床表现】

1. 贫血　贫血可以引起眼底苍白,动脉血管色泽变浅、静脉充盈曲张,视网膜各层组织都可出现出血灶,还可以形成视网膜前出血或玻璃体积血。另外缺氧可使视网膜发生渗出及水肿,在黄斑的水肿渗出可以构成典型的星芒状排列。贫血严重时可以引起眶内出血,造成眼球突出及结膜下、眼睑皮下组织出血。

2. 白血病　白血病细胞浸润眼眶等组织形成绿色瘤。可有眼球突出、眼球运动受限、复视、视力下降或丧失、脑神经麻痹等症状。白血病患者视网膜颜色淡,静脉血管宽而苍白。白血病眼底较常出现出血、渗出,出血多呈火焰状白芯出血(Roth 斑),渗出物可为絮状与结节状。另外,回流障碍可导致视网膜广泛性水肿,水肿可波及视盘。

3. 红细胞增多症　红细胞增多症的眼部表现有:结膜血管怒张,可见迂曲胀红的结膜血管网分布在白色背景的巩膜上。葡萄膜组织的小静脉扩张迂曲,虹膜肥厚褐红。视网膜静脉迂曲,血管呈深紫红色。视网膜出血及静脉血栓形成。部分患者存在视盘水肿或充血。

【诊断】

血液病眼部病变的发现对各类血液病的诊断有一定的参考意义,应结合血液学检查以及骨髓穿刺活检等对原发病作出诊断。

【治疗】

在积极针对原发病进行治疗的同时,应定期

对患者进行眼前段及眼底检查,尽量在早期发现眼部,尤其是眼底的病变。根据具体眼部病变情况给予抗炎、扩张血管或营养神经等治疗,必要时行手术治疗,避免留下严重的后遗症。

第四节　获得性免疫缺陷综合征

【概况】

获得性免疫缺陷综合征(AIDS)又称艾滋病,是由于人类免疫缺陷病毒(HIV)感染所致的疾病,AIDS 的眼部表现有 HIV 视网膜病变、机会性感染、罕见肿瘤等。

【临床表现】

1. HIV 视网膜病变　HIV 视网膜病变是 AIDS 患者眼底的微血管病变,其发生发展与 CD4$^+$T 淋巴细胞数量降低有关,一般可无明显症状,眼底表现为视网膜棉絮状白斑,造影可发现相应血管无灌注区。HIV 视网膜病变提示机会性感染发生率升高。

2. 巨细胞病毒性视网膜炎　巨细胞病毒性视网膜炎是 AIDS 患者中最常见的眼部机会性感染疾病,可单眼或双眼发病,发病前有棉絮状白斑存在,后融合并扩展出大片视网膜坏死灶,伴有视网膜出血、渗出、视网膜脱离。

3. 眼弓形虫病　眼弓形虫病也常发生于 AIDS 患者,患者眼底组织内可发现弓形虫组织包囊或速殖子,临床表现以视网膜脉络膜炎引起的视物模糊为主,可发生视网膜坏死及玻璃体炎、葡萄膜炎。

4. 眼部 Kaposi 肉瘤　AIDS 患者眼睑、结膜

及泪囊区可发生 Kaposi 肉瘤,结膜处典型表现为结膜下红色扁平肿块,可有结膜下出血灶,眼睑处表现为紫红色皮肤结节。

5. 淋巴瘤　AIDS 患者可发生眼部淋巴瘤,包括眼眶淋巴瘤及眼内淋巴瘤,眼眶淋巴瘤多由周围组织浸润而来,眼内淋巴瘤表现为坏死性视网膜炎、脉络膜浸润及玻璃体炎等。

【治疗】

HIV 视网膜病变目前尚无有效治疗方法。巨细胞病毒性视网膜炎有高效抗反转录病毒治疗(HARRT)及抗巨细胞病毒(CMV)治疗。眼弓形虫病的治疗需联合应用下列药物中的两种,包括磺胺嘧啶、乙胺嘧啶伴亚叶酸、盐酸克林霉素、维生素 B_1、甲硝唑等。化疗对 Kaposi 肉瘤有效。

第五节　白化病

【概况】

白化病是一种常染色体隐性遗传疾病。此病是由于酪氨酸酶缺乏或功能减退障碍引起的一种皮肤及附属器官黑色素缺乏或合成障碍所导致的遗传性白斑病。白化病患者毛发为淡白或淡黄色,全身皮肤呈乳白色或粉红色。

【临床表现】

1. 视力下降　患者常有畏光、流泪、眼球震颤和视力下降等症状,其中视力下降最明显,最佳矫正视力常小于 0.1。

2. 色素异常　白化病患者虹膜颜色浅,可透光,为粉红色或淡蓝色,视网膜及脉络膜色素缺乏,可透见脉络膜血管,视盘颜色浅,伴有黄斑发育不全。

3. 斜视及眼球震颤　立体视下降,2~3 个月开始有眼球震颤,可有弱视。

4. 黄斑中心凹发育不全　视网膜血管不能围绕黄斑中心凹,且没有凹部或者中心凹的反光。这是在白化病患者中唯一持续存在的眼部体征。

【分型】

1. 眼皮肤白化病　常染色体隐性遗传,毛发、皮肤、眼部色素减少。

2. 眼白化病　临床表现只有眼睛色素沉着不足。常是 X 连锁隐性遗传,女性携带者可能有虹膜局部透照和周边视网膜斑状色素脱失。

【治疗】

目前白化病无法根治,可以通过遮蔽等方法减少紫外辐射对眼及皮肤的损害,一般采用对症治疗。

1. 如有弱视,治疗弱视可减轻眼球震颤。

2. 矫正屈光不正,早期应使用双焦点眼镜来弥补调节功能减退。

3. 对于严重斜视的患者及眼球震颤造成头位异常的患者,可予眼肌手术,但矫正后难以获得双眼视觉。

此病应以预防为主,避免近亲结婚,积极进行产前基因诊断也将帮助预防此病患儿出生。

第六节　高同型半胱氨酸血症

【概况】

高同型半胱氨酸血症是指血清中同型半胱氨酸含量增高,此病由甲硫氨酸代谢障碍引起。同型半胱氨酸是心血管系统疾病发病的危险因子。血液中增高的同型半胱氨酸刺激血管壁,引起血管壁损伤,此外高同型半胱氨酸血症与眼部疾病如白内障、青光眼、糖尿病性视网膜病变等疾病亦有联系。

【临床表现】

1. 白内障　年龄相关性白内障常发生于 45 岁以上年龄人群,此病影响因素较多,高同型半胱氨酸会造成晶状体蛋白损害,进而影响晶状体透明度,造成白内障的形成。白内障患者血清同型半胱氨酸水平的升高常与维生素 B_{12} 及维生素 B_6 水平的下降有关。

2. 青光眼　高同型半胱氨酸血症会破坏血管内皮功能,在眼底可引起进一步的微动脉硬化,进一步血栓形成将导致相应区域视网膜神经节细胞凋亡,导致青光眼,主要类型为正常眼压性青光眼、原发性开角型青光眼。

3. 糖尿病性视网膜病变　高同型半胱氨酸血症会加重糖尿病性视网膜病变的进展,受损的视网膜神经节细胞将影响视网膜神经传导,玻璃体腔内高水平的同型半胱氨酸也会通过破坏血管壁细胞、加重炎症反应等途径促进增殖型糖尿病视网膜病变的发生。

【诊断及鉴别诊断】

临床上出现不明原因的动静脉血栓栓塞症,测得血浆同型半胱氨酸水平增高(正常值 5~15μmol/L),应高度怀疑本病。

获得性高同型半胱氨酸血症:在 10-亚甲基四氢叶酸还原酶缺乏症(MTHFR)缺乏症中,叶酸水平(红细胞或血浆)通常较低。利用血液涂片(寻找

维生素 B_{12} 和叶酸缺乏症的特征),血液维生素状态和代谢生物标志物(tHcy,甲硫氨酸和甲基丙二酸)的血细胞计数通常足以与同型胱氨酸尿症区分。

【治疗】

高同型半胱氨酸血症尚未有特效药物,补充维生素 B_6、维生素 B_{12} 和叶酸可以帮助同型半胱氨酸水平的降低。另外由于同型半胱氨酸多由动物蛋白中甲硫氨酸转化而来,故限制动物蛋白摄入可一定程度降低血同型半胱氨酸水平。

第七节　Sturge-Weber 综合征

【概况】

Sturge-Weber 综合征是一种罕见的包括眼、皮肤和脑血管畸形的先天性疾病,主要表现为累及软脑膜、面部三叉神经支配区及眼脉络膜的血管瘤。眼部表现主要为脉络膜血管瘤及青光眼。

【临床表现】

1. 血管瘤　Sturge-Weber 综合征患者可发生眼部血管瘤,主要累及结膜、浅层巩膜、虹膜、睫状体、脉络膜,以脉络膜血管瘤最为常见。

脉络膜血管瘤患者眼底呈弥漫红色,脉络膜血管瘤上可有视网膜水肿、囊样变性或继发渗出性视网膜脱离。眼部 B 超可见脉络膜血管突入玻璃体腔。

2. 青光眼　青光眼有时与血管瘤同时存在,起病隐匿,眼压升高为慢性或亚急性。可见前房角发育异常和巩膜静脉压升高。脉络膜血管瘤导致的广泛性视网膜脱离继发的虹膜新生血管也会诱发难以控制的青光眼发作。

【诊断及鉴别诊断】

增强磁共振成像（MRI）是诊断 Sturge-Weber 综合征的"金标准"，表现包括软脑膜血管瘤、偏侧萎缩、皮质钙化及片状脑实质角质增生及脱髓鞘改变。

神经节细胞胶质瘤：肿瘤多位于颞叶，两者影像学均表现为边界清楚的囊实性肿块。显微镜下神经节细胞胶质瘤可见分布不均或发育不良的神经节细胞、嗜酸性颗粒小体以及血管周围淋巴细胞浸润等改变。

【治疗】

此病目前尚无根治方法，主要为对症治疗，眼部并发症青光眼需用药物控制眼压，必要时手术治疗。

第八节　Stevens-Johnson 综合征

【概况】

Stevens-Johnson 综合征（Stevens-Johnson syndrome，SJS）是一种与免疫复合物沉积在真皮和结膜实质中有关的过敏性疾病。该疾病多发生在全身使用某些药物后，表现为累及皮肤和黏膜的急性水疱病变，出现多形性红斑，进一步发展形成毒性表皮坏死溶解。

【病因】

本病可由多种因素引起，包括：

1. 药物　磺胺类、巴比妥酸盐、氯磺丙脲、噻嗪类利尿剂、苯妥英钠、水杨酸盐、别嘌醇、氯美扎酮、皮质类固醇、异烟肼、四环素、可待因、氨基青霉素、化疗药物等。

2. 感染 支原体肺炎、单纯疱疹病毒和腺病毒感染最常见。

3. 过敏和自身免疫性疾病。

4. 遗传学 HLA-B12 阳性可能增加疾病风险。

5. 放射治疗。

6. 恶性肿瘤。

【临床表现】

1. 全身表现 该病的全身特征是累及皮肤和黏膜的急性水疱病变,黏膜溃疡形成和皮肤的多形性红斑。

2. 眼部表现(表 19-1)

(1)急性期:①黏液脓性或假膜性结膜炎;②浅层巩膜炎;③虹膜炎。

(2)后期并发症:①结膜瘢痕或睑球粘连;②倒睫;③眼睑畸形;④泪液缺乏;⑤角膜的新生血管、溃疡、穿孔或瘢痕。

表 19-1 SJS / TEN 中急性眼部受累情况的分类

程度	临床表型
轻度	眼睑水肿
	+/− 轻微的结膜充血
	+/− 球结膜水肿
中度	膜性结膜炎
	+/− 角膜上皮缺损(> 30%用药物治疗愈合)
	+/− 角膜溃疡
重度	睑球粘连
	+/− 非愈合角膜上皮缺损
	+/− 视力下降
	+/− 结膜穹隆缩短

【诊断及鉴别诊断】

本病应根据：①病史：查找致病原因；②裂隙灯检查，注意结合翻眼睑检查穹隆部；③若怀疑感染，行结膜或角膜培养；④请内科医师会诊，进行全身检查；⑤皮肤组织活检以助诊断等方面进行诊断。

眼瘢痕性类天疱疮：眼部表现与 Stevens-Johnson 综合征类似，其主要体征为下方睑球粘连（下方睑结膜与下方球结膜的粘连形成线性皱褶），下穹隆变浅缩紧。

【治疗】

1. 眼部治疗方案

（1）泪液不足：积极给予不含防腐剂的人工泪液、凝胶或眼膏润滑眼部。局部应用 0.05% 环孢素，泪点封闭，眼部湿房，或睑裂缝合术。

（2）虹膜炎：局部类固醇点眼以及睫状肌麻痹剂。

（3）感染：最初治疗应使用广谱抗生素。

2. 全身治疗　按烧伤科方案处理，包括保湿、伤口护理以及全身应用抗生素。

第九节　von Hippel-Lindau 综合征

【概况】

von Hippel-Lindau 综合征（VHL 综合征）是一种常染色体显性遗传性疾病，为全身多系统病变。高达 80% 的 VHL 综合征患者发生视网膜毛细血管瘤，且常为首发的临床表现，平均诊断年龄为 25 岁，平均生存期为 49 岁。其中中枢神经系统血管母细胞瘤和肾细胞癌是患者常见的死亡原因。

【临床表现】

1. 眼部症状　单眼或双眼患病,出现视力障碍,无症状时高危患者因体检而发现。

2. 眼部体征

(1) 早期瘤体呈现动脉和静脉之间毛细血管床内小的边界清楚的卵圆形红色病灶。

(2) 圆形橘红色占位,通常位于颞上或者颞下周边,可见由视盘发出的扩张和扭曲的供应动脉和引流静脉。最初表现为一个红黄色的点状病灶和一条轻度扩张的"滋养"小动脉或引流静脉。随着肿瘤生长,呈橙红色,滋养血管扩张更显著。可伴有渗出、视网膜下积液或视网膜前纤维化。

(3) 位于视盘旁的肿瘤,橙红色,界限稍不清楚,扩张的血管可阙如或不显著。

(4) 视盘旁盾形无蒂肿瘤,与视盘边界不清。

3. 并发症

(1) 肿瘤旁边和(或)黄斑区可见有渗出。

(2) 出血和渗出导致黄斑水肿和渗出性视网膜脱离。

(3) 纤维条索形成可导致牵引性或孔源性视网膜脱离。

(4) 玻璃体积血,继发性青光眼和眼球萎缩。

4. 检查　FFA 动脉期可见显著扩张的滋养小动脉。肿瘤早期出现高荧光,并一直保持到晚期,染料可渗漏到玻璃体腔。染料快速充盈和消退。超声检查对大于 1mm 的病变有助诊断,显示为实性包块回声。其他辅助检查包括:详细眼底检查,OCT,眼底彩照,肿瘤指标。

【诊断及鉴别诊断】

1. 临床诊断标准　如果满足下列 1 或 2 的标

准,则该患者具有 VHL:

(1) 至少有以下两种表现形式。

(2) 具有以下所述一种表现,以及 VHL 基因具有致病突变或至少一个一级亲属有 VHL(表 19-2)。

表 19-2　VHL 的全身表现形式

部位	表现
1. 视网膜	血管母细胞瘤
2. 小脑、延髓或脊髓	血管母细胞瘤
3. 内耳	内淋巴囊肿(ELST)
4. 肾脏	肾细胞癌
5. 胰腺	神经内分泌肿瘤和(或)多发性囊肿
6. 任一部位	嗜铬细胞瘤,副神经节瘤和(或)血管球瘤

结合体征、基因检测及眼部 FFA 检查可诊断。

2. 鉴别诊断

(1) 视网膜血管增生性肿瘤:发生于中老年患者,是获得性非遗传性的,常位于颞下周边部,且缺乏明显扩张的供养血管。

(2) Coats 病:动脉瘤样扩张的血管伴随明显视网膜渗出,不见可辨识的瘤体。

(3) 视网膜大血管:单独走行、无动静脉连接且不迂曲的大血管,提供黄斑区血供并横过水平缝。静脉比动脉常见。

【治疗】

不断生长的或对视觉功能造成影响的肿瘤建议给予治疗。治疗目标是减少渗出或使视网膜下积液吸收。

1. 对无渗出、无症状的视盘旁血管瘤,建议观察。周边早期病灶通常需要治疗。

2. 小病灶(直径小于 2mm)的,予激光光凝治疗。

3. 大的周边瘤体或伴有渗出性视网膜脱离的瘤体,需要冷凝治疗。

4. 对于因为瘤体过大无法冷凝的病灶,可采用巩膜敷贴放疗。

5. 未能吸收的玻璃体积血、视网膜前膜和牵引性视网膜脱离需要行玻璃体视网膜手术。

6. 其他治疗包括 PDT 和抗 VEGF 制剂。PDT 可避免对周围组织的损伤。

第十节 Terson 综合征

【概况】

Terson 综合征指由颅内出血引起的眼内出血,成年人中此综合征的主要原因是颅内动脉瘤破裂后的蛛网膜下腔出血。

【临床表现】

1. 症状 多表现为广泛头部症状(如头痛,意识丧失和脑膜炎)后出现视力下降。可有不同程度的视力障碍。可并发孔源性视网膜脱离及继发性青光眼。

2. 体征 出现多个视网膜出血病灶,通常为双眼。可有玻璃体积血,出血可浓密。后期可出现视网膜前膜或牵拉性视网膜脱离。

3. 检查 需行神经影像学检查,如 CT、MRI。当玻璃体积血妨碍眼后段观察时,可做 B 超检查评估视网膜情况。

【诊断及鉴别诊断】

诊断上依据患者同时存在的颅内及眼内出血，结合神经影像学检查多可确诊。

玻璃体后脱离伴玻璃体积血、视网膜静脉阻塞、视网膜裂孔、增殖性糖尿病性视网膜病变、Valsalva 视网膜病变、视网膜大动脉瘤都与本病表现相似。

【治疗】

应积极治疗颅内原发病，并对神经系统疾病对症处理。

眼内出血量少者可药物保守治疗，大多可吸收。通常对于能自然吸收的玻璃体积血、小片状的眼内出血采取头高半躺卧位，避免使用抗凝血药。

双眼玻璃体积血或出血量大难以吸收时，可考虑玻璃体切除术。对病程久、视网膜有皱褶的病例行玻璃体切除和尽可能的视网膜前膜剥除术相当必要。患者术前须咨询神经科医师，以确认患者神经系统情况稳定适合手术，并在术前行 B 超检查。

死亡率取决于颅内出血的位置与严重程度。

第十一节　肾性视网膜病变

【概况】

肾炎通常指弥漫性肾小球肾炎，临床可分为急性和慢性两型。前者多发生于儿童，男性多于女性；后者可以发生于任何年龄，但以中青年为主，男性居多。其眼底改变系由于肾炎引起高血压所致，与肾炎本身无关。

【病因】

眼底改变与高血压呈正相关,当收缩压大于150mmHg,舒张压大于130mmHg时,88%的患者可伴有眼底改变;而收缩压大于210mmHg则100%有眼底改变。收缩压增高是导致眼底出血及渗出的主要原因。

【临床表现】

1. 急性肾小球肾炎 常见眼睑水肿,多数患者眼底无异常,少数可有视盘水肿、小动脉轻度狭窄、视网膜轻度水肿、浅层视网膜线状或火焰状出血及棉絮状斑。随着病情好转,眼底可恢复正常。

2. 慢性肾小球肾炎 多有眼睑水肿、严重贫血者可见球结膜水肿和球结膜下出血。眼底常呈高血压性视网膜病变和贫血性眼底改变,视盘常因贫血色泽变淡,视网膜血管早期呈功能性狭窄。由于血压急剧升高,毛细血管收缩,如动脉痉挛等,多位于视盘旁小动脉,可见动脉狭窄,管壁中光反射增宽,以及动静脉交叉压迫征,尚可有较多棉絮状斑。病情进展迅速而严重者,可呈视盘视网膜病变,或渗出性视网膜脱离,慢性期如伴有视盘水肿,常为预后不良之兆。

【诊断及鉴别诊断】

结合病史、体征及血压,眼底检查,OCT,FFA,肾脏B超、肾脏疾病相关生化检查可诊断。需与以下疾病鉴别:

视神经乳头炎:患者多有眼部及邻近鼻窦炎症及并发全身多种免疫性疾病,眼部表现有瞳孔轻度散大,视盘及周围充血、水肿、边界不清,表面可有出血、渗出,视网膜血管可略扩张,中央动脉多正常或略细。提示单靠眼底表现两病不易鉴别,其中动脉是否痉挛可作为一项指标,应将血压监测作为常规检查,及时明确诊断,以减少持续性高血压对全身多脏器的损害。

【治疗】

治疗原发病,控制血压,复查肾功能及 ACR(尿蛋白/肌酐),如持续存在微量蛋白尿或血压升高,建议加用血管紧张素转换酶抑制剂或血管紧张素Ⅱ受体拮抗剂,定期随诊。

第十二节 妊娠

【概况】

由于妊娠期间一般情况的改变,导致血液学、激素、代谢、心血管和免疫学变化,妊娠后期可诱发一系列疾病,如妊娠期视网膜相关疾病、血管阻塞性疾病、妊娠期脑膜瘤等。

【临床表现】

1. 症状 头痛,视物模糊,闪光感,复视,暗点。

2. 眼部体征

(1)眼前段改变:可见眼睑及球结膜水肿,严重者球结膜水肿呈堤状,并有球结膜小动脉痉挛、毛细血管弯曲,以及球结膜贫血等。在分娩后可以恢复正常。

(2)眼后段改变:局部视网膜动脉痉挛狭窄,视盘周围或视网膜局部水肿,视网膜出血、渗出、神经纤维层梗死,新生血管生成继发玻璃体积血。

妊娠期高血压患者,其眼底改变可分为三期,亦有从视网膜动脉痉挛期直接发展至视网膜病变期者。

（1）视网膜动脉痉挛期：视网膜小动脉狭窄，粗细不等，动脉细，静脉粗，比例可由正常的2∶3变为1∶（2~4）。

（2）视网膜动脉硬化期：由于血压持续升高，视网膜动脉动脉管径变窄，管壁中心光反射增宽，有动静脉交叉压迫征。

（3）视网膜病变期：眼底可见视网膜水肿、渗出、棉絮状斑、黄斑星状渗出，甚至发生渗出性视网膜脱离。

3. 检查　彩色眼底照相与OCT检查可以清晰地记录眼底病变各期、各级表现，视网膜各层间的变化，测量视网膜厚度的变化，而且无创、无痛、可重复多次进行检查，同一检查部位对比观察。

【治疗】

对于妊娠期高血压患者，当眼底仅有视网膜动脉痉挛期，可继续观察。治疗常有缓解。经治疗无效，或进入视网膜病变期，甚至有视网膜脱离，应考虑终止妊娠。有蛋白尿则妊娠期高血压视网膜病变严重。

全身治疗：①控制血压和维持电解质平衡；②尽快分娩。

第十三节　结核病

【概况】

结核分枝杆菌可存在于眼部多个组织，表现为眼睑脓肿、泪腺浸润、角膜溃疡、慢性结膜炎、脉络膜结节以及脉络膜视网膜炎等；也可因机体免疫反应而表现为巩膜炎、角膜炎、葡萄膜炎以及视网膜血管炎等。

【临床表现】

1. 症状及体征　除晶状体外,眼部各组织均可受累,由于全身或局部病灶的内源性播散引起。眼结核多继发于肺结核,少见活动性病灶者。

(1) 眼睑:皮下有大小不一的硬结,以后发生干酪样变,形成溃疡或者瘘管,经久不愈,应考虑结核可能,愈后可遗留瘢痕性睑外翻。

(2) 结膜:结膜结核可分为原发性与继发性。临床表现根据患者全身的免疫状况及局部组织的变态反应而有不同形态。有溃疡型、结节型、乳头增殖型、息肉型、结核瘤型及狼疮型,可单独发生,多为混合型。

(3) 角膜:结核性基质性角膜炎,为角膜对结核分枝杆菌菌体蛋白的一种过敏反应,女性多见,病程长,易反复发作。

(4) 巩膜:因过敏可发生巩膜外层炎(曾称表层巩膜炎)或巩膜炎,如病变向角膜扩展,可形成三角形或舌状角膜浸润区,称硬化性角膜炎。

(5) 葡萄膜炎:结核性虹膜睫状体炎其虹膜表面可见 Koeppe 结节、羊脂状角膜后沉着物,罕见虹膜睫状体团球状结核瘤。脉络膜粟粒状结核是粟粒型肺结核的眼部表现,多见于小儿,表明机体抵抗力低下,病情严重。脉络膜见有大小不一、直径为 0.5~2.5mm 的黄白色、圆形病灶,微隆起,可分布于后极部,对结核性脑膜炎的诊断具有一定价值。

(6) 视网膜:视网膜结核较少见,但活动性结核可合并视网膜静脉周围炎,常见于年轻男性患者。

(7) 眼眶:结核性眶骨膜炎较常见,多发生于儿童或青年,易形成瘘管或死骨,经久不愈。

2. 检查　眼底检查可见患眼脉络膜结节有多

个 1/4~1/2 DD 大小、灰白色且边界不清楚的病灶,伴局部视网膜浅脱离(图 19-5);FFA 检查可见动脉期、动静脉期病灶呈边界不清楚的低荧光区,后期病灶区荧光逐渐增强,晚期病灶呈边界不清楚的高荧光、荧光素积存;OCT 检查可见病灶处 RPE 液性隆起。

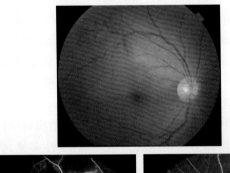

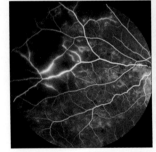 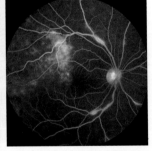

图 19-5　结核病后极部眼底图
上图为右眼眼底彩照图,下图为对应 FFA 图,可见视网膜静脉血管节段性通透性增加,荧光素渗漏

【诊断及鉴别诊断】

眼内结核诊断标准:眼部表现符合葡萄膜炎、视网膜血管炎、视神经视网膜炎和眼内炎等临床表现,全身检查、胸部放射性检查符合其他肺外结核表现,并排除其他可能诊断。

同时对符合葡萄膜炎诊断者行血清快速梅毒螺旋体血凝试验、弓形虫抗体、人类免疫缺陷病毒抗体等血清免疫学检查。

对符合视网膜中央静脉阻塞(CRVO)诊断者行血脂、血糖、血液流变、血清快速梅毒螺旋体血凝试验、弓形虫抗体、人类免疫缺陷病毒抗体检查,并请内分泌科会诊排除全身免疫性疾病。

结节病:多双眼发病,可表现为广泛虹膜后粘连或结膜结节,胸片典型表现为双侧、对称的肺门淋巴结病变和(或)提示肺纤维化浸润。血清血管紧张素转化酶(ACE)在 60%~90% 结节病活动期是升高的,50% 患者结核菌素为阴性。

【治疗及预防】

抗结核治疗,应遵循五个原则:"早期、联合、适量、规律、全程",使用四种一线药物(异烟肼、利福平、吡嗪酰胺和乙胺丁醇)6~15 个月。

第十四节　中毒

一、氯喹或羟氯喹

【概述】

氯喹和羟氯喹都是抗疟药,它在体内的代谢较缓慢,且有亲色素的特性,故常沉积在眼部富含黑色素的组织内,如视网膜色素上皮(RPE),相较于氯喹,羟氯喹较少引起视网膜病变。

【病因】

每日服用氯喹超过 250mg 或羟氯喹超过 400mg。

【临床表现】

1. 症状　视力改变不一。

旁中心凹暗点是氯喹或羟氯喹中毒性视网膜病变的最早期征象,可发生在眼底发生改变之前。

2. 体征　先有中心凹反光异常和轻度的旁中心凹色素斑点状沉着,并进展为绕中心凹区域的环形 RPE 萎缩区,即典型的"牛眼"样黄斑病变。中心凹下 RPE 紊乱引起视力下降。

其他征象包括视网膜血管变细和角膜线状变性。患者可有类风湿关节炎或系统性红斑狼疮的全身表现。

3. 检查

(1) Amsler 方格表检查:有助于早期发现视野暗点。

(2) 红光 Humphrey 视野检查:是发现旁中心暗点的最敏感方法。

(3) 色觉检查:可发现色觉障碍。

(4) FFA:可见黄斑区 RPE 窗样缺损。

(5) 晚期:有视网膜电图和眼电图异常。

(6) OCT:黄斑区和旁中心凹区视网膜变薄、神经节细胞层消失。

【诊断及鉴别诊断】

结合病史、服用药量及体征可诊断。

1. 视锥细胞营养不良　主要临床变现为渐进的、双眼对称的视力下降,可降至 20/200,偶尔可降至指数甚至手动。在疾病早期,最常见的眼底表现为色素点彩及弥漫性后极部色素团块。晚期有"牛眼"样黄斑病变。

2. Stargardt 病　通常为常染色体隐性遗传,通常在 20 岁前发病。主要临床表现为渐进性视力下降。眼底表现可有中心凹反光消失,RPE 散在的、黄色的梭形斑,局限于后极部并伴有黄斑萎缩。

【治疗】

发现药物毒性后及时停药可避免视网膜和RPE的进一步损伤。

轻度 RPE 改变可恢复,并保持良好视力,但严重病例即使停药,病情仍可进一步恶化,出现视力下降。

二、甲硫哒嗪

【概述】

本病见于患精神疾病需服用甲硫哒嗪者,指长期大剂量服用甲硫哒嗪引起的视力障碍和色素性视网膜病变。日服用剂量比总累计量更能预测其对视网膜的毒性。

【病因】

每日服用甲硫哒嗪超过 800mg。

【临床表现】

1. 症状　急性中毒表现为突发视力异常、夜盲或色觉障碍(视物变红或变棕色)。即使停药RPE 改变仍可进展。

2. 体征　早期改变包括赤道后的颗粒状色素沉着。中期可见硬币样视网膜色素上皮缺失。晚期表现包括视神经萎缩、视网膜血管变细、弥漫性RPE 和脉络膜毛细血管萎缩。

3. 检查

(1) Humphrey 视野检查可发现旁中心暗点或视野缩小。

(2) FFA 中可见一连串 RPE 窗样缺损及脉络膜毛细血管损伤。早期视网膜电图可正常,晚期振幅下降。

【诊断及鉴别诊断】

结合病史、体征及相关检查可诊断。

1. 回旋状脉络膜视网膜萎缩　常染色体隐性遗传病，10 岁前发病。主要临床表现为近视、夜盲和视网膜缩小。

2. 视网膜色素变性　主要临床表现为：夜盲、视力下降等。典型的体征有视网膜"骨细胞样"色素沉着、动脉变细、视盘蜡黄等症状。

【治疗】

中毒早期立即停药视力可恢复，但长期用药后即使停药视力仍会进一步下降。

三、抗结核药

【概况】

乙胺丁醇和异烟肼都是抗结核药物，所引起的神经系统毒性作用十分常见，表现为第Ⅷ对脑神经及视神经损害症状。而有肾结核患者更加易感，可能与该药透过肾脏排泄有关。

【病因】

1. 乙胺丁醇中毒剂量为每日超过 25mg/kg。

2. 用药时间在 3 个月以上。

3. 异烟肼与乙胺丁醇联合使用时，毒性更强。

【临床表现】

1. 症状及体征　临床上可见 3 种类型的视神经病变：

（1）轴性视神经炎：视力减退，哑铃状暗点，色觉障碍多为红绿色盲，眼底正常或轻度视盘水肿，视网膜静脉充盈、迂曲等。

（2）轴旁性视神经炎：视神经外周纤维受损，视力、色觉与眼底正常，视野周边缺损及象限性缺损。

（3）视网膜炎：中心视力下降，深层视网膜出血点、色素紊乱,黄斑中心凹反光不清或消失。尚可伴下肢末梢神经炎。停药后视力可逐渐恢复。晚期患者可遗留视神经萎缩,以视盘颞侧苍白为主。

2. 检查　定期(1~3 个月)进行视力、视野、色觉和眼底检查。

【诊断及鉴别诊断】

结合病史、体征及相关检查可诊断,结合用药史可鉴别。

【治疗】

早期发现、及时停药。停药后,视力恢复可能需 12 个月,但预后常良好。若与维生素 B_6 合用,眼损害的发生率可降低。

控制剂量可预防及减轻眼部并发症。

四、抗癫痫药

【概况】

托吡酯是一种氨基磺酸单糖,用于抗癫痫和抗抑郁治疗。使用该药的部分患者可引起急性发生的高度近视和双眼急性闭角型青光眼。

【病因】

通常在应用托吡酯后 1 个月内发生。

【临床表现】

1. 症状　突然的视力下降、视野中出现光圈、双眼疼痛、双眼发红和头痛。

2. 体征　屈光改变、均匀一致的浅前房和晶状体虹膜隔前移、微囊样角膜水肿、眼压升高(>40mmHg)、房角关闭与睫状体脉络膜渗出或脱离。

3. 检查　测眼压,进行眼底检查及房角镜检查。

【诊断及鉴别诊断】

结合病史、体征及相关检查可诊断,结合用药史可鉴别。

【治疗】

立即终止该药的使用,同时应用抗青光眼药物降低眼压。通常在停药 24~48 小时内可以控制继发性青光眼;1~2 周内近视可以恢复。

五、中枢神经抑制剂

【概况】

甲醇为中枢神经抑制剂,在体内氧化成甲醛和甲酸,直接损害神经细胞和组织,眼损害表现较早,甲醇对视神经细胞直接毒作用,抑制视网膜氧化磷酸化过程。

【病因】

成人口服 5~10ml 严重中毒,30ml 致死。潜伏期 8~36 小时,血甲醇定量 0.05g/L 有诊断意义,0.717g/L 为中毒致死量。

【临床表现】

1. 症状　视物模糊、眼痛、畏光至失明。

2. 体征　视网膜细胞发生退行性变,视神经及周围组织水肿、变性。

【诊断及鉴别诊断】

结合病史、体征及相关检查可诊断,结合用药史可鉴别。

【治疗】

1. 避光。

2. 使用呋喃维生素 B_1、维生素 B_{12}、能量合剂可保护视力,避免视神经萎缩。

3. 视力紊乱,视盘水肿时给予脱水剂促进眼底血液循环恢复。

4. 高压氧舱可改善缺血缺氧。

5. 乙醇拮抗和及时血液或腹膜透析可防治失明。

六、维生素中毒

【概况】

滥用维生素也可以引起维生素中毒,引起眼部损害。

【病因】

长期、大量使用维生素。

【临床表现】

1. 维生素 A 摄入过量　可引起头痛、恶心、呕吐、视盘水肿等一系列颅内高压综合征等,为长期过量服用维生素 A 引起脑脊液分泌过多所致。眼部表现可有视盘水肿、视网膜出血、轻度突眼、眼球震颤和眼外肌麻痹等,停用维生素 A 后症状迅速消失,但视盘水肿消退缓慢。

2. 维生素 D 中毒　常见于佝偻病患儿治疗过程中长期大量滥用维生素 D 所致。表现为钙沉着于结膜的基底膜和角膜上皮下,病变部位多在睑裂部,与角膜缘间存在一透明带,最先累及角膜浅层,严重的角膜带状变性混浊可影响视力。其他尚可见斜视、眶骨硬化性骨质增生、眼球震颤、视盘水肿等。

【诊断及鉴别诊断】

结合病史、体征及相关检查可诊断,结合用药史可鉴别。

【治疗】

立即停止该药使用。

（胡洁　苑玉鑫　苏焜仪）

参 考 文 献

1. American Academy of Ophthalmology. Diabetic Retinopathy Preferred Practice Pattern. January, 2016.

2. Victoria J. Vieira-Potter, Dimitrios Karamichos, Darren J. Lee. Ocular Complications of Diabetes and Therapeutic Approaches. BioMed Research International, 2016.

3. 中华医学会眼科学眼底病学组. 我国糖尿病视网膜病变临床诊疗指南(2014 年). 中华眼科杂志, 2014, 50(11): 851-865.

4. Samantha Fraser-Bell, Richard Symes, Anagha Vaze. Hypertensive eye disease: a review. Clinical and Experimental Ophthalmology, 2017, 45: 45-53.

5. M Bhargava, MK Ikram, TY Wong. How does hypertension affect your eyes. Journal of Human Hypertension, 2012, 26, 71-83.

6. Katherine E. Talcott, Ravin J. Garg, Sunir J. Garg. Ophthalmic manifestations of leukemia. Current opinion in ophthalmology, 2016, 27(6): 545-551.

7. 郭希让. 血液系统疾病及其眼部表现. 临床医学, 1985, 5 (4): 19-20.

8. 王延华. 眼与全身病. 天津: 天津人民出版社, 1983.

9. 陈之昭, 张梅. 获得性免疫缺陷综合征的眼部表现. 中华眼科杂志, 2005, 41(6): 563-571.

10. 耿爽, 叶俊杰, 刘丽秋, 等. 人类免疫缺陷病毒感染及获得性免疫缺陷综合征患者眼部病变的诊断与治疗. 中华眼科杂志, 2009, 45(12): 1093-1098.

11. Nicholas J. Butler, Jennifer E. Thorne. Current status of HIV infection and ocular disease. Current opinion in ophthalmology, 2012, 23(6): 517-522.

12. Grønskov K, Ek J, Brondum-Nielsen K. Oculocutaneous albinism. Orphanet Journal of Rare Diseases, 2007, 2: 43.

13. 孙则红, 郎卫华, 王志学. 眼-皮肤白化病、眼白化病、白化病相关综合征三例.中华眼底病杂志,2011,27(5):491-492.

14. C. Gail Summers. Albinism:Classification,Clinical Characteristics,and Recent Findings. Optom Vis Sci,2009,86(6):659-662.

15. Javaid U.,Ali M.H.,Jamal S.,et al. Pathophysiology,diagnosis,and management of glaucoma associated with Sturge-Weber syndrome. Int Ophthalmol,2017. doi:10.1007/s10792-016-0412-3. [Epub ahead of print]

16. 易细香,傅培,周紫霞.Sturge-Weber 综合征眼部合并症研究进展.中华实用眼科杂志,2013,31(7):814-817.

17. Van Emelen C,Goethals M,Dralands L,ct al.Treatment of glaucoma in children with Sturge-Weber Syndrome. J Pediatric Ophthalmol Strabismus,2000,37:29-34.

18. Shimazaki J,Shimmura S. Association of preoperaive tear function with surgical outcome in severe Stevens-Johnson syndrome.Ophthalmology,2000,107.8:1518-1523.

19. Gerstenblith,A.T. Rabinowitz,M.P..Willis 眼科手册.魏文斌,译.第 6 版.北京:科学出版社,2014:576-578.

20. 葛坚,王宁利.眼科学.第3版.北京:人民卫生出版社,2015:180.

21. Creamer D,Walsh SA,Dziewulski P,et al. UK guidelines for the management of Stevens-Johnson syndrome/toxic epidermal necrolysis in adults 2016. J Plast Reconstr Aesthet Surg,2016,69(6):119-153.

22. 米契尔·S. 芬曼,艾伦·C. 何.Willis 临床眼科彩色图谱及精要:视网膜.沈丽君,译.第 2 版.天津:天津科技翻译出版公司,2015.

23. 吴鑫尧,陈江明,赵义军,等. 3 VHL 综合征家族的基因检测及临床调查.安徽医科大学学报,2015,50(5):635-669.

24. Binderup ML,Bisgaard ML,Harbud V,et al. Von Hippel-Lindau disease(vHL). National clinical guideline for diagnosis and surveillance in Denmark. 3rd edition. Dan Med J,2013,60(12):4763.

25. 坎斯奇(Kanski),保令(Bowling).Kanski 临床眼科学.赵培泉,译.第 7 版.北京:北京大学医学出版社,2015:522-523.

26. Sachdeva R,Dadgostar H,Kaiser PK,et al. Verteporfin photodynamic therapy of six eyes with retinal capillary haemangioma. Acta Ophthalmol,2010,88(8):334-340.

27. LeonardB.Nelson ,ScottE.Olitsky. Harley 小儿眼科学.谢立信,译.北京:人民卫生出版社,2009.

28. Mazurek M,Krzystolik K,Lachowicz E,et al.Terson syndrome—a literature review.Klin Oczna,2014,116(1):59-63.

29. 夏承志,黄振平,陈穗桦.Terson 综合征临床研究进展.医学研究生学报,2009,22(7):781-784.

30. Davis NL,Wetli CV,Shakin JL. The retina inforensic medicine:applications of ophthalmic endoscopy:the first 100 cases. Am JForensicMedPathol,2006,27(1):1-10.

31. 赵堪兴,杨培增.眼科学.第 8 版.北京:人民卫生出版社,2013:321.

32. 张招德,王萍.肾性视网膜病变误诊为视盘炎.临床误诊误治,2006,19(6):96.

33. 王辉,马改改,方理刚,等.第 47 例:临床表现血压升高、视力下降.中国心血管杂志,2016,21(3):80-82.

34. M Errera. Pregnancy-associated retinal diseases and their management. Surv Ophthalmol,2013,58:133.

35. 李瑞峰.眼底荧光血管造影及光学影像诊断.北京:人民卫生出版社,2010:72-80.

36. 郭佳,刘广峰,范颖,等.六例恢复期妊娠高血压综合征患者荧光素眼底血管造影表现.中华眼底病杂志,2012,28:411-413.

37. Kurup SK,Chan CC. Mycobacterium-related ocular inflammatory disease:diagnosis and management. Ann Acad Med Singapore,2006,35(3):203-209.

38. Gupta V,Gupta A,Rao NA. Intraocular tuberculosis—an update. Surv Ophthalmol,2007,52(6):561-587.

39. 赵慧英,陈冬军,陈建华,等.肺结核合并拟诊眼内结核的眼部表现特征.中华眼底病杂志,2014,30(5):477-479.

40. Centers for Disease Control. Treatment of Tuberculosis American Thoracic Society, CDC, and Infectious Diseases Society of America. MMWR Morb Mortal Wkly Rep 52: RR1, 2003.

41. Alvarez GG, Roth VR, Hodge W. Ocular tuberculosis: diagnostic and treatment challenges. Int J Infect Dis, 2009, 13(4):432-435.

42. Neil R, Nancy J, Valerie B. Walsh & Hoyt's Clinical Neuro- Ophthalmology. Lippincott Williams & Wilkins, 2004:447-463.